T0197288

Eltern-Guide Social Media

Kathrin Habermann

Eltern-Guide Social Media

Instagram, Snapchat, TikTok und Co. –
Kinder und Jugendliche unterwegs im
Internet

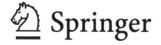 Springer

Kathrin Habermann
Wien, Österreich

ISBN 978-3-662-63531-5   ISBN 978-3-662-63532-2   (eBook)
https://doi.org/10.1007/978-3-662-63532-2

Die Deutsche Nationalbibliothek verzeichnet diese Publikation in der Deutschen Nationalbibliografie; detaillierte bibliografische Daten sind im Internet über http://dnb.d-nb.de abrufbar.

Covermotiv: © stock.adobe.com/deagreez/ID 253294637
Covergestaltung: deblik, Berlin

Planung/Lektorat: Eva-Maria Kania
Springer ist ein Imprint der eingetragenen Gesellschaft Springer-Verlag GmbH, DE und ist ein Teil von Springer Nature.
Die Anschrift der Gesellschaft ist: Heidelberger Platz 3, 14197 Berlin, Germany

Danksagung

Ich möchte mich in diesem Rahmen zum einen bei meiner Lektorin und Betreuerin Frau Kania bedanken. Auch diesmal war die Zusammenarbeit aus meiner Sicht sehr bereichernd und wertschätzend.

Des Weiteren bedanke ich mich bei meiner Familie, die mich auch bei diesem Prozess unterstützt hat. Vor allem die Unterstützung meines Bruders Lucas im Bereich Gaming war für mich sehr lehrreich. Vielen Dank für deinen Rat und deine unglaubliche Hilfe!

Ich möchte mich zudem bei meiner Studentenkohorte der IMC Krems für die Unterstützung und den Rückhalt bedanken. Insbesondere danke ich Ramona Sieberer, Saskia Köller, Michaela Foramitti, Stefanie Riedl und Sarah Friedl, die mich immer unterstützt haben, meine Ideen mittragen, geduldig mit mir sind und mich immer wieder aufs Neue inspirieren!

Mein Dank gilt zudem meinen Partner, der mir immer Rückhalt gibt und meine Ideen unterstützt.

Zuletzt möchte ich mich für die vielen positiven Rückmeldungen, Nachrichten und Unterstützungen bedanken, die ich nach der Veröffentlichung meines ersten Buches erfahren habe. Ich war überwältigt von der positiven Resonanz und den Möglichkeiten, die sich mir seither eröffnet haben. Mein Dank gilt daher allen Leser*innen und Promoter*innen sowie Eltern, Therapeut*innen und Pädagog*innen.

Einleitung

Seit über 2000 Jahren kritisieren Generationen die „aktuellen" Jugendlichen. In einer Keilschrift, die über 2000 Jahre alt ist, steht „Unsere Jugend ist heruntergekommen und zuchtlos. Die jungen Leute hören nicht mehr auf ihre Eltern. Das Ende der Welt ist nahe." Rund 1000 Jahre alt ist folgende Aussage auf einer babylonischen Tontafel: „Die heutige Jugend ist von Grund auf verdorben, sie ist böse, gottlos und faul. Sie wird niemals so sein wie die Jugend vorher, und es wird ihr niemals gelingen, unsere Kultur zu erhalten." Jünger ist die Aussage von Aristoteles, der gesagt haben soll: „Wenn ich die junge Generation anschaue, verzweifle ich an der Zukunft der Zivilisation." Sehr viel jünger, nämlich aus dem Jahr 2010 findet man in einem offiziellen Paper des deutschen Dienstleistungsreports folgende Sätze: „Zusätzlich bemängeln unsere Gesellschaft und die Wirtschaft eine allgemeine Abnahme von Wert- und Moralvorstellungen, sowie fehlende soziale und personale Kompetenzen" und „fehlende Disziplin, mangelnde Leistungsbereitschaft, geringe Belastbarkeit – die Azubis machen unseren Unternehmen Sorgen" (Gilfert, 2019). Die Jugend wurde grundsätzlich abgewertet, heutzutage erkennt man dies besonders am Umgang mit digitalen Medien und deren Auswirkungen. Doch ist dem wirklich so, oder folgen ältere Generationen nur dem Beispiel ihrer vorangehenden?

> „Mit all meinem Wissen und meiner Erfahrung kämpfe ich um jede Minute, die meine Kinder am Smartphone und an Computern verbringen" (Orlowski, 2020).

„Seit 10 Jahren verkaufen die großen Silicon Valley Unternehmen nur noch ihre User." (Orlowski, 2020).

„Im Jugendalter ist der Teil des Gehirns, der für Konsequenzen zuständig wäre, außer Gefecht gesetzt" (Juul, 2010).

„Daten sind der zentrale Rohstoff der digitalen Wirtschaft" (Engels, 2018).

„Das Internet vergisst nie!"

„Na und, da hat es eben ein Super-Computer auf mein Gehirn abgesehen, damit ich mir noch ein Video ansehe. Wo ist das die existentielle Bedrohung?" (Orlowski, 2020).

Wo muss man Grenzen der Selbstverwirklichung des Kindes ziehen?

„Es liegt in unserer Verantwortung, dass wir Zeit und Mühe darauf verwenden, unsere eigene Voreingenommenheit zu erkennen und unsere Informationsquellen zu verifizieren" (Harari, 2019).

„Natürlich erzählen Jugendliche ihren Eltern nicht alles. Genauso wenig, wie es Sie damals gemacht haben" (Rogge, 2019).

"… die neue Medienlandschaft neben ihren zahlreichen Vorteilen und positiven Auswirkungen auch zu wachsenden Mengen an Desinformation, Manipulation und Hetze geführt hat" (European Union, 2020).

„Das Produkt ist nicht unsere Aufmerksamkeit, sondern die schleichende, kaum wahrzunehmende Veränderung des eigenen Verhaltens und der Wahrnehmung" (Orlowski, 2020).

Digitale Medien, wie Apps, Social-Media-Plattformen und Videospiele sind als fester Bestandteil unserer Gesellschaft angekommen und werden von Jung und Alt ganz selbstverständlich verwendet. Kinder und Jugendliche wachsen mit diesen „neuen" Technologien auf und kennen keine Welt ohne Smartphones, Tablets, Laptops und Konsolen. In der Schule wurde der Einsatz digitaler Medien durch die Corona-Pandemie notwendig, um überhaupt am Unterricht teilhaben zu können. Immer mehr Klassenzimmer werden digital. Wenn diese Kinder und Jugendlichen allerdings die digitalen Medien in der Freizeit nutzen, läuten bei vielen Eltern,

Pädagogen und Experten die Alarmglocken. Im Gegensatz dazu steht eine deutsche Studie aus dem Jahr 2015: 45 % der Eltern mit niedriger Bildung verwenden digitale Medien als Entspannungs- und Abschalthilfe für ihre Kinder, ebenso nutzen 36 % der Eltern mit höherer Bildung digitale Medien als Unterstützung zu Beruhigung (Borgstedt, Rätz et al., 2015). Diese Zahlen zeigen, dass viele Eltern dem Irrglauben verfallen, digitale Medien sind eine gute Möglichkeit zu entspannen. Ebenso nutzen viele Eltern selbst digitale Geräte, um „abzuschalten". Wenn Kinder und Jugendliche dieses Verhalten nun imitieren, heißt es oft, die Jugend sei in Gefahr. Doch ist dem wirklich so?

Der amerikanische Kinderpsychiater Jay Giedd beschreibt die Faszination der digitalen Medien wie folgt: „Unsere Anziehungskraft im Computerzeitalter auf die nahezu unbegrenzte Neuheit und die sozial relevanten Peer-Daten, die moderne Bildschirmtechnologien bieten, ist tief in unseren steinzeitlichen Gehirnen verwurzelt. Wie Feuer oder ein leistungsfähiges Werkzeug können Technologien verwendet oder missbraucht werden" (Giedd, 2020). Für Jugendliche stellen digitale Geräte, insbesondere das Smartphone, eine Verbindung nach außen dar, eine Möglichkeit, sich zu präsentieren und die eigene Persönlichkeit zu entwickeln. Giedd gibt jedoch zu bedenken, dass „Geräte, die uns effektiver als je zuvor miteinander verbinden können, zu erhöhter Einsamkeit führen können. Dass Technologien, die das kollektive Wissen der Welt zur Hand haben, zu mehr Ablenkbarkeit und weniger kritischem Denken führen können und dass dieselben Technologien, die zu einer früheren Erkennung und innovativen Behandlung von psychischen Erkrankungen führen können, auch mit erhöhten Raten von Angstzuständen und Depressionen zusammenhängen können …" (Giedd, 2020). An dieser Beschreibung erkennt man die Ambivalenz der Gesellschaft mit den neuen Technologien. Fortschritt und Gefahr zugleich. Digitale Medien und Geräte sind nicht per se „schlecht" oder „gut". Dieses Buch versucht weder digitale Medien zu „verteufeln" noch deren Auswirkungen zu verharmlosen. Es kommt immer darauf an, wie diese genutzt werden. Wie schafft man es, digitale Medien zu gebrauchen und nicht zu missbrauchen? Besonders Eltern fällt es oft schwer, eine Balance zwischen der erwünschten Nutzung durch ihre Kinder oder Jugendlichen und der Sorge um deren Zukunft zu finden. Das Ziel sollte sein, die positiven Aspekte digitaler Medien und Technologien zu maximieren und die negativen Auswirkungen zu minimieren. Dieser Elternratgeber soll als Unterstützung dienen, dieses Ziel im Alltag zu erreichen. Dafür ist es notwendig, zu verstehen, wie sich das jugendliche Gehirn entwickelt, wie sich digitale Medien genau auswirken und wie man eine Balance für sich und seine Familie finden kann. Eine frühe Medienkompetenz ist daher wichtig für die nachfolgenden Generationen. Es geht darum, dass digitale Medien nicht die Menschen benutzen, sondern die Menschen die Technologie.

Literatur

Borgstedt, S., Rätz, B., Schwartz, M., Schleer, C., Ernst, S. (2015). *Kinder in der digitalen Welt*. Hg. v. Deutsches Institut für Vertrauen und Sicherheit im Internet.

Engels, B. (2018). Datenschutzpräferenzen von Jugendlichen in Deutschland. *IW-Trends* (2). https://www.iwkoeln.de/studien/iw-trends/beitrag/barbara-engels-datenschutzpraeferenzen-von-jugendlichen-in-deutschland.html.

European Union. (2014). Measuring digital skills across the EU. EU wide indicators of digital competence. https://ec.europa.eu/digital-single-market/en/news/measuring-digital-skills-across-eu-eu-wide-indicators-digital-competence.

Giedd, Jay N. (2020). Adolescent brain and the natural allure of digital media. *Dialogues in Clinical Neuroscience, 22*(2), 127–133. Doi: https://doi.org/10.31887/DCNS.2020.22.2/jgiedd.

Harari, Y. N. (2019). *21 Lektionen für das 21. Jahrhundert* (A. Wirthensohn, Trans.) (7., durchgesehene Aufl.). Beck.

Juul, J. (2010). *Pubertät* (2. Aufl.). Penguin.

Rogge, J.U. (2019). *Vortrag: Wie Sie reden, damit Ihr Kind zuhört und wie Sie zuhören*. https://www.youtube.com/watch?v=wY56wZPpjTE

Orlowski, J. (Director). (2020). *The social dilemma*.

Inhaltsverzeichnis

Abbildungsverzeichnis

1

Auswirkungen von digitalen Medien

1.1 Gehirnentwicklung

Die Gehirnentwicklung im Jugendalter

Unter dem Begriff Jugendalter oder Adoleszenz werden im Allgemeinen die Jahre zwischen dem 12. und dem 18. Lebensjahr bezeichnet. Laut dem Stufenmodell der psycho-emotionalen Entwicklung von Erik Erikson, einem bekannten deutsch-amerikanischer Psychoanalytiker, sind die Lebensaufgaben in diesem Alter die Entwicklung der eigenen Identität und der Sexualität. Das Rebellieren zählt zu den wichtigsten Verhaltensweisen, um die eigene Identität zu finden, man lernt die Treue zu sich selbst und steigert damit sein Selbstwertgefühl. Rebellieren können Jugendliche jedoch nur, wenn sie sich auf die Liebe und die Treue der Familie verlassen können. Ein Kind, das sich unsicher ist, ob es die Liebe der Eltern verliert, wird nicht rebellieren. Zudem wird in diesem Alter die persönliche soziale Rolle definiert. Schafft man es nicht, innerhalb seiner Peer Group oder der Gesellschaft diese Rolle zu finden, führt dies nach Erikson zu Zurückweisung und Rückzug aus der Gesellschaft. Schafft man es jedoch, seine Identität zu finden, so erlernt man Treue zu sich und anderen (Erikson, 2003). Weitere Aufgaben in diesem Lebensabschnitt ist das Finden einer Zukunftsperspektive, das Erlernen von Selbstständigkeit und Selbstkontrolle sowie sozialer Kompetenzen (Konrad, 2013). Die wichtigsten Entwicklungsschritte nach Jan-Uwe Rogge, einem bekannten deutschen Erziehungsexperten, sind folgende: die körperliche Entwicklung vom Kind zum

© Der/die Autor(en), exklusiv lizenziert durch Springer-Verlag GmbH, DE, ein Teil von Springer Nature 2021
K. Habermann, *Eltern-Guide Social Media,* https://doi.org/10.1007/978-3-662-63532-2_1

Erwachsenen, die soziale Entwicklung weg von den Eltern hin zu Gleichaltrigen, die emotionale Entwicklung, die Entwicklung eines eigenen Sprachstils und die intellektuelle Entwicklung. Diese Auflistung ist der Priorität nach gereiht (Rogge, 2020).

> Das Rebellieren zählt zu den wichtigsten Verhaltensweisen, um seine eigene Identität zu finden.

Nun detaillierter zur Gehirnentwicklung: Das Gehirn muss sich während der Pubertät rasch weiterentwickeln, man spricht von einer „Reifung des Gehirns". Die Pubertät ist nichts anderes als die „Abfolge verschiedener Entwicklungsphasen, die mit der Geschlechtsreife endet". Ausgangspunkt für die Veränderungen ist hauptsächlich der Hypothalamus, das Zentrum des Nervensystems. Er ist unter anderem für Hunger, Durst, Hormonausschüttung und den Sexualtrieb verantwortlich. Nach neuesten Erkenntnissen findet ein Reifungsprozess immer dann im Gehirn statt, wenn es im Leben gerade gebraucht wird. Das Gehirn selbst wächst nach der Geburt nicht mehr, die Reifungsprozesse (Ausbau der neuronalen Verbindungen) erfolgen dann aber über die nächsten Jahrzehnte. So werden zuerst lebenswichtige Funktionen und das Wachstum des Körpers forciert, die Areale im präfrontalen Kortex sind am Schluss dran. Diese umfassen die Handlungskontrolle, Risikoabschätzung, das Planen und das Treffen von Entscheidungen (Konrad, 2013).

Wann immer es zu einem Reifungsprozess kommt, nimmt die graue Substanz ab. Unter der grauen Substanz versteht man die Nervenzellkörper in der äußersten Schicht der Großhirnrinde. Neurobiologen gehen davon aus, dass dieses Phänomen nach dem Prinzip „use it or lose it" funktioniert. Das bedeutet, dass weniger genutzte Nervenverbindungen abgebaut werden und dafür stark genutzte gestärkt werden. Diese Reorganisationen sind mit tiefgreifenden emotionalen und kognitiven Veränderungen verbunden. Durch die Abnahme der grauen und gleichzeitige Zunahme der weißen Substanz entwickeln Jugendliche ihre exekutiven Funktionen wie die Impuls- und Emotionskontrolle, die Planungsfähigkeit oder auch abstraktes Denken. Das Denken wird dadurch viel „schneller" und kostet weniger Energie als bei Kindern. Zudem wird das Belohnungszentrum, also ein neuronales Netzwerk, das reproduktives Verhalten steuert, aufgebaut. In bildgebenden Verfahren konnte nachgewiesen werden, dass bei Jugendlichen bestimmte Gehirnareale deutlich aktiver sind als bei Kindern oder Erwachsenen, wenn es um Belohnungen oder auch die Risikoneigung geht.

Das ist auf den verstärkten Einfluss des limbischen Systems zurückzuführen. Das limbische System ist für die Verarbeitung von Emotionen und Trieben verantwortlich und steht im engen Zusammenspiel mit den restlichen Gehirnregionen. Weitere Untersuchungen bestärken diese Annahmen. Sie konnten nachweisen, dass in „emotionalen Situationen" (zum Beispiel bei Anwesenheit von Gleichaltrigen, bei Aussicht auf Belohnung) die Wahrscheinlichkeit zunimmt, dass Belohnung und Emotionen stärker die Handlung beeinflussen als rationale Entscheidungsprozesse. Das heißt nicht, dass Jugendliche unfähig sind, Entscheidungen zu treffen, diese werden jedoch deutlich eher auf Basis von Emotionen und die Aussicht auf Belohnung getroffen als auf rationalen Argumenten. Es besteht einfach ein Ungleichgewicht zwischen den kortikalen (Steuerung der exekutiven Funktionen) und subkortikalen (unter anderem das limbische System) Hirnstrukturen (Konrad, 2013). Jesper Juul, ein bekannter dänischer Familientherapeut, schreibt dazu: „Vielmehr ist in diesem Alter der Teil des Gehirns, der für Konsequenzen zuständig wäre, außer Gefecht gesetzt. 85 % der Jugendlichen sind daher gar nicht in der Lage darüber nachzudenken" (Juul, 2010). Besonders zwei Teilen des limbischen Systems werden wichtige Aufgaben zugeschrieben. Einerseits dem Mandelkern (Amygdala) der für die Informationsverarbeitung und die emotionale Bewertung in dieser Zeit sehr aktiv ist. Andererseits hat der Nucleus accumbens einen starken Einfluss. Er fördert durch Glücksgefühle das Verstärken bestimmter Verhaltensmuster, die mit Belohnung in Verbindung stehen. Das Belohnungszentrum wird in weiterer Folge dieses Buchs noch wichtig werden. Denn auch Games und Social-Media-Plattformen nutzen das Belohnungszentrum, um Personen dazu zu bringen, möglichst viel Zeit mit der jeweiligen App oder dem Spiel zu verbringen. Das Gehirn befindet sich in einer Umbruchphase und ist daher besonders anfällig für Reize. Neue Studien zeigen, dass diese grundlegende Reorganisation des Gehirns viel dynamischer ist, als Forscher vermutet haben. Einige Forscher gehen davon aus, dass psychiatrische Erkrankungen auf eine Störung der Gehirnentwicklung im Jugendalter zurückzuführen sind. So konnte zum Beispiel nachgewiesen werden, dass der Konsum von Cannabis in der Jugend das Risiko, später an Schizophrenie zu leiden, erhöht. So geht auch der übermäßige Konsum von Alkohol mit einer erhöhten Impulsivität und antisozialem Verhalten einher (Haselmann, 2021).

> „Vielmehr ist in diesem Alter der Teil des Gehirns, der für Konsequenzen zuständig wäre, außer Gefecht gesetzt" (Juul, 2010).

Der jugendliche Konsum von Alkohol und Cannabis spiegelt auch die erhöhte Risikobereitschaft und eine Lust an extremen Gefühlen in diesem Alter wider. Dies ist statistisch belegbar: 62 % aller Todesfälle im Jugendalter gehen auf Verletzungen zurück. Die deutsche Neuropsychologin Prof. Konrad am Universitätsklinikum Aachen sieht auch Vorteile aufgrund der hohen Beeinflussbarkeit des Gehirns. Sie sieht eine große Chance für Bildung und Erziehung. „So können Jugendliche in dieser Lebensphase aufgrund ihrer hohen Beeinflussbarkeit durch Emotionen insbesondere von Lernerfahrungen profitieren, die in einem positiven emotionalen Kontext stattfinden und die gezielt eine Emotionsregulation trainieren. Berücksichtigt man die neurobiologische Basis für risikoreiches Verhalten in der Adoleszenz, so erscheint es wenig sinnvoll, Risikoverhalten von Jugendlichen komplett zu unterbinden. Vielmehr könnte es sinnvoller sein, einerseits den Jugendlichen emotionale Erfahrungen in einer sicheren Umgebung zu ermöglichen, andererseits durch regulierende gesetzliche Maßnahmen (zum Beispiel Werbeverbote) und emotional positive Modelle den sozialen Belohnungsaspekt von nichtriskanten Verhaltensweisen zu erhöhen" (Konrad, 2013).

Weitere wichtige Fähigkeiten, die es zu erlernen gilt, sind, wie eingangs schon erwähnt, die Entwicklung der eigenen Identität und das Finden der persönlichen Rolle in der Gesellschaft. In der Pubertät nimmt die Fähigkeit zu, sich in andere Personen hineinzuversetzen und die Welt aus deren Augen zu betrachten. Gleichzeitig müssen sich Jugendliche ihre eigene Persönlichkeit formen und beschäftigen sich daher mit der Tatsache, wie sie von anderen wahrgenommen werden. „Jugendliche haben das Gefühl, im Zentrum der Welt zu stehen – eine Welt, die ihnen vielleicht nicht gefällt", so Schulte von Drach von der Süddeutschen Zeitung. Daher ist die Entwicklung des Selbstbewusstseins besonders wichtig. Um selbstbewusst zu erscheinen, wird auch eine gewisse Gelassenheit benötigt. Diese wird mit Formulierungen wie „mir egal" zum Ausdruck gebracht und ist nicht selten Auslöser für familiäre Diskussionen (Schulte von Drach, 2018).

Jesper Juul schreibt zum Thema Pubertät Folgendes: „Im Laufe der Pubertät gehen im Gehirn eines Kindes oft so große biologische Veränderungen vor sich, dass Eltern plötzlich das Gefühl haben, ihre Kinder nicht mehr zu kennen. Diese Veränderungen veranlassen viele Kinder, all ihre Aufmerksamkeit für lange Zeit nach innen zu richten. Diese Introvertiertheit sollten die Eltern nicht persönlich nehmen, denn sie hat nichts mit einem guten Verhältnis zu tun, das sich womöglich verschlechtert hat. Sie ist auch kein Zeichen mangelnden Vertrauens" (Juul, 2010).

Kurz gesagt, zuerst reift das Gehirn durch die Verringerung der grauen Substanz und dem Aufbau der weißen Substanz, um Lernprozesse im Gehirn schneller und effizienter zu machen. Vor allem die Areale für die Kontrolle der Bewegungen, für die Wahrnehmung, die Orientierung und die Sprache reifen zu Beginn der Pubertät. Erst dann reift der präfrontale Kortex, der unter anderem für Handlungsplanung und Impulskontrolle zuständig ist. Dieses Ungleichgewicht in der Entwicklung ist nicht nur für Jugendliche oft anstrengend, sondern auch für deren Eltern. Man kann diesen Prozess auch anschaulich darstellen: Das Gehirn von Jugendlichen ist wie eine Großbaustelle. Jedes Teilstück braucht seine eigene Zeit, um sich zu entwickeln und in Form gebracht zu werden, bevor das Bauwerk bestaunt werden kann. Bleiben Sie als Eltern daher gelassen und, wie Jesper Juul immer wieder betonte: „Genießen Sie Ihre Kinder" (Juul, 2010).

> Das Gehirn von Jugendlichen ist wie eine Großbaustelle.

Auswirkungen der digitalen Medien auf die Gehirnentwicklung

Einer der medial präsentesten Gegner von digitalen Medien in der Entwicklung von Kindern und Jugendlichen ist der deutsche Neurowissenschaftler und Psychiater Dr. Spitzer. Besonders sein Buch „Digitale Demenz" hat für Aufsehen gesorgt. Darin beschreibt er den Abfall der Leistungsfähigkeit aufgrund von digitalen Medien, ähnlich wie bei einer demenziellen Erkrankung. Laut der deutschen Alzheimer's Association wird Demenz beschrieben als eine „allgemeine Bezeichnung für eine Minderung der geistigen Fähigkeiten, die schwerwiegend genug ist, um das tägliche Leben zu beeinträchtigen." Demenz ist ein Zusammenspiel von Symptomen von Vergesslichkeit, Veränderungen in der Persönlichkeit, zunehmende Kommunikationsschwierigkeiten und eine fortschreitende Beeinträchtigung der Motorik (Alzheimer's Association, 2021). Wissenschaftlich belegt sind mittlerweile ausschlaggebende Faktoren, wie ein niedriges Bildungsniveau, zu wenig Bewegung, Genetik und Suchtverhalten. Dr. Spitzer verwendet den Begriff eher als Weckruf und sieht insbesondere die Bildung als wichtigsten Faktor zum Schutz vor einer demenziellen Erkrankung. „Je mehr Wissen vorhanden ist, desto länger dauert der kognitive Abbau" (Spitzer, 2014). Eine Studie aus Italien bestätigt diese These. Die sogenannte Nonnenstudie aus dem Jahr 1986 untersuchte Nonnen im Alter von 75 bis

106 Jahren vor und nach ihrem Tod auf eine demenzielle Erkrankung. So konnte nachgewiesen werden, dass einige von ihnen zu Lebzeiten keinerlei Anzeichen einer demenziellen Veränderung des Gehirns aufwiesen, jedoch nach ihrem Tod die Erkrankung nachgewiesen werden konnte. Laut den Studienautoren sind Bewegungen und Bildung die ausschlaggebenden Faktoren für dieses Phänomen (Snowdon, 2002).

Auch andere (Studien-)Autoren sind der Meinung, dass digitale Medien einen deutlich nachteiligen Effekt auf die Gehirnentwicklung von Kindern und Jugendlichen haben. So wird unter anderem getitelt: „Zum ersten Mal in der Menschheitsgeschichte bringt die Digitalisierung aller Lebensbereiche das Gehirn des Menschen, das für Lernbegabung, mentale Flexibilität und Kreativität steht, in ärgste Bedrängnis. Denn sie bewirkt genau Gegenteiliges" (Teuchert-Noodt, 2018).

Ein Aufsatz aus dem Jahr 2018 hat sich auf die Auswirkungen digitaler Medien auf das Gehirn fokussiert. Fokuspunkte waren hierbei die Verhaltensweisen in Kombination mit Social-Media-Plattformen, die Verarbeitung sozialer Belohnung sowie die Verarbeitung emotionaler Funktionen. Es konnte nachgewiesen werden, dass Jugendliche innerhalb ihrer Peer Group zu riskanteren Verhalten neigen. Es wird vermutet, dass dieses Verhalten an der strengen Einhaltung der sozialen Regeln einer Gruppe und die damit verbundene Akzeptanz innerhalb des Freundeskreises liegt. Laut den Autoren haben soziale Medien zwei Funktionen. Zum einen dienen sie als soziale Verbindung zwischen Personen und zum anderen Präsentation seiner Person. Diese Entwicklung von einer Sensibilität gegenüber Akzeptanz, dem Gehorsam gegenüber seinen Freunden und Peers und den Vorrang von Emotionen kann Jugendliche besonders anfällig für Fake News, unrealistische Erwartungen an sich selbst oder die Regulierung von Emotionen durch den negativen Einsatz von Medien machen. Zusammengefasst zeigt sich in diesem Paper, dass die untersuchten Studien darauf hindeuten, dass die frühe Jugend eine besonders sensible Zeit für Social-Media-Einflüsse, für die Risikowahrnehmung, aber auch in eine positivsoziale Richtung sein kann. Diese Ergebnisse bestätigen den Vorschlag von Blakemore und Mills, dass die Adoleszenz eine „sensible Zeit für die soziale Neuorientierung und die Entwicklung des sozialen Gehirns ist" (Crone & Konijn, 2018).

Eine Studie aus dem Jahr 2019 kommt zum Schluss, dass es besonders auf den Zeitpunkt der Mediennutzung im Leben ankommt. Unter anderem scheinen die digitalen Ablenkungen und die übernatürlichen Fähigkeiten des Internets zum kognitiven „Auslagern" (orig. „cognitive offloading") von

Informationen eine nachteilige Umgebung für die Verfeinerung höherer kognitiver Funktionen in den kritischen Phasen der Gehirnentwicklung von Kindern und Jugendlichen zu schaffen. Die angeführten Längsschnittstudien zu diesem Thema zeigten auf, dass nachteilige Aufmerksamkeitseffekte des digitalen Multitasking im frühen Jugendalter besonders ausgeprägt sind. Zudem war eine höhere Häufigkeit der Internetnutzung bei Kindern ab drei Jahren mit einer verminderten verbalen Intelligenz sowie einer gehemmten Reifung der grauen und weißen Substanz verbunden (Firth et al., 2019).

Ebenfalls im Jahr 2019 erschien eine Studie, die sich mit dem Zusammenhang von neuen Medien und der Integrität der weißen Substanz im Gehirn beschäftigt. Wie bereits beschrieben, ist der Aufbau der weißen Substanz wichtig für die exekutiven Funktionen sowie für die soziale Kompetenz und auch den Lernerfolg. Die Studie beschreibt zudem die weiße Substanz als Baustein für die Kommunikationsfähigkeit und die Fähigkeit zu lesen und zu schreiben. Die Autoren konnten einen Zusammenhang zwischen der Mediennutzung von Kindern und einer geringeren Integrität der weißen Substanz im Gehirn nachweisen. Zum einen wurde weniger mikrostrukturelle Organisation (orig. „microstructural organization") gefunden, zum anderen eine geringere Myelinisierung festgestellt. Diese Myelinisierung ist wichtig für die Stärkung der Nervenverbindungen, somit das Festigen von neuen Fähigkeiten (Hutton et al., 2020).

Die jährliche amerikanische ABCD (Adolescent Brain Cognitive Development)-Studie ist mit fast 12.000 Teilnehmern eine der größten Untersuchungen zur Gehirnentwicklung von Kindern und Jugendlichen. Ziel ist es, individuelle Entwicklungsverläufe zu untersuchen, um mehr über die Einflussfaktoren herauszufinden. Zudem sollen die Auswirkungen von Sport, Screentime und Schlaf sowie abhängig machenden Substanzen wie Alkohol und Drogen auf die Gehirnentwicklung aufgezeigt werden. Hierbei konnte ein Zusammenhang zwischen der Nutzung von digitalen Medien und des präfrontalen Kortex festgestellt werden. So wurde gezeigt, dass Kinder, die öfter digitale Medien nutzen, einen ausgeprägteren präfrontalen Kortex besitzen. Ob nun Kinder, die von vornherein so entwickelt sind, öfter digitale Medien nutzen, oder ob die Mediennutzung diese Entwicklung verursacht, ist noch nicht geklärt. Die Endergebnisse der Studie werden jedoch erst 2027 vorliegen, da man erst nach 20 Jahren einen Langzeiteffekt messen kann (Hitier, 2021).

1.2   Konzentration

Was versteht man unter Konzentration und Aufmerksamkeit?

Die Aufmerksamkeit ist eine Fähigkeit, die sich im Laufe des Lebens entwickelt. Je besser ausgeprägt diese Fähigkeit bei einem Menschen ist, desto leichter fällt es ihm, Umweltreize zu filtern, sich auf bestimmte Dinge zu konzentrieren und Ablenkungen auszublenden. Eine Fähigkeit ist nicht wie eine Eigenschaft immer vorhanden, sondern stark situationsabhängig. Konzentration ist dabei nur ein Teilbereich der Aufmerksamkeit. Hierbei geht es um die Fähigkeit, sich eine längere Zeit auf eine Sache zu konzentrieren. Beides müssen Kinder erst lernen, bewusst zu steuern. Ein weiterer Teilbereich ist die Vigilanz, die ständige Wachsamkeit und Bereitschaft. Die Schweizer Psychologen Stefanie Rietzler und Fabian Grolimund erkennen eine besonders hohe Vigilanz bei Kindern mit Aufmerksamkeitsproblemen. Ihnen fällt es schwer, die Reize zu filtern, und sie sind dadurch schnell abgelenkt (Rietzler & Grolimund, 2021). Je mehr Reize rundherum für eine gewisse Zeitspanne ignoriert werden können, umso besser kann man sich konzentrieren. Dabei muss man beachten, dass das Gehirn bis zu elf Millionen Sinnesreize in der Sekunde sammelt und diese in einem Bruchteil einer Sekunde bewertet und entscheidet, ob ein Reiz relevant ist oder nicht. Von diesen elf Millionen werden nur 40 Reize aussortiert, die anschließend mehr Aufmerksamkeit erhalten. Das ist eine ganz schöne Leistung für das menschliche Gehirn und benötigt dementsprechend viel Energie und Erfahrung. Die Konzentrationsfähigkeit teilt sich in drei Netzwerke auf, die sich unbewusst abwechseln: das Alert-Netzwerk, das Orientierungsnetzwerk und die exekutive Kontrolle. Diese drei wechseln sich ständig ab, teilweise sogar im Minutentakt. Im Alert-Zustand werden die meisten Reize ausgeblendet und nur noch besonders wichtige Signale durchgelassen. In diesem Zustand sind wir bereit,Informationen besonders gut aufzunehmen. Dafür gibt es mehrere Einflussfaktoren wie die Tageszeit, Stress oder Ängste. So passieren zum Beispiel früh morgens und am Abend deutlich mehr Verkehrsunfälle als tagsüber (Pilar Pacheco-Unguetti et al., 2010). Das Orientierungsnetzwerk bietet dem Gehirn eine Art Überblick über die Situation. Es filtert alle Reize, die über die Sinnesorgane aufgenommen werden, wie Lichter, Geräusche, Kälte oder Wärme etc. Die Bewertung dieser Reize läuft dann, wie bereits erwähnt, in Sekundenbruchteilen ab. Die exekutive Kontrolle übernimmt die Funktion des

„Überwachers". Es setzt Prioritäten, wenn zu viele Reize auf einmal aufgenommen werden (Rietzler & Grolimund, 2021). Laut einem Bericht des P.M. Magazins aus dem Jahr 2020 benötigt das Gehirn nach 11 Minuten Konzentration ganze 20 Minuten Entspannung (Kneissler, 2020).

> Die Konzentrationsfähigkeit teilt sich in drei Netzwerke auf, die sich unbewusst abwechseln.

Durchschnittliche Konzentrationsdauer

Es gibt derzeit keine einheitlichen Angaben, wie lange sich ein Mensch konzentrieren kann. Das hängt sehr stark vom individuellen Entwicklungsstand ab und sollte auch zwischen Gleichaltrigen nicht verglichen werden. Grundsätzlich gilt, je älter ein Mensch ist, desto besser kann er Reize filtern und sich somit konzentrieren. Im hohen Alter nimmt diese Fähigkeit jedoch wieder ab. Um trotzdem einen Eindruck von einer durchschnittlichen Konzentrationsdauer zu haben, kann folgende Faustregel angewendet werden:

Alter × 2 = Konzentrationsdauer in Minuten

Eine Studie hat zudem folgende Zeitspannen publiziert; diese decken sich mit Angaben aus anderen Quellen (Stangl, 2021):

* 5- bis 7-Jährige: durchschnittlich 15 Minuten
* 7- bis 10-Jährige: durchschnittlich 20 Minuten
* 10- bis 12-Jährige: durchschnittlich 20–25 Minuten
* 12- bis 14-Jährige: durchschnittlich 30 Minuten

Gründe für eine schwache Konzentration

Eine geringe Konzentrationsdauer kann die unterschiedlichsten Ursachen haben und ist nicht pauschal definierbar. Viele Kinder und Jugendliche, die unter einer schwachen Konzentration leiden, haben es noch nicht so gut gelernt, mit den Umweltreizen umzugehen oder besitzen eine schwache Frustrationstoleranz. Weitere Faktoren können psychischer Stress in der Schule, im Freundeskreis oder der Familie sein. Schlafmangel, falsche Ernährung und Bewegungsmangel sind ebenfalls mögliche Ursachen. Auch die Wirkung mancher Medikamente und ein niedriger Blutdruck können sich nachteilig auf die Konzentration auswirken. Eine weitere Möglichkeit ist AD(H)S, allerdings ist dieser Symptomkreis relativ selten und sollte nicht als Erstes in Betracht gezogen werden, auch wenn die mediale Aufmerksamkeit in diesem Bereich sehr groß ist.

Zu beachten gilt: Je jünger die Kinder sind, desto weniger ist das Schulsystem auf ihre Bedürfnisse zugeschnitten. Eine klassische Unterrichtseinheit von 45 bis 50 Minuten ist für die Konzentrationsspanne eines Kindes unrealistisch. Daher sollten Pädagogen bei der Planung des Unterrichts auf die Bedürfnisse der Kinder und Jugendlichen immer Rücksicht nehmen.

Der Einfluss von digitalen Medien auf die Konzentration von Jugendlichen

Mehrere Studien konnten nachweisen, dass besonders Kinder, die bereits an Aufmerksamkeitsproblemen und Konzentrationsschwäche leiden, eine Neigung zum extensiven Gaming oder zu einer Internetsucht haben (Yoo et al., 2004; Ferguson & Ceranoglu, 2014).

Eine Langzeitstudie aus dem Jahr 2018 unter Jugendlichen im Alter von 15 und 16 Jahren zeigte folgendes Bild: Bei den Jugendlichen, die über einen Zeitraum von zwei Jahren beobachtet wurden, bestand ein statistisch signifikanter, jedoch bescheidener Zusammenhang zwischen der höheren Häufigkeit der Nutzung digitaler Medien und den Symptomen von ADHS (Ra et al., 2018). Das heißt nicht, dass die Teilnehmer ADHS hatten oder entwickelten, sondern dass die einige der ADHS-typischen Symptome aufgetreten sind durch die Nutzung digitaler Medien.

Eine großangelegte chinesische Studie aus dem Jahr 2014 befragte über 7000 Jugendliche zur ihrer Smartphone-Nutzung und ihrer Aufmerksamkeit. Die Studie konnte einen direkten Zusammenhang der Nutzung auf eine geringere Aufmerksamkeitsspanne belegen. Die Empfehlung der Autoren lautet daher, eine maximale Nutzungsdauer von einer Stunde nicht zu überschreiten. Diese Studie wurde in Deutschland in kleinerem Rahmen wiederholt und kam zu dem gleichen Ergebnis (Zheng et al., 2014).

2018 hat sich unter anderem die große Medienstudie „BLIKK" mit dem Thema Konzentrationsfähigkeit beschäftigt. Hierfür wurden über 5600 Kinder und Jugendliche befragt. Im Ergebnis zeigte sich, dass nur sechs von zehn Kindern im Alter von zwei bis fünf Jahren es schaffen, sich zwei Stunden ohne digitale Medien zu beschäftigen. Kinder ab sechs Jahren zeigten deutliche Konzentrationsschwierigkeiten, wenn sie täglich um die 30 Minuten mit digitalen Medien verbrachten. Zudem waren diese Kinder eher hyperaktiv und in ihrer Sprachentwicklung verzögert (Büschning & Riedel, 2018).

Förderung der Konzentration

Zur Förderung der Konzentration tragen verschiedene Faktoren bei. Eine ausführliche Checkliste finden Sie im Anhang des Buches. Zusätzlich können Sie die Konzentrationsfähigkeit von Ihrem Kind oder Ihnen selbst mit folgenden Tipps fördern:

Richtige Ernährung

Die Versorgung mit allen wichtigen Nährstoffen und Mineralien ist Voraussetzung für eine gute Konzentrationsleistung. Achten Sie auch auf die Zusammensetzung Ihrer Ernährung, das heißt auf das Verhältnis von Kohlenhydraten, Eiweiß, Ballaststoffen und Fett. Zucker hemmt die Konzentrationsfähigkeit sehr. Süßigkeiten, süße Backwaren und Cerealien sollten daher die Ausnahme darstellen. Achten Sie zudem auf die Nährwerttabellen und die Zutatenliste bei Lebensmitteln.

Trinken

Mindestens genauso wichtig wie eine gute Ernährung ist das Trinkverhalten. So sollten am Tag mindestens 1,5–2 Liter Wasser oder ungesüßte Tees getrunken werden. Süße oder aufputschende Getränke sind nicht empfehlenswert, da sie den Insulinspiegel kurz anheben und dieser anschließend wieder stark abfällt. Dies wirkt sich ebenfalls negativ auf die Konzentrationsfähigkeit aus.

Pausen

Pausen sind wichtig, um Gelerntes oder Erfahrungen ins Gehirn zu integrieren. Pausen sollten aber keinesfalls für den Gebrauch digitaler Medien genutzt werden, da diese das Gehirn stark fordern und zu einer raschen Müdigkeit führen. Gehen Sie lieber spazieren, beschäftigen Sie sich mit einem Haustier, lesen Sie ein Buch oder hören Sie Musik.

Schlaf

Schlechte Schlafqualität oder eine geringe Schlafdauer haben einen großen Einfluss auf die Konzentrationsfähigkeit. Mehr dazu finden Sie im Laufe dieses Kapitels.

Weitere Tipps finden Sie in der Konzentrationscheckliste am Ende des Buches.

1.3 Mediensucht

Was versteht man unter Mediensucht?

Laut dem österreichischen Bundesministerium für Soziales, Gesundheit, Pflege und Konsumentenschutz (2020a, b) spricht man von Mediensucht, „wenn sich Menschen exzessiv mit bestimmten Gebrauchsmedien beschäftigen, übermäßig viel Zeit damit verbringen und dabei reale soziale Kontakte und das alltägliche Leben mehr und mehr vernachlässigen". Die Mediensucht wird laut der WHO als substanzungebundene Verhaltenssucht klassifiziert. Jedoch sind sich Experten und Forscher uneinig über die Klassifikation. Manche sehen das Phänomen als „problematisches Verhalten" und damit als Störung der Impulskontrolle. Das heißt, dass Betroffene nicht in der Lage sind, einer Versuchung zu widerstehen, in diesem Fall der Versuchung nach der Nutzung digitaler Medien. Andere Experten sprechen von einer Suchterkrankung oder Abhängigkeitsstörung: „Der Betroffene geht einer Verhaltensroutine nach, von der er sich Entspannung oder ein Hochgefühl erwartet. Wird der Betroffene am ‚Konsum' gehindert, sind sogar Entzugserscheinungen wie Unruhe und Nervosität zu beobachten" (Beer, 2016). Gesundheitliche Risiken sind zudem Gereiztheit, Kopfschmerzen, Schlafmangel und -störungen, Sehschwierigkeiten, Haltungsschäden und gestörtes Essverhalten (Niklaus, 2021). Dr. Anna Lembke von der Stanford University beschreibt die Situation ganz deutlich: „Das Problem ist, dass Social Media eine Droge ist." Diesen Schluss zieht sie aus der Tatsache, dass Social-Media-Plattformen die menschlichen Grundbedürfnisse von Kommunikation und Gemeinschaft stillen. Das führt zu direkter Freisetzung von Dopamin. „Daher besteht kein Zweifel, dass Social Media, die die Verbindung zwischen Menschen optimieren, süchtig machen können" (orig. „potential for addiction"). Es gehe laut Dr. Lembke immer um das Gleichgewicht zwischen Lust und Frust (Orlowski, 2020).

Durch die Anerkennung der Weltgesundheitsorganisation (WHO) zumindest im Bereich Gaming Disorder ist es Forschern nun deutlich einfacher möglich, Süchte zu kategorisieren und die gesundheitlichen und psychosozialen Auswirkungen zu erforschen.

Arten von Mediensucht

Gaming Disorder

Unter Gaming Disorder versteht man eine von der WHO im Jahr 2019 anerkannte Form der Sucht. Darunter fallen Personen, die ihr Gaming-Verhalten nicht mehr unter Kontrolle haben, dem Gaming die erste Priorität in ihrem Leben geben und trotz der negativen Konsequenzen ihr Verhalten nicht ändern. Dieses Verhalten muss über 12 Monate bestehen und das (Familien-)Leben, die Ausbildung oder die Arbeitsleistung stark nachteilig beeinträchtigen. Eine einheitliche deutsche Übersetzung des Fachausdrucks gibt es im Moment nicht, am häufigsten werden die Begriffe „Computerspielsucht" oder „Videospielsucht" verwendet (Healthcare in Europe, 2019).

2019 wurde der „Gaming Disorder Test" an der Universität Ulm entwickelt, der mittlerweile international angewendet wird. Über die Webseite www.gaming-disorder.org kann jeder Interessierte sein Verhalten untersuchen lassen. So erhält man nicht nur eine individuelle Einschätzung, sondern unterstützt zugleich die Studie.

Computerspiele steigern das Suchtverhalten, wie aus der DAK-Studie 2019 hervorgeht. Das hat mehrere Ursachen. Einerseits verändern sich die virtuellen Spielwelten häufig. So gibt es immer wieder neue Entdeckungen, das Spielerlebnis bleibt auch nach der eigentlichen Hauptstory noch interessant. Viele Spiele bieten auch kein gezieltes Ende an, was das dauerhafte Weiterspielen fördert. Zudem wird aufgrund der sozialen Komponenten das Spielen in einer Gruppe von Freunden gefördert. Hört einer auf, könnte die ganze Gruppe geschwächt werden. Das führt zu einer Art freundschaftlichen Verpflichtung, dabei zu bleiben. Zudem setzen die Spiele stark auf die soziale Anerkennung bei errungenen Fortschritten oder Verbesserungen des individuellen Spielcharakters. Durch sogenannte „Loot-Boxen" werden Spieler ebenfalls animiert weiterzuspielen. Loot-Boxen sind Überraschungskisten, die eine Belohnung für ein erfolgreiches Spiel oder gegen Bezahlung zu erhalten sind. Laut der DAK sind diese Boxen ein möglicher Einstieg in das Glücksspiel. In Ländern wie Belgien oder den Niederlanden sind diese bereits verboten. Auch in Richtung Glücksspiel tendiert ein weiterer Faktor: die virtuelle Währung. Je mehr Geld man investiert, desto besser ist das Spielerlebnis. Der Überblick über die Ausgaben ist kaum zu behalten, da der Kauf einer virtuellen Währung über die Rechnung des Funknetzbetreibers oder über die Kreditkarte aberechnet wird. Ein weiterer Aspekt für das Suchtpotenzial ist die Erstellung und Weiterentwicklung eines individuellen Charakters. So wird genau auf die Wünsche und die

Bedürfnisse der Spieler eingegangen, und diese verbringen gerne Zeit in der virtuellen Welt (forsa, 2019).

Internetsucht oder Onlinesucht

Der Begriff „Internetsucht" wurde schon Mitte der 1990er-Jahre von amerikanischen Psychiatern geprägt, damals noch eher belächelt. Mittlerweile ist die Internetsucht eine anerkannte Form der psychischen Erkrankung, die in einem kritischen Suchtverhalten enden kann. Heutzutage werden die Begriffe Mediensucht, Onlinesucht und Internetsucht synonym verwendet.

Die im Internet konsumierten Inhalte sprechen „bestimmte unbefriedigte Wünsche und Bedürfnisse eines Betroffenen" an. „Erst wenn die Sucht fortschreitet, verliert der Inhalt an Bedeutung. Die Handlung an sich nimmt dann diese Funktion an: nicht mehr der Konsum des Inhaltes führt zur Entspannung, sondern die Handlung selbst. Grund dafür ist die sogenannte ,Belohnungserwartung'. Der Betroffene hat gelernt, dass die Handlung an sich entspannend wirkt" (Beer, 2016).

Daher fallen diverse Nutzungsarten des Internets in diese Kategorie, wie Social-Media-Plattformen, Foren, Unterhaltungsseiten etc. Laut einer Studie der Universität Lübeck haben Social-Media-Plattformen ein vergleichbares Suchtpotenzial wie (Online-)Computerspiele (Bundesgesundheitsministerium, 2020).

Fernsehsucht

Darunter versteht man das zwanghafte Verhalten fernzusehen. Diese Sucht entwickelt sich schleichend, Anzeichen sind zum Beispiel ein dauerhaft laufender Fernseher auch bei anderen Aktivitäten und das sofortige Einschalten, sobald man zu Hause ist, und das ziellose „Zappen" durch die Fernsehkanäle. Zudem können Tätigkeiten ohne eingeschalteten Fernseher kaum mehr erledigt werden (Bundesministerium für Soziales, Gesundheit, Pflege und Konsumentenschutz, 2020a, b).

Handysucht

Unter einer Handysucht versteht man hauptsächlich den pathologischen Drang nach einer Kommunikation mit nicht anwesenden Personen per SMS oder Telefonat. Der Inhalt selbst ist dabei irrelevant. Die Betroffenen haben Angst, wichtige Gespräche zu verpassen (Bundesministerium für Soziales, Gesundheit, Pflege und Konsumentenschutz, 2020a, b). In gewisser Hinsicht ähnelt dieses Verhalten der FOMO („fear of missing out"), das besonders Jugendliche betrifft. Finden Sie mehr zu diesem Thema in Kap. 3.

Onlinekaufsucht

Laut einer österreichischen Studie sind besonders junge Frauen im Alter von 14 bis 24 Jahren von einer Kaufsucht betroffen oder gefährdet, eine solche zu entwickeln. Von Kaufsucht spricht man, wenn Personen Dinge wiederholt und in Massen kaufen, die sie nicht brauchen. Auch hier ist die Inkaufnahme von Nachteilen ein Merkmal für die Sucht. Die Kaufsucht wird durch das gezielte Tracking des Verhaltens in Apps und Online angefeuert, indem besonders „relevante" Produkte gezeigt werden. „Eine zentrale Botschaft von Werbung ist: Kauf' etwas, um ein Problem zu lösen, ein Bedürfnis zu befriedigen oder einfach nur so, um Spaß zu haben." Marketing-Experten zielen vor allem auf die Gefühlswelt der Jugendlichen ab: Mädchen fühlen sich in der Pubertät oft unsicher und „nicht schön genug", Jungen eher als unbedeutend oder nicht attraktiv. Durch unerreichbare Ideale wird versucht, Jugendliche zum Kauf zu bewegen (Dierks, 2018).

Internetsexsucht/Cybersexsucht

Mit diesem Begriff wird die Abhängigkeit von sexuellen Interaktionen und Pornografie im Internet bezeichnet. Gründe hierfür sind fehlende sexuelle Befriedigung, Einsamkeit und ein fehlender Lebenssinn. Laut einer Studie leiden die Abhängigen besonders oft unter Depressionen, Angstzuständen und Stress. Besonders problematisch für Jugendliche ist der einfache Zugang zu den Inhalten, darüber hinaus die teils unrealistische Darstellung des Sexualverhaltens und wenn Jugendliche die Inhalte als eine Art Handlungsanweisung verstehen. Laut dem Sozialpädagogen Bruno Wermuth liegt das Einstiegsalter bei 10 bis 12 Jahren, eine Häufung des Pornokonsums findet dann mit 12 bis 16 Jahren statt (Schwab, 2020).

Onlineglücksspielsucht

Wie auch die nicht-internetabhängige Glücksspielsucht ist die „Onlinevariante" geprägt durch die Unfähigkeit des Abhängigen, dem Impuls des Glücksspiels zu widerstehen, auch wenn damit negative Folgeerscheinungen verbunden sind. Viele der Gaming-Apps für das Smartphone oder Tablet, aber auch einige Computerspiele setzen zum Teil auf den Glücksspieleffekt. Diese sind in Form von Loot-Boxen oder „Glücksrädern" in ein Spiel eingebaut und können entweder nach einer gewissen Zeit, nach der Erreichung eines Sieges oder nach Bezahlung verwendet werden. Die Bezahlvariante ist ein lukratives Geschäft für die App-Hersteller und oft der erste Schritt in eine Glücksspielsucht schon in jungen Jahren. Daher werden sie von einigen Ländern bereits verboten.

„Information overload"

Darunter versteht man das extensive Suchen und Recherchieren nach Informationen im Internet. Dieses Verhalten scheint grundlos aufzutreten, der Abhängige sucht nicht nach speziellen Inhalten.

> Das österreichische Gesundheitsministerium schätzt, dass ca. 1 bis 3 % der Internetnutzer süchtig sind.

Daten zur Mediensucht

Laut dem deutschen Bundesgesundheitsministerium sind Frauen und Männer annähernd gleich häufig von einer Mediensucht betroffen. Insgesamt sollen es in Deutschland um die 560.000 Personen sein, allerdings in unterschiedlichen Formen. Während betroffene Frauen und Mädchen im Alter von 14–24 Jahren mit 77 % häufiger Social-Media-Plattformen nutzen und nur zu 7,2 % Online-Games, sind es bei den jungen Männern zu 64,8 % Online-Games und nur zu 33,6 % Social-Media-Plattformen. Laut den Daten des deutschen Ministeriums nutzen jedoch deutlich häufiger (junge) Männer Beratungsstellen und nehmen Behandlungsmöglichkeiten in Anspruch (Bundesgesundheitsministerium, 2020). Das österreichische Gesundheitsministerium schätzt, dass ca. 1–3 % der Internetnutzer süchtig sind. Diese Zahl stammt aus Umfragen in Deutschland und der Schweiz, da es für Österreich keine repräsentativen Zahlen gibt. Aufgrund der raschen Entwicklungen in diesem Bereich sei es schwer, konkrete Zahlen zu erheben. Im ganzen europäischen Raum gäbe es daher nur Schätzungen aufgrund von Umfragen (Bundesministerium für Soziales, Gesundheit, Pflege und Konsumentenschutz, 2020a, b).

Der DAK-Studie aus dem Jahr 2019 zufolge fallen 465.000 Jugendliche in Deutschland in die Risikogruppe für die Gaming Disorder, das entspricht 15,4 % (forsa, 2019). Knapp 80 % davon sind männlich. 2 Jahre zuvor waren in der gleichen Umfrage „nur" 5,7 % der befragten Jugendlichen im Alter von 12 bis 25 Jahren von einer Gaming Disorder betroffen. Laut einer Studie, ebenfalls aus dem Jahr 2017, sind 5,8 % der Jugendlichen im Alter von 12 bis 17 Jahren und 2,8 % der jungen Erwachsenen im Alter von 18 bis 25 Jahren von einer computerspiel- oder internetbezogenen Störung betroffen (kmdd, 2021).

Die Zahlen der Suchtprävention Zürich sind ähnlich: Hier wird der Onlinekonsum von 8,5 % der 12- bis 19-Jährigen als problematisch eingestuft. Zudem nutzen 1 bis 4 % der Gesamtbevölkerung ab 15 Jahren das Internet problematisch (Niklaus, 2021).

Wie eine Sucht entsteht

Bei Verhaltenssüchten kommt es – wie bei substanzabhängigen Süchten – zu Veränderung im körpereigenen Belohnungssystem. Laut dem amerikanischen Forschungsprofessor für Philosophie und Psychologie an der York University Dr. Shanker führt die Nutzung von digitalen Medien zu einer Freisetzung von Opioiden, jene Stoffe, die für das Wohlbefinden zuständig sind. Dazu kommt es einerseits durch die schnellen Erfolge und andererseits durch die optischen und akustischen Reize der Medien. Diese verstärken das Glücksgefühl, und das neurochemische Belohnungssystem wird dadurch angekurbelt (Shanker, 2019). Das heißt, dass das Spielen von (Online-)Games oder das Nutzen von Apps und Social-Media-Plattformen Opiate im Körper freisetzen und aufgrund einer Kettenreaktion anschließend Endorphine produziert werden. Endorphine sind Hormone, die im Volksmund auch „Glückshormone" genannt werden. Sie haben im Körper mehrere wichtige Aufgaben: Einerseits dienen sie als körpereigenes, natürliches Schmerzmittel, sie stärken die Abwehrkräfte und rufen Glücksgefühle in bestimmten Situationen hervor. Endorphine werden vom Körper bei Sport, Bewegung im Freien, beim Lachen und Kuscheln mit vertrauten Personen ausgeschüttet. Dr. Hüther, ein bekannter deutscher Neurobiologe, unterstützt diese Aussagen, indem er die Mediensucht wie folgt beschreibt: „Das Tückische bei der Computersucht ist der Dopamin-Kick mit seiner Zweifachwirkung: Endogene Opiate werden freigesetzt und erzeugen einen rauschartigen Zustand. Gleichzeitig werden die dabei aktivierten Nervenzellverschaltungen zu immer breiteren Straßen und schließlich zu Autobahnen ausgebaut, die schließlich das gesamte Denken und Verhalten lenken" (Schiepek, 2007).

> Spielen von Games oder das Nutzen von Social-Media-Plattformen setzt Opiate im Körper frei – daraufhin werden Endorphine produziert.

Auffällig wird das Verhalten, wenn die Nutzung von Geräten und Medien die Endorphinproduktion auslösen und der Körper anschließend immer öfter dieses Hochgefühl erleben möchte und sich bei Nichtbenutzung klassische Entzugssymptome zeigen. Grundsätzlich ist es vom Körper so gedacht, dass man sich den Dopaminausschuss kognitiv oder motorisch durch etwas erarbeiten muss, das einem bisher schwergefallen ist. Mit einer Fingerbewegung erhält man eine Reaktion, die oft schon ausreicht, um das

Glückshormon Dopamin freizusetzen. Schon Kleinkinder schaffen es mit digitalen Geräten einfach und schnell, sich diesen Dopamin-Kick zu verpassen. Der natürliche Lerneffekt ist, dass man sich lieber mit Smartphones, Tablets und PCs beschäftigt als mit motorisch oder kognitiv anstrengenden Tätigkeiten um den Dopamin- und in weiterer Folge den Endorphinausstoß zu erhalten. Man erspart sich praktischerweise Zeit und Frustration. Das (kindliche) Gehirn strengt sich hierbei jedoch mehr an als angenommen und verbrennt daher sehr viel Energie. Aufgrund des Belohnungseffektes verlangt das Gehirn aber immer mehr von den energieraubenden Tätigkeiten. Nach der Nutzung von digitalen Medien kommt es zu einem Energieverlust durch die Anstrengung und den Stress (Habermann, 2020). Dies wirkt sich dann durch die Entzugs- oder Begleitsymptome wie Unzufriedenheit, Unruhe, Kopfschmerzen oder Müdigkeit aus.

Auch Dr. Weber, Fachärztin für Psychiatrie und Neurologie, beschreibt die Wirkung von Dopamin auf das Belohnungszentrum des Gehirns. Sie beschreibt, dass es bei der Entwicklung einer Sucht zu einer Veränderung von Prozessen im Hirnstamm kommt. Der Hirnstamm ist zuständig für lebenswichtige Prozesse wie Atmung, Hunger und dem Schlaf-Wach-Rhythmus. Die Veränderungen haben gravierende Auswirkungen auf das Fortbestehen der Sucht. Laut Prof. Montag von der Universität Ulm besteht eine große Ähnlichkeit zu stoffgebundenen Süchten: „So kann beispielsweise allein ein Bild des Lieblingsspiels ein Belohnungszentrum im ventralen Striatum, einem Teil des Großhirns, in gleicher Weise aktivieren, wie man es früher nur von einer Flasche Bier oder Schnaps bei Alkoholikern kannte" (Brodmerkel, 2020).

Leidenschaftliches Spielen muss noch keine Sucht sein (Süß, 2015).

Ab wann ist es eine Sucht?

Heutzutage spricht man schnell einmal von einer Computersucht oder Medienabhängigkeit, besonders wenn es um das Nutzungsverhalten von Jugendlichen geht. Grundsätzlich sind Verhaltenssüchte jedoch nur schwer einzustufen. Für die Klassifikation als Sucht müssen die nachstehenden sechs Faktoren gegeben sein – unabhängig davon, ob es sich um eine substanzbezogene Sucht wie Kokain, Heroin, Alkohol etc. oder eine Verhaltenssucht wie Spiel- oder Mediensucht handelt (Beer, 2016):

* Ausgeprägter Wunsch: Die abhängige Person verspürt einen starken Wunsch oder auch den Zwang, eine bestimmte Tätigkeit auszuführen oder eine bestimmte Substanz einzunehmen.
* Verminderte Kontrolle: Es gelingt nicht mehr, die Häufigkeit und/oder die Dauer des Verhaltens oder des Konsums zu regulieren.
* Entzugserscheinungen: Wenn der Reiz fehlt, kommt es zu Entzugserscheinungen wie Kopfschmerzen, Nervosität, innerer Unruhe, Gereiztheit etc.
* Toleranz gegenüber dem Verhalten: Um die gewünschte Wirkung zu erhalten, werden immer größere Dosen notwendig. Im Falle einer Mediensucht ist damit die Zeit, die mit digitalen Medien verbracht wird, gemeint. Je fortgeschrittener die Sucht ist, desto weniger Freude bringt sie den Betroffenen.
* Vernachlässigung von Familie und Arbeit: Tätigkeiten wie Arbeit, schulische Leistungen oder Zeit mit der Familie und Freunden wird zugunsten des abhängigen Verhaltens vernachlässigt.
* Anhaltender Konsum: Trotz dem Verständnis, dass das Verhalten oder die Substanz schadet, können Süchtige den Konsum nicht unterbinden oder stoppen.

Laut Wessel, Geschäftsführer des Gesamtverbandes für Suchtkrankenhilfe der Evangelischen Kirche in Deutschland, ist besonders das „Craving" das häufigste Merkmal einer Mediensucht. Darunter versteht man „das kontinuierliche und fast unbezwingbare Verlangen des Suchtkranken. Der Mediensüchtige hat keine Kontrolle mehr über Beginn und Ende des Konsums, er verliert seine Handlungsfreiheit. Er reagiert gereizt beim Entzug des Mediums. Hinzu kommt die Vernachlässigung der Verpflichtungen in der realen Welt" (Protschka, 2012). Hinzu kommt, dass viele Betroffene eine Komorbidität haben. Das heißt, dass sie auch von anderen Erkrankungen, wie Persönlichkeitsstörungen, depressiven Störungen, Angststörungen oder Substanzabhängigkeiten betroffen sind. Zudem besteht eine häufige Korrelation mit ADHS, der Aufmerksamkeitsdefizitstörung (Kerzdörfer, 2019).

Folgende Merkmale werden besonders bei Jugendlichen oft mit einer Mediensucht in Verbindung gebracht (Niklaus 2021):

* Das Smartphone ist dauerhaft präsent und wird nie oder extrem selten ausgeschaltet.
* Die realen sozialen Kontakte gehen zurück, Kontakte auf Social-Media-Plattformen werden mit realen Kontakten gleichgesetzt.

- Die schulischen Leistungen nehmen ab.
- Jugendliche zeigen einen verringerten Appetit und/oder nehmen ab.
- Betroffene sind häufig müde, auch schon untertags.
- Es zeigen sich Entzugserscheinungen wie Gereiztheit oder depressive Verstimmung, wenn das Smartphone nicht genutzt werden kann.
- Das Interesse an Hobbys nimmt ebenfalls ab.

Zudem wird eine ärztliche Diagnose anhand folgender Kriterien gestellt (Beer, 2016):

- Ständige gedankliche Beschäftigung mit dem suchtauslösenden Mittel oder Verhalten.
- Besonders im Onlinesuchtbereich sind immer längere Nutzungszeiten ein wichtiges Kriterium.
- Zudem haben die meisten Betroffenen bereits (einige) erfolglose Versuche der Selbstkontrolle hinter sich.
- Es treten Entzugserscheinungen wie Unruhe, Reizbarkeit, Depression bei Abstinenz auf.
- Die Nutzungszeiten sind immer länger als ursprünglich geplant. Aus ein paar Minuten werden schnell Stunden.
- Zudem belügt der Betroffene oft sein Umfeld über den Konsum, und er riskiert Nachteile im beruflichen und sozialen Leben.

Etwas pragmatischer sieht es der Schweizer Psychologe Dr. Süß. Er meint, dass ein leidenschaftliches Spielen noch keine Sucht sein muss, auch die Spieldauer allein ist kein Indikator für ein suchtartiges Verhalten. Erst wenn ein Mangel an Erfolgserlebnissen im realen Leben, ein schlechter Umgang mit Stress und eine schlechte Emotionsregulierung hinzukommen, kann man von einem problematischen bis süchtigen Verhalten sprechen. Diese Zusammenhänge sollten nicht außer Acht gelassen werden (Süß, 2015).

Wie kann man einen Mediensüchtigen unterstützen?

Viele Institutionen und (staatliche) Vereine fordern mittlerweile ein Verbot von Glücksspielelementen in Apps und Computerspielen. Zudem werden Warnhinweise und strenge Altersbeschränkungen gefordert (forsa, 2019). Trotz allem steigt die Zahl der betroffenen oder suchtgefährdeten Personen stetig an. Laut der Suchtprävention und Gesundheitsförderung in Zürich ist es wissenschaftlich belegt, dass eine gesetzliche Regulierung riskanten

Konsum reduziert. Darunter fällt zum Beispiel, den Verkauf von gewissen Spielen erst ab einem gewissen Alter zuzulassen und den Zugang zu Online-Gambling (Onlineglücksspielen) und Pornowebseiten zu regulieren. Das sei gesetzlich jedoch nur schwer umsetzbar, und es wird auf die Eigenkontrolle der Anbieter gesetzt (Niklaus, 2021).

Sprechen Sie das Verhalten an

Der erste Schritt ist zugleich der wichtigste, aber auch oft der schwerste: Sprechen Sie die betroffene Person auf ihr Verhalten an. „Allerdings nicht im Sinne einer Konfrontation, das heißt mit Vorwürfen, sondern mit einer akzeptierenden und wertschätzenden Haltung, die die Eigenverantwortung und Motivation des anderen fördert", rät Dr. Weber (Brodmerkel, 2020). Eine erste Anlaufstelle sind Hausärzte oder Suchtberatungsstellen.

Testungen

Mittlerweile gibt es einige seriöse Möglichkeit zur Selbsttestung von Mediensucht im Internet. Dazu gehört einerseits der bereits erwähnte Test der Universität Ulm. Dieser ist unter www.gaming-disorder.org aufrufbar und bietet nicht nur eine wissenschaftlich fundierte, anonyme Einschätzung an, sondern ist ein wertvoller Beitrag für die Studienautoren. Weitere Möglichkeiten zur Testung bietet die Suchtprävention Zürich an. Unter www.suchtpraevention-zh.ch/selbsttests-freundetests/selbsttests werden sieben verschiedene Testungen angeboten, darunter Selbsttests zum Online-konsum, Glücksspielverhalten, Medikamentenmissbrauch und Kaufsucht.

Regelungen innerhalb der Familie

Laut dem Psychologen Wessel sind Zeitvereinbarungen über den Medien-konsum eine der wichtigsten Maßnahmen. Zudem sei es besonders wichtig, Kinder stark zu machen. „Junge Menschen, die sich im sozialen Kontext gefestigt und in der Kommunikation mit Gleichaltrigen stark fühlen, laufen weniger Gefahr, eine Medien- oder Onlinespielsucht zu entwickeln" (Protschka, 2012).

Beratungsangebote annehmen

In fast allen größeren Städten in Deutschland, Österreich und der Schweiz gibt es Suchtberatungsstellen. Hier kann man sich anonym Hilfe und Unterstützung holen und gegebenenfalls einen Therapieplatz vermittelt bekommen. Viele Institute bieten zudem Onlineberatungen, Selbsthilfe-gruppen und Angehörigenberatungen an.

1.4   Schlaf

Warum ist Schlaf wichtig

Schlaf ist lebensnotwendig, und dessen Beeinträchtigung hat Folgen für die psychische und physische Gesundheit und auf das Wohlbefinden des Menschen. Der Schlaf-wach-Rhythmus wird von bestimmten Nervenzellen im Gehirn gesteuert. So melden unter anderem die Sehnerven, wenn es dunkel wird. Das Gehirn reagiert mit dem Ausstoß verschiedener Hormone, der Veränderung der Körpertemperatur und anderer chemischer Prozesse und signalisiert Müdigkeit. Im Schlaf gibt es dann zwei verschiedene Phasen, den REM-Schlaf und den NREM-Schlaf. Der REM-Schlaf sollte ca. 20 % der Schlafenszeit ausmachen und ist der sogenannte „Traumschlaf". In dieser Phase träumen wir sehr intensiv. Der NREM-Schlaf teilt sich wiederum in den leichten Schlaf und den Tiefschlaf. Diese Phasen wechseln sich während der Nacht häufig ab. Während des Schlafes hat das Gehirn Zeit, „aufzuräumen" und sich zu „reparieren". Schlaf ist daher besonders wichtig um Gelerntes zu festigen und Erfahrungen zu verankern. Genussmittel wie Kaffee, Nikotin oder auch Medikamente können den Schlaf beeinträchtigen. Auch die Nutzung digitaler Medien, insbesondere kurz vor dem Schlafengehen, hat Auswirkungen auf die Schlafdauer und -qualität. Rund ein Drittel der Deutschen leidet Umfragen zufolge an Schlafproblemen. Von einer Schlafstörung spricht man, wenn es „mindestens dreimal die Woche über einen Zeitraum von ein bis drei Monaten zu Ein- oder Durchschlafstörungen kommt". Schlafmangel oder -entzug hat auch deutliche Auswirkungen auf den Körper (Blank-Koppenleiter 2018):

Psychosoziale Auswirkungen von Schlafentzug:

* nachlassende Konzentration,
* verminderte geistiger Leistungsfähigkeit,
* mit zunehmender Dauer des Schlafmangels wird man gereizter und launischer,
* (zeitweise) Halluzinationen,
* Persönlichkeitsstörungen,
* im schlimmsten Fall kann es zu Suizidgedanken kommen.

Mögliche körperliche Auswirkungen sind die beeinträchtigte oder veränderte Funktion von:

* Muskelspannung,
* Atmung,
* Herzschlag,
* Blutdruck,
* Körpertemperatur,
* Hormonhaushalt,
* Stoffwechsel.

Schlaf und Jugendliche

Im Zusammenhang von Schlafmangel und Übergewicht wurden in Meta-analysen vor allem eine Korrelation mit Adipositas, also Fettleibigkeit, festgestellt. Bei Personen, die weniger als acht Stunden pro Nacht schliefen, wurde eine geringere Insulinsensitivität festgestellt. Dies könnte den Zusammenhang von Übergewicht und Schlafmangel erklären. Sowohl Schlafprobleme als auch Fettleibigkeit und Übergewicht sind große Probleme des öffentlichen Gesundheitswesens in beinahe allen westlichen Ländern. Zudem konnte ein Zusammenhang zwischen schlechtem Schlaf und schlechten schulischen Leistungen festgestellt werden. Die untersuchten Jugendlichen gaben zudem selbst an, dass sich unzureichender Schlaf auf ihre Stimmung, ihre Konzentration und Entscheidungsfindung auswirkt. Die Schlafqualität wird durch zwei unterschiedliche Faktoren beeinflusst: endogene und exogene. Unter den endogenen Faktoren versteht man die biologische Regulation des Schlafes. Hier wird die Dauer des Schlafes und der Zeitpunkt des Einschlafens und Aufwachens reguliert. In der Jugend kommt es zu einer Umstellung der dafür verantwortlichen Hormone. Meistens erfolgt eine (temporäre) Umstellung von Frühaufstehern zu Nacht-eulen. Zu den exogenen Faktoren zählen die Schulzeiten, digitale Medien-nutzung und Koffeinkonsum. Die meist einheitlich festgelegten Zeiten für den Schulbeginn passen nicht zu den Schlafbedürfnissen der Jugendlichen. Dies wird als eines der größten Umwelthindernisse für gesunden Schlaf gewertet. Der frühe Schulbeginn erzeugt einen Druck bei den Jugend-lichen und wird häufig als „sozialer Jetlag" bezeichnet. Besonders betroffene Schüler schlafen deshalb am Wochenende besonders viel. Digitale Medien wirken sich laut Gaby Illingworth, einer Expertin für Schlaf an der University of Oxford, aufgrund von drei Aspekten nachteilig auf den Schlaf von Jugendlichen aus: Erstens beschäftigen sich Jugendliche, statt zu schlafen, mit digitalen Medien, sie verkürzen so das Zeitfenster zum Schlafen. Zweitens kommt es durch die Nutzung häufig zu einer kognitiven oder emotionalen Erregung, dadurch sind Jugendliche weniger entspannt, und drittens wird die Melatoninproduktion durch die Bildschirme gehemmt. So zeigen Studien, dass Jugendliche desto weniger schlafen, je mehr sie sich Jugendliche mit Social-Media-Plattformen beschäftigen. Auch die unten genannten Studienergebnisse konnten in Metaanalysen, Reviews und Studien nachgewiesen werden. Koffein wird als weiterer exogener Faktor erwähnt. Es ist die am häufigsten konsumierte psychogene Substanz und soll bekannterweise Müdigkeit unterdrücken. Problematisch für den Schlaf ist Koffein deshalb, weil es einen „Gegenspieler" zur neurochemischen Substanz Adenosin enthält. Adenosine fördern das Müdigkeitsgefühl, dieses wird durch ihren Antagonisten im Koffein gestört. Besonders Energy Drinks werden von Jugendlichen gern konsumiert. Sie sind süß, billig und fördern die Aufmerksamkeit für einen kurzen Zeitraum. Hierbei ist zu beachten, dass Koffein eine Halbwertszeit von drei bis sieben Stunden hat. Erst dann lässt die Wirkung deutlich nach (Illingworth, 2020).

> Der Schlafrhythmus verschiebt sich im Jugendalter von Frühaufstehern zu Nachteulen

Empfohlene Schlafdauer

Die empfohlene Schlafdauer nimmt mit zunehmendem Alter ab und ist sehr individuell. Einige Studien und Experten versuchen jedoch, Leitfäden für eine gesunde Schlafdauer zu erstellen. Sie dienen jedoch nur als Richtwerte. Ein gesunder Schlaf ist von verschiedenen Faktoren abhängig (Möckl, 2019).

Kinder
Bei Kindern orientieren sich die Schlafenszeiten nach dem Alter:

* 0–3 Monate: Neugeborene schlafen zwischen 14 und 17 Stunden pro Tag mit Wachphasen auch in der Nacht.
* 4–11 Monate: Rund 10 bis 15 Stunden sollten Säugling in diesem Alter schlafen, in der Nacht sollte ein Durchschlafen möglich sein.
* 1–2 Jahre: Kleinkinder sollten im Idealfall 12 bis 15 Stunden schlafen.
* 3–5 Jahre: Im Kindergartenalter werden 10 bis 13 Stunden empfohlen.
* 6–13 Jahre: In der Grundschule werden 9 bis 11 Stunden als ideal angesehen.

Jugendliche

Die Schweizer JAMESfocus-Studie 2015 hat sich ausführlich mit dem Thema Schlaf und digitalen Medien beschäftigt. Ihr zufolge liegt die durchschnittliche Schlafdauer von Jugendlichen im Alter von 12 bis 15 Jahren bei 8,5 Stunden werktags und 10 Stunden am Wochenende. Im Alter von 16 bis 19 Jahren sind es ungefähr 7,5 Stunden unter der Woche und 9,5 Stunden am Wochenende. Laut dem Schweizer Kinderarzt Remo Largo ist es ganz normal, dass Jugendliche zu sogenannten „Eulen" werden. Das heißt, ihr Schlafrhythmus verschiebt sich von Frühaufstehern zu Nachteulen, sie sind später müde und werden daher auch später wach. So können auch Schlafmangel und eine schlechte Schlafqualität mehrere Ursachen haben. Zum einen innere Faktoren wie Hormonumstellungen, aber auch ein früher Schulstart, sozialer Druck oder hohe Leistungsanforderungen (Willemse, Suter et al., 2015). Empfohlen werden von anderer Seite zwischen 8 und 10 Stunden pro Nacht für 14- bis 17-Jährige. Im Alter von 18 bis 25 gelten sieben bis neun Stunden als ideal (Möckl, 2019). Diese Empfehlungen stützen sich ebenfalls auf die American Academy of Sleep Medicine und die amerikanische National Sleep Foundation (Illingworth, 2020).

Erwachsene

Laut einer großangelegten, britischen Studie sollten Erwachsene im Schnitt auf 7 bis 8 Stunden Schlaf pro Nacht kommen. Personen, die weniger als 4 Stunden schlafen, haben demnach Auswirkungen auf ihr kognitives Alter. Ihre kognitiven Fähigkeiten verhalten sich so, als wären sie 8 Jahre älter. Die Forscher vermuten sogar einen nachteiligen Effekt auf die Wirtschaftskraft eines Landes aufgrund von Schlafmangel (Gschwendtner, 2018). Andere Quellen sprechen von 6 bis 10 Stunden pro Nacht für Erwachsene im Alter zwischen 26 und 64 Jahren. Für Senioren gelten Zeiten von 7 bis 8 Stunden pro Nacht. Frauen hätten ein höheres Schlafbedürfnis (Möckl, 2019).

Die Auswirkungen von digitalen Medien auf den Schlaf

Digitale Medien haben mehrfach wissenschaftlich belegte, negative Auswirkung auf den notwendigen und gesunden Schlaf von Jugendlichen.

Laut der JAMESfokus Studie aus dem Jahr 2015 kommt Eltern eine zentrale Rolle zu. Eine Studie konnte nachweisen, dass fehlende Regeln innerhalb der Familie in Bezug auf den digitalen Medienkonsum zu späteren Einschlafzeiten führten. Der negative Einfluss der Nutzung digitaler Medien auf den Schlaf konnte von mehreren Studien nachgewiesen werden. In der JAMESfokus-Studie wurden folgende Risikofaktoren für die Erholung erfasst: Besuch von Partys, Videogames spielen, mit dem Smartphone Fotos/ Videos verschicken und das Handy als Wecker nutzen. Schutzfaktoren waren hingegen „etwas mit der Familie unternehmen", Bücher lesen und das Smartphone als Agenda nutzen (Willemse, Suter et al., 2015). Limitierend muss hier erwähnt werden, dass 2015 viele Social-Media-Plattformen unter Jugendlichen noch nicht die Verbreitung hatten, wie dies heutzutage der Fall ist.

Die Ärzte Zeitung veröffentlichte 2018 folgende Zahlen: 17 % der Jugendlichen im Alter zwischen 11 und 13 Jahren können nur schwer einschlafen, zudem beklagen 23 % von ihnen Schlafprobleme. Interessant ist folgender Aspekt, der in dem Artikel von Prof. Schlarb der Universität Bielefeld dargelegt wird: „Intensiver Fernseh- oder Videokonsum hat keine ernsthaften Schlafschwierigkeiten zur Folge. Wer sich dagegen intensiv mit aktiven Medien wie Spielkonsolen oder Computerspielen beschäftigt, schläft weniger, unruhiger und kann insbesondere auch deutlich schlechter einschlafen" (Ärzte Zeitung, 2018). Die negativen Auswirkungen des Konsums digitaler Medien auf den Schlaf von Kindern und Jugendlichen wurde von vielen Studien bereits untersucht. Einige werden in weiterer Folge kurz vorgestellt.

Eine deutsche Studie aus dem Jahr 2018 zum Thema digitale Mediennutzung und Schlaf bei Jugendlichen kommt zu folgendem Ergebnis: Der Schlaf von Jugendlichen mit hohem Medienkonsum unterschied sich von denjenigen mit niedrigem Konsum signifikant. „Sie gingen später schlafen, benötigten länger zum Einschlafen, träumten subjektiv schlechter, hatten vermehrt Schlafstörungen und eine schlechtere Schlafqualität". Zudem konsumierten die Jugendlichen mit einem erhöhten Medienkonsum mehr koffeinhaltige Getränke. Die Autoren zitieren zudem eine norwegische Publikation, die zum Schluss kommt, dass bereits 4 Stunden Screentime das Risiko, erst nach einer oder mehreren Stunden einzuschlafen, um 50 % erhöht.

Folgende mögliche Ursachen wurden erwähnt (Betz et al., 2017):

* Durch den Gebrauch digitaler Medien und der damit verbunden Zeit hat man weniger Zeit zum Schlafen.
* Blaues Licht unterdrückt das „Einschlafhormon" Melatonin. Durch das Licht des Bildschirms wird die Ausschüttung gehemmt, was dazu führt, dass man sich erst deutlich später müde fühlt. Hier sei limitierend anzumerken, dass es bereits einige Experten gibt, die diese Aussage bezweifeln. Durch sogenannte Blaulichtfilter wäre das Problem großteils behoben.

* Emotionale Inhalte: Auf die Korrelation zwischen emotionalen oder auch aufregenden Inhalten sowie Cybermobbing weisen schon verschiedene Studien hin. Der Grund: Durch die vermehrte Ausschüttung von Stresshormonen wird das Einschlafen gehemmt.
* Muskelverspannungen: Durch den vermehrten Gebrauch von Smartphones, Tablets und PCs kommt es zu Muskelverspannungen, insbesondere im Bereich des Nackens, der Schulter und der Wirbelsäule. Diese sollen die Schlafqualität beeinträchtigen.
* Schlafunterbrechungen: Von den Autoren werden ebenfalls Schlafunterbrechungen durch Klingeltöne oder das Vibrieren nach Erhalt einer Benachrichtigung aufgezeigt.

Einer Studie aus dem Jahr 2018 zufolge verwendeten 52 % der befragten Jugendlichen nach dem Abendessen noch eine Stunde und knapp 15 % noch zwei Stunden ihr Smartphone. Über ein Drittel der Jugendlichen hatten Probleme beim Einschlafen: Sie brauchten mehr als eine Stunde dafür. Diejenigen, die weniger als neun Stunden pro Nacht schliefen, waren häufiger von Tagesmüdigkeit und Trauergefühlen (orig. „feelings of sadness") betroffen. Die Studie schreibt in ihrer Schlussfolgerung: „Der Zugang zu sozialen Medien und insbesondere zu einem Mobiltelefon in den Schlafzimmern von Teenagern ist mit einer Verkürzung der Schlafzeit während der Schulwoche verbunden, was sich negativ auf das tägliche Funktionieren und die Stimmung auswirkt und mit zunehmendem Alter zunimmt" (Royant-Parola et al., 2018).

Eine weitere Studie aus dem Jahr 2019, die im renommierten Journal of Pediatrics erschien, konnte eine deutliche Korrelation zwischen der Screentime und dem Schlaf von über 50.000 amerikanischen Kindern finden. So verringerte jede Stunde am Bildschirm den Schlaf um 3–8 Minuten täglich, zudem wurde die Schlafkontinuität (orig. „sleep consistency") durch den Medienkonsum signifikant verschlechtert. Kinder, deren Eltern sich an die Richtlinien des American Academy of Pediatrics bezüglich der täglichen Bildschirmzeit hielten, schliefen pro Nacht zwischen 20 und 26 Minuten länger (Przybylski, 2019).

Ein Review aus dem Jahr 2014 stellt fest, dass über 90 % der herangezogenen Studien zum Ergebnis kamen, dass sich Screentime nachteilig auf den Schlaf von Kindern und Jugendlichen auswirkt. Jugendlichen wird daher empfohlen, die Bildschirmzeit insbesondere vor dem Schlaf zu reduzieren, um so die Auswirkungen auf den Schlaf und das Wohlbefinden zu minimieren (Hale & Guan, 2015).

1.5   Wohlbefinden

Dass die (extensive) Nutzung digitaler Medien Auswirkungen auf die psychische Gesundheit und das Wohlbefinden von Menschen jeden Alters hat, ist bereits unumstritten. Viele Experten, Ärzte, aber auch staatliche Institutionen und nationale Gesundheitsreports greifen dieses Thema auf und zeigen sich besorgt. So ist zum Beispiel im nationalen Gesundheitsreport des britischen Parlaments aus dem Jahr 2017 zu lesen, dass Social-Media-Plattformen in fünf Bereichen deutlich negative Einflüsse auf die Gesundheit von Jugendlichen haben können: Angstzustände und Depressionen, Schlaf, Körperbild, Cyberbullying und die Angst davor, etwas zu verpassen (FOMO).

> FOMO heißt übersetzt „fear of missing out", also die Angst, etwas zu verpassen.

Die Themen Cyberbulling und FOMO werden in weiterer Folge in diesem Buch behandelt. Laut dem britischen Bericht sind die Depressionen bei jungen Menschen in den letzten 25 Jahren um 70 % gestiegen. Begründet wird dies mit den unrealistischen Vorstellungen, die auf Social-Media-Plattformen verbreitet werden, ob zum Körperbild, Lebensstil oder Erfolg. Um dies genauer zu betrachten wurden über 1500 Jugendliche im Alter von 14 bis 24 Jahren befragt. Es zeigte sich, dass besonders Instagram* und Snapchat* ein unrealistisches Körperbild vermitteln (Royal Society of Public Health, 2017). Zwei Jahre später ist in einem offiziellen britischen Dokument des Parlaments Folgendes zu lesen: „in the context of screentime, the Royal College of Paediatrics and Child Health reported that there was „moderately-strong evidence for an association between screentime and depressive symptoms". Auf Deutsch heißt das soviel wie, dass ein Zusammenhang von mittlerer Stärke zwischen Mediennutzung und depressiven Symptomen gezeigt werden konnte (House of Commons, 2019).

Der amerikanische Psychologe Dr. Haidt berichtet von einem starken Anstieg von Krankenhausaufenthalten von Jugendlichen in den letzten Jahren. Gründe sind vor allem Depressionen, Angststörungen und Selbstverletzungen. Dieser Trend begann zwischen 2011 und 2013 und setzt sich seither fort. Bei Mädchen im Alter von 10 bis 14 Jahren konnte eine Zunahme der nicht tödlichen Selbstverletzungen von 2009 bis 2015 von

189 % festgestellt werden, im Alter von 15 bis 19 Jahren um 62 %. Dieses dramatische Bild zeigt sich auch bei der Selbstmordstatistik von jungen Frauen. So konnte ein Anstieg von 2009 bis 2017 bei älteren Mädchen (15–19 Jahre) von 70 % gemessen werden, bei jüngeren (10–14 Jahre) sogar um 151 %. Die Daten stammen vom Center for Disease Control and Prevention in den USA. Dr. Haidt resümiert aus diesen und anderen Daten, dass „eine komplette Generation ängstlicher, zerbrechlicher und depressiver" ist und „weit weniger bereit ist, Risiken einzugehen" (Orlowski, 2020).

Der Psychiater Dr. Spitzer zählt folgende mögliche Symptome auf: Angstzustände, depressive Verstimmungen, verminderte Empathie und Lebenszufriedenheit sowie mögliches Auslösen und Verstärken von Suchterkrankungen und Persönlichkeitsstörungen (Spitzer, 2014). Bei den meisten derzeitigen Studien und Aufsätzen muss man jedoch limitierend erwähnen, dass oft kein Unterschied zwischen einer tatsächlichen Internetabhängigkeit oder -sucht und einem moderaten Nutzungsverhalten gemacht wird. Dass eine Sucht, gleich welcher Art, in Zusammenhang mit einem verminderten Wohlbefinden steht, ist weithin bekannt. Der Schweizer Psychologe Dr. Süß sieht das etwas pragmatischer. In seinen Augen sind digitale Medien wie Genussmittel, die – wie alle Genussmittel – zu einem Suchtmittel werden können. Auch die JAMESfokus-Studie weist auf Limitierungen hin: „Die Befunde legen denn auch nahe, dass nicht die reine Nutzungsdauer ausschlaggebend ist für die psychische Gesundheit und die Schlafqualität von Jugendlichen, sondern dass inhaltliche Aspekte der Mediennutzung eine größere Rolle spielen" und „Die Ergebnisse geben Einblicke in mögliche Zusammenhänge. Da es sich um eine Querschnittsstudie handelt, können Ursache und Wirkung nicht eindeutig nachgewiesen werden. Es kann sein, dass die Mediennutzung gesundheitliche Beschwerden hervorruft – oder aber umgekehrt, dass die Gesundheit die Mediennutzung beeinflusst" (Willemse, Suter et al., 2015). Die einseitige Betrachtung von digitalen Medien als Ursache für ein vermindertes Wohlbefinden hält daher nicht wirklich stand. Für die psychische Gesundheit von Kindern und Jugendlichen gibt es viele Faktoren, wie die Umwelt, die momentane Lebenssituation oder bisherige Erfahrungen. So zeigt eine Studie aus dem Jahr 2019, dass digitale Medien aufgrund von drei nutzungsabhängigen Faktoren das Wohlbefinden und die psychische Gesundheit von Jugendlichen beeinträchtigen kann: Erstens schlafen Jugendliche aufgrund der Nutzung weniger, zweitens geht die Nutzung oft mit einem Bewegungsmangel einher, und drittens kommen Jugendliche durch Social-Media-Plattformen eher mit Mobbing in Berührung. Im Ergebnis konnte gezeigt werden: „Bei stärkerer Nutzung sozialer Medien steigt auch der Anteil der

Mädchen, die in Tests zur psychischen Gesundheit schlechter abschneiden."
Dieser Anteil sei jedoch nicht besonders hoch, bei Jungen ist dieser Trend
gar nicht zu erkennen. Auch bei der Befragung des subjektiven Wohl-
befindens gaben eher Mädchen an, weniger glücklich, weniger zufrieden
mit dem Leben und mehr ängstlich zu sein. Jedoch waren die Daten auch
hier eher schwach (Viner et al., 2019). Eine weitere Studie zeigt einen
Zusammenhang zwischen der Nutzung digitaler Medien und Depressionen
sowie Angstzuständen. So schreiben die Autoren, dass verschiedene Kategorien von digitalen Medien unterschiedlich wirken: Videospiele werden mit
Angstzuständen verbunden, Videos schauen, wie Fernsehen, YouTube und
Streaming jedoch mit Depressionen (Fors & Barch, 2019).

> Vor allem Social Media dringen immer tiefer in den Hirnstamm ein und
> bestimmen zunehmend das Selbstwertgefühl und die Identität der Kinder.

Doch es gibt auch Tendenzen, die Gegenteiliges aufzeigen, wie zum Beispiel das Phänomen „Snapchat-Dysmorphie". Unter diesem Begriff wird
ein Phänomen verstanden, das vor allem in Amerika weiter verbreitet ist.
Dieser Begriff wurde 2018 von Forschern der Boston University School of
Medicine erstmals verwendet. Es handelt sich um eine Krankheit, bei der
das ständige Bearbeiten von Selfies zu Schönheitsidealen führt, die nicht
mehr mit der Realität übereinstimmen. Aufgrund dieser Diskrepanz gehen
immer mehr vor allem junge Frauen zum Schönheitschirurgen. Die Filter
heißen schon einschlägig: „Plastica" oder „Bad Botox" und verändern
optisch Selfies zu sichtbar „operierten Gesichtern". Wie erfolgreich diese
sind, kann man an den Zahlen ablesen: „Plastica" wurde allein im ersten
Monat nach Erscheinen 170 Millionen mal auf der Plattform Instagram[*]
verwendet. So entsteht ein hohes Risiko einer Körperschemastörung durch
die sozialen Medien. Der plastische Chirurg Dr. Esho erklärt das wie folgt:
Der Selbstwert vieler junger Menschen „ist in der digitalen Welt vor allem
auf Likes und Followern aufbaut, wobei sich diese wiederum erst ergeben,
wenn das Foto einem Schönheitsideal entspricht" (mabucom, 2021).
Ein ehemaliger Mitarbeiter von Facebook[*] und Miterfinder des Like-
Buttons meinte in einem Interview, dass Facebook[*] dadurch Liebe und
Positives in der Welt verbreiten wollten. Dass jedoch junge Mädchen des-
halb Depressionen bekommen könnten, wurde gar nicht bedacht. Tristan
Harris, ehemaliger Google[*]-Mitarbeiter, sagt hierzu: „Vor allem Social Media
dringen immer tiefer in den Hirnstamm ein und bestimmen zunehmend das
Selbstwertgefühl und die Identität der Kinder. Wir haben uns so entwickelt,

dass es uns etwas ausmacht, ob andere Menschen gut über uns denken oder nicht, weil das wichtig ist. Aber haben wir uns so entwickelt, dass uns bewusst ist, was 10.000 Menschen über uns denken? Unsere Entwicklung sieht nicht vor, dass wir alle fünf Minuten soziale Anerkennung erhalten." Ein ehemaliger Vice President bringt es auf den Punkt: „Wir arrangieren unser Leben rund um eine gefühlte Perfektion, weil wir kurzfristig belohnt werden mit Herzen, Likes und Daumen hoch. Wir verschmelzen das mit unserem Wert und mit Wahrheit. Aber tatsächlich ist es eine falsche, brüchige Popularität, die von kurzer Dauer ist. Danach ist man noch leerer als vorher. Es ist wie ein Teufelskreis" (Orlowski, 2020).

1.6   Weitere Auswirkungen

Kurzsichtigkeit

Dass die Nutzung digitaler Medien Auswirkungen auf die Sehfähigkeit von Kindern und Jugendlichen hat, wird regelmäßig in China erforscht. Auch britische Studien finden sich mittlerweile zu diesem Thema. Warum wirken sich Bildschirme überhaupt auf die Augen aus? Die menschliche Sehschärfe entwickelt sich ab dem ersten Tag nach der Geburt bis ins Alter von ungefähr 30 Jahren. Wenn Kinder auf die Welt kommen, sind sie kurzsichtig, die Fokussierung in die Ferne wird erst erlernt. Gründe für eine chronische Kurzsichtigkeit sind hauptsächlich genetisch. Aber auch andere Faktoren spielen eine Rolle laut den Forschern. Vor allem das zu seltene „Sehen in die Ferne" wird in diesem Kontext genannt. Der Augenarzt Dr. Schaeffel beschreibt es wie folgt: Kurzsichtigkeit entsteht immer dann, wenn der Augapfel zu lang ist. Somit fällt weniger Licht direkt auf die Netzhaut, sondern knapp davor. Gegenstände in der Ferne können aufgrund dessen nicht mehr scharf wahrgenommen werden. Je früher sich eine Kurzsichtigkeit entwickelt, desto größer wird die Sehschwäche als Erwachsener. In Asien ist mittlerweile jeder zweite Mensch kurzsichtig, in Europa ist die Zahl stetig wachsend (Habermann, 2020). Studien von Dr. Prof. Schaeffel zufolge gibt es zwei Faktoren für das Wachstum des Augapfels: einerseits der Aufenthalt in Innenräumen, andererseits die zunehmende Beschäftigung im Nahsichtbereich (Kaymak, 2019). Der Nahsichtbereich beschreibt alles, was sich näher als 30 cm vom Körper entfernt befindet. Dazu gehören eben auch Smartphones, Tablets und Laptops. Gerade Kinder sollten möglichst oft in die Ferne sehen, um einer Kurzsichtigkeit vorzubeugen. Ist das Auge erst einmal geschädigt, kann dies nur noch operativ behandelt werden oder durch das lebenslange Tragen einer Brille (Habermann, 2020). Die britische Studie zur Kurzsichtigkeit von Jugendlichen im Alter von 13 bis 16 Jahren erschien 2019 und begründete die Häufung der Kurzsichtigkeit mit dem vermehrten Medienkonsum. Dieser führt zu einer Übermüdung der Augen und in weiterer Folge zur Kurzsichtigkeit. Zudem wurde eine Erhöhung der sehschwachen Kinder und Jugendlichen im Zeitraum von 2012 bis 2018 von 20 % auf 35 % festgestellt, Tendenz steigend (der Standard, 2019). Eine chinesische Studie aus dem Jahr 2021 wiederholte die Vergleichsstudie aus dem Jahr 2017. Sie kamen auch diesmal zum Ergebnis, dass die Höhe der durchschnittlichen Dioptrien bei Kindern im Alter von 6 bis 8 Jahren seit 2015 um 0,3 Dioptrien zugenommen hat. Als Ursache wird die vermehrte Bildschirmzeit, unter anderem auch durch das Homeschooling 2020 angegeben. Die Zahl der kurzsichtigen Kinder im Alter von 6 Jahren stieg von 2019 auf 2020 um ganze 15,8 % an und liegt nun bei 21,5 %, im Alter von 8 Jahren um knapp 10 % auf 37,2 % (orf.at, 2021).

Motorische Auswirkungen

„Handydaumen"
Unter dem Begriff „Handydaumen" versteht man die Überbelastung und chronische Reizung der Daumengelenke. Diese wird durch die intensive Nutzung insbesondere von Smartphones und Konsolen hervorgerufen. Das Ärzteblatt schreibt dazu: Während der „typische" Patient früher eine ältere Dame ab 60 Jahren war, sind heute schon Jugendliche ab 15 Jahren in orthopädischer Behandlung. Ärzte raten in jungen Jahren jedoch zu einer Verringerung der Nutzungszeit. Operationen werden in diesen Fällen noch nicht durchgeführt (Habermann, 2020).

Smombie oder der „Smartphonenacken"
Ein weiterer bekannter Begriff ist „Smombie", er setzt sich aus den englischen Worten Smartphone und Zombie zusammen und beschreibt die geneigte Kopfhaltung bei der Nutzung digitaler Geräte. Das hat Nacken-, Kopf- und Rückenschmerzen zur Folge, die aufgrund dieser vorgebeugten Haltung entstehen. Durch die Nutzung wird ein unnatürlicher Winkel für die Nacken- und Rückenmuskulatur sowie für die Halswirbelsäule erzeugt. Schon bei einer Neigung in der Halswirbelsäule von 15 Grad entsteht ein Druck von 12 kg auf den Nacken. Zudem können dauerhafte Haltungsschäden entstehen und somit zu einer anatomischen Veränderung

der Wirbelsäule führen. Folgesymptome können Muskelsteifigkeit, Bandscheibenvorfälle und Verkrampfungen sein. Nicht nur die Nutzung des Smartphones und das direkte Herabschauen auf ein Display, sondern auch der zeitgleich häufig vorhandene Bewegungsmangel machen dieses Phänomen zu einer Volkskrankheit (Habermann, 2020).

Übergewicht

Die Korrelation zwischen Übergewicht, der Volkskrankheit Nummer 1 in westlichen Ländern, und dem Konsum digitaler Medien konnte schon in vielen Studien nachgewiesen werden und findet sich mittlerweile immer häufiger in offiziellen nationalen Gesundheitsreports. Unter Übergewicht versteht man einen unausgewogenen Anteil an Fettmasse im Vergleich zum Gesamtkörpergewicht. Adipositas oder Fettleibigkeit ist eine weitere Stufe des Übergewichts. Derzeit gibt es jedoch keine einheitlichen Regelungen, ab wann eine Person als übergewichtig oder adipös eingestuft wird. Die meisten Studien ziehen den Body Mass Index (BMI) für diese Einschätzung heran. Die häufigsten Ursachen, die in Studien genannt werden, sind Bewegungsmangel, falsche Ernährungsgewohnheiten und der steigende Medienkonsum. Der Schweizer Gesundheitsreport 2020 beschreibt einen deutlichen Zuwachs übergewichtiger und adipöser Kinder und Jugendlicher. Besonders nachteilig ist die Tatsache, dass diese Kinder zumeist auch im Erwachsenenalter übergewichtig sind. Folgeerkrankungen sind unter anderem Bluthochdruck, Herz-Kreislauf-Erkrankungen, Fettstoffwechselstörungen, Diabetes mellitus, Gallenblasen- und Gelenkentzündungen (Peter, Diebold et al., 2020). Aber auch psychisch hat das Übergewicht Folgen: Übergewichtige Erwachsene fühlen sich auch unglücklicher als normalgewichtige Menschen (Spitzer, 2014).

Der Schweizer Gesundheitsreport hat 2020 folgende Zahlen veröffentlich: 6,7 % der Jugendlichen mit geringer Bildschirmzeit waren übergewichtig und weniger als 1 % adipös. Von den Jugendlichen mit über 4 Stunden Bildschirmzeit an einem Werktag hingegen waren 15,8 % übergewichtig und 1,0 % adipös (Peter, Diebold et al., 2020).

Eine Langzeitstudie aus dem Jahr 2016 untersuchte den Zusammenhang von Fernsehkonsum und dem BMI von Kindern und Jugendlichen. Die Autoren konnten einen deutlichen Zusammenhang nachweisen: Kinder unter 7 Jahren zeigten einen signifikanten Anstieg des BMI pro Stunde fernsehen. Die Studienautoren führten das einerseits auf den Bewegungsmangel und andererseits auf das Naschen während des Fernsehens zurück

(Habermann, 2020). Die Organisation Foodwatch hat über mehrere Wochen Postings und Videos von Influencern beobachtet. Es zeigte sich, dass viele Kanäle süße und fettige Nahrungsmittel bewerben – teilweise ohne Kennzeichnung. Die Leiterin von Foodwatch Österreich resümiert: „Die Industrie agiert mit Onlinemarketing an der elterlichen Aufsicht vorbei." So würden Bemühungen zu einer gesunden Ernährung durch die Eltern bewusst untergraben. Manche Länder wie Norwegen, Schweden und Großbritannien haben Werbeinschaltungen für ungesunde Lebensmittel bereits verboten. Die Lebensmittelindustrie investiert in Deutschland rund 900 Millionen Euro in Werbung von Süßwaren. In Österreich liegt der Wert von Süßwaren in allen Werbungen bei 20–40 %, nur 2 % der Sendezeit wird für gesunde Lebensmittel geworben. Besonders interessant ist, dass sich im Jahr 2018 gut die Hälfte der Schüler Lebensmittel mit ihrem Taschengeld kauften (Kainrath, 2021). In der bereits erwähnten amerikanischen ABCD-Studie konnte ein Zusammenhang zwischen einem erhöhten BMI und der Gehirnentwicklung gezeigt werden. So geht Übergewicht mit verminderten Exekutivfunktionen wie zum Beispiel dem Arbeitsgedächtnis einher (Laurent et al., 2020).

Strahlenbelastung

Elektromagnetische Felder finden sich mittlerweile nicht nur öffentlich sichtbar als Signalmasten, sondern auch in jedem Haushalt durch das eigene WLAN.

Die Strahlenbelastung hängt von vielen Faktoren ab. Zum Beispiel der Empfangsstärke, der verwendeten Technologie (3G, 4G oder 5G) sowie der Distanz des Empfängers (Smartphone) zum Körper. Die Meinung, dass sich die Strahlenbelastung negativ auf das Gehirn und insbesondere auf die kindliche Entwicklung auswirkt, gibt es seit Jahrzehnten. Derzeit gibt es keine Studie, die diese These stützt. Eine groß angelegte Studie aus dem Jahr 2010 konnte keinen Anstieg eines Gliom- oder Meningiomrisikos finden (Interphone Study Group, 2010). Unter diesen Begriffen werden Hirntumoren verstanden. Jedoch bestand schon damals die Forderung nach mehr Untersuchungen und Studien zu diesem Thema. Aus dem Bericht des Schweizer Gesundheitsamtes 2019 wird von keiner kurzfristigen gesundheitlichen Auswirkung ausgegangen. Die Langzeitfolgen sind seriöserweise noch kaum abschätzbar. Anders sieht es die Krebsforschungsagentur der WHO, die Hochfrequenzstrahlung als „möglicherweise krebserregend" einstuft. So hätten Studien auf ein erhöhtes Risiko für einem Hirntumor bei intensiver Smartphonenutzung hingewiesen. Auch in Tierversuchen mit hoch-intensiver Bestrahlung über 18 Stunden pro Tag zeigte sich ein erhöhtes Krebsrisiko bei Ratten. Es wird daher empfohlen, Smartphones mit geringen SAR-Werten zu verwenden, da diese strahlungsärmer sind. Zudem sind Headsets und besserer Empfang sowie das Telefonieren über WLAN empfehlenswert (Gukelberger-Felix, 2020).

> „Alle Dinge sind Gift und nichts ist ohne Gift; allein die Dosis machts, dass ein Ding kein Gift sei."

1.7   Zusammenfassung

Abschließend kann man feststellen, dass der Satz von Paracelsus „Alle Dinge sind Gift, und nichts ist ohne Gift; allein die Dosis machts, dass ein Ding kein Gift sei" beim Themenkomplex digitale Medien und Jugendliche zutrifft. Aufgrund der hohen Emotionalität des Themas, immerhin geht es um Kinder und Jugendliche und nicht zuletzt um die nachfolgende Generation, gibt es viele Meinungen in alle Richtungen. Besonders populärwissenschaftliche Meinungen wie die von Dr. Spitzer werden gern aufgegriffen, um die Nutzung digitaler Medien pauschal zu verurteilen. Auch wenn es einige Belege für die schädliche Nutzung und negative Auswirkungen gibt, so sind digitale Medien ein Teil unserer Gesellschaft geworden, und man sollte sich eher Gedanken über einen verantwortungsvollen Umgang als über die scheinbar dramatischen Auswirkungen (extensiver) Nutzung machen. Aktuelle mediale Aufschreie werden den nachfolgenden Generationen nicht helfen zu lernen, wie sie die Geräte und Medien am sinnvollsten für ihren Alltag nutzen können. Das sollte jedoch das Ziel unserer Gesellschaft sein.

Literatur

Alzheimer's Association. (2021). Demenz-Symptome, Tests, Pflege. https://www.alz.org/de/was-ist-demenz.asp.

Ärzte Zeitung. (2018). Medienkonsum: Viele Jugendliche mit Schlafstörungen. Springer Medizin. https://www.aerztezeitung.de/Politik/Viele-Jugendliche-mit-Schlafstoerungen-231144.html.

Beer, A. (2016). *Mediensucht*. https://www.netdoktor.ch/krankheit/mediensucht-6891153.

Betz, M., Preißler, L., & Koehler, U. (2017). Medienkonsum und Schlaf – Aktuelle Kinderschlafmedizin 2017. https://www.researchgate.net/publicat ion/315024362_9783942622202_Manfred_Betz_et_al_Medienkonsum_und_ Schlaf_Aktuelle_Kinderschlafmedizin_2017.

Blank-Koppenleiter, A. (2018). Schlafstörungen: Ursachen, Therapien und Selbst-hilfe. https://www.apotheken-umschau.de/Schlafstoerungen.

Brodmerkel, A. (2020). Computerspielsucht: Wenn das online-game die kontrolle über-nimmt. https://www.envivas.de/magazin/imalltag/computerspielsucht-erkennen/.

Bundesgesundheitsministerium. (2020). Online-Sucht. https://www.bundesgesund-heitsministerium.de/service/begriffe-von-a-z/o/online-sucht.html.

Bundesministerium für Soziales, Gesundheit, Pflege und Konsumentenschutz. (2020a). Mediensucht. https://www.sozialministerium.at/Themen/Gesundheit/ Drogen-und-Sucht/Verhaltenss%C3%BCchte/Mediensucht.html.

Bundesministerium für Soziales, Gesundheit, Pflege und Konsumenten-schutz. (2020b). Mediensucht – Überbegriff für viele Erscheinungsformen. https://www.sozialministerium.at/Themen/Gesundheit/Drogen-und-Sucht/ Verhaltenss%C3%BCchte/Mediensucht/Mediensucht---%C3%9Cberbegriff-f%C3%BCr-viele-Erscheinungsformen.html.

Büschning, U., & Riedel, R. (2018). *BLIKK-Medien. Kinder und Jugendliche im Umgang mit elektronischen Medien.*

Crone, E., & Konijn, E. (2018). Media use and brain development during adolescence. *Nature Communications, 9*(1), 588. https://doi.org/10.1038/ s41467-018-03126-x.

der Standard. (2019). Handy und Konsole schuld? Immer mehr Jugendliche brauchen eine Brille. https://www.derstandard.at/story/2000107518442/handy-und-konsole-schuld-immer-mehr-jugendliche-brauchen-eine-brille?ref=article.

Dierks, B. (2018). Kaufsucht bei Jugendlichen. https://www.kapiert.de/blog/kauf-sucht-bei-jugendlichen/.

Erikson, E. (2003). *Jugend und Krise: Die Psychodynamik im sozialen Wandel* (M. von Eckardt-Jaffé, Trans.) (5. Aufl.). Klett-Cotta.

Ferguson, C. J., & Ceranoglu, T. A. (2014). Attention problems and pathological gaming: Resolving the 'chicken and egg' in a prospective analysis. *The Psychiatric Quarterly, 85*(1), 103–110. https://doi.org/10.1007/s11126-013-9276-0.

Firth, J., Torous, J., Stubbs, B., Firth, J. A., Steiner, G. Z., Smith, L., Alvarez-Jimenez, M., Gleeson, J., Vancampfort, D., Armitage, C. J., & Sarris, J. (2019). The "online brain": How the internet may be changing our cognition. *World Psychiatry: Official Journal of the World Psychiatric Association (WPA), 18*(2), 119–129. https://doi.org/10.1002/wps.20617.

Fors, P. Q., & Barch, D. M. (2019). Differential relationships of child anxiety and depression to child report and parent report of electronic media use. *Child Psychiatry and Human Development, 50*(6), 907–917. https://doi.org/10.1007/ s10578-019-00892-7.

forsa. (2019). Geld für Games – wenn Computerspiel zum Glücksspiel wird. https://www.dak.de/dak/bundesthemen/computerspielsucht-2103398.html/.

Gschwendtner, C. (2018). Schlafforschung: Über die optimale Schlaf-Dauer. *Süddeutsche Zeitung*. https://www.sueddeutsche.de/gesundheit/schlafforschung-wie-viel-schlaf-ist-optimal-1.4164426.

Guckelberger-Felix, G. (2020). Wie gefährlich ist Handystrahlung? https://www.apotheken-umschau.de/Krebs/Wie-gefaehrlich-ist-Handystrahlung-535337.html.

Habermann, K. (2020). Eltern-Guide Digitalkultur: Alternativen zu Smartphone, Spielkonsole & Co (1st ed. 2020). Springer. https://doi.org/10.1007/978-3-662-61370-2.

Hale, L., & Guan, S. (2015). Screen time and sleep among school-aged children and adolescents: A systematic literature review. *Sleep Medicine Reviews, 21*, 50–58. https://doi.org/10.1016/j.smrv.2014.07.007.

Haselmann, H. (2021, August 22). Pubertät: Wenn das gehirn groß wird. https://www.dasgehirn.info/grundlagen/pubertaet/pubertaet-wenndas-gehirn-gross-wird?language=en.

healthcare in europe. (2019). Gaming Disorder: Harmloses Computerspielen oder schon Gesundheitsrisiko? https://healthcare-in-europe.com/de/news/gaming-disorder-harmloses-computerspielen-oder-schon-gesundheitsrisiko.html.

Hitier, R. (2021, August 22). Smarte Kids? – Kinder und digitale Medien. Deutsche Welle. https://www.dw.com/de/smarte-kids-kinder-unddigitale-medien/a-56718562.

Arte. (2020). *Smarte Kids? Kinder und digitale Medien*. arte.

House of Commons. (2019). *Impact of social media and screen-use on young people's health. Fourteenth Report of Session 2017–19*. https://publications.parliament.uk/pa/cm201719/cmselect/cmsctech/822/822.pdf.

Hutton, J. S., Dudley, J., Horowitz-Kraus, T., DeWitt, T., & Holland, S. K. (2020). Associations between screen-based media use and brain white matter integrity in preschool-aged children. *JAMA Pediatrics, 174*(1), e193869. https://doi.org/10.1001/jamapediatrics.2019.3869.

Illingworth, G. (2020). The challenges of adolescent sleep. *Interface Focus, 10*(3). https://doi.org/10.1098/rsfs.2019.0080.

Interphone Study Group. (2010). Brain tumour risk in relation to mobile telephone use: Results of the INTERPHONE international case-control study. *International Journal of Epidemiology, 39*(3), 675–694. https://doi.org/10.1093/ije/dyq079.

Juul, J. (2010). *Pubertät* (2. Aufl.). Penguin Verlag.

Kainrath, V. (2021). Zuckersüß und fett: Wie Lebensmittelkonzerne Kinder in sozialen Medien ködern. *DER STANDARD*. https://www.derstandard.at/story/2000124247621/zuckersuess-und-fett-wie-lebensmittelkonzerne-kinder-in-sozialen-medien-koedern?ref=article.

Kaymak. (2019). Kurzsichtigkeit (Myopie) nimmt bei Kindern und Jugendlichen stark zu. https://augenchirurgie.clinic/erkrankungen/kurzsichtigkeit-kinder.

Kerzdörfer, K. (2019). Mediensucht: Was tun gegen Onlinesucht? https://www.br.de/br-fernsehen/sendungen/gesundheit/gesundheit-mediensucht-therapie-102.html.

kmdd. (2021). Medienabhängigkeit – Keine Macht den Drogen. https://www.kmdd.de/infopool-und-hilfe/suechtig-ohne-stoff/medienabhaengigkeit.

Kneissler, M. Konzentration! *P.M. Magazin, 2020*(01), 64–69.

Konrad, K. (2013). Hirnentwicklung in der Adoleszenz. https://www.aerzteblatt.de/archiv/141049/Hirnentwicklung-in-der-Adoleszenz.

Laurent, J. S., Watts, R., Adise, S., Allgaier, N., Chaarani, B., Garavan, H., Potter, A., & Mackey, S. (2020). Associations among body mass index, cortical thickness, and executive function in children. *JAMA Pediatrics, 174*(2), 170–177. https://doi.org/10.1001/jamapediatrics.2019.4708.

mabucom. (2021). Snapchat-Dysmorphia: Ist der digitale Fortschritt ein gesellschaftlicher Rückschritt? http://www.mabucom.ch/snapchat-dysmorphia-ist-der-digitale-fortschritt-ein-gesellschaftlicher-ruckschritt/.

Schulte von Drach, M. C. (2018). Pubertät – Großbaustelle Gehirn. *Süddeutsche Zeitung.* https://www.sueddeutsche.de/wissen/pubertaet-grossbaustelle-gehirn-1.1833081.

Möckl, S. (2019). Schlafbedarf: So viel Schlaf braucht der Mensch. *FOCUS Online.* https://www.focus.de/gesundheit/gesundleben/schlafen/lizenz-zum-schlafen-von-0-bis-100-jahre-das-ist-ihre-optimale-schlafzeit_id_4459097.html.

Niklaus, A. (2021). Internetsucht – onlinesucht – suchtprävention. https://suchtpraevention-zh.ch/safer-use-und-sucht/verhaltenssuechte/online-konsum/.

orf.at. (2021). Chinesische Studie: Homeschooling macht Kinder kurzsichtig. https://orf.at/stories/3201300/.

Orlowski, J. (Director). (2020). *The social dilemma.*

Pacheco-Unguetti, A. P., Acosta, A., Callejas, A., & Lupiáñez, J. (2010). Attention and anxiety: Different attentional functioning under state and trait anxiety. *Psychological Science, 21*(2), 298–304. https://doi.org/10.1177/0956797609359624.

Peter, C., Diebold, M., Delgrande Jordan, M., Dratva, J., Kickbusch, I., & Stronski, S. Nationaler Gesundheitsbericht 2020 – Gesundheit in der Schweiz – Kinder, Jugendliche und Erwachsene. https://www.gesundheitsbericht.ch/de/08-digitale-medien-chancen-und-risiken-fuer-die-gesundheit/84-bewegungsmangel-uebergewicht-und.

Protschka, J. (2012). Mediensucht bei Jugendlichen: Wenn nichts mehr ohne online geht. *Deutsche Ärzteblatt, 109*(10), 491.

Przybylski, A. (2019). Digital screen time and pediatric sleep: Evidence from a preregistered cohort study. *The Journal of Pediatrics, 205*, 218–223. https://doi.org/10.1016/j.jpeds.2018.09.054.

Ra, C. K., Cho, J., Stone, M. D., de La Cerda, J., Goldenson, N. I., Moroney, E., Tung, I., Lee, S. S., & Leventhal, A. M. (2018). Association of digital media use with subsequent symptoms of attention-deficit/hyperactivity disorder among adolescents. *JAMA, 320*(3), 255–263. https://doi.org/10.1001/jama.2018.8931.

Rietzler, S., & Goldimund, F. (2021). Was wir über Konzentration und Aufmerksamkeit wissen müssen. https://www.mit-kindern-lernen.ch/lernen-kinder/konzentration-und-aufmerksamkeit/133-was-wir-ueber-konzentration-und-aufmerksamkeit-wissen-muessen.

Rogge, J.-U. (2020). Pubertät – die Krise in der Krise. https://www.youtube.com/watch?v=IcknHr7SeLs.

Royal Society of Public Health. (2017). #StatusofMind: Social media and young people's mental health and wellbeing. https://www.rsph.org.uk/static/uploaded/d125b27c-0b62-41c5-a2c0155a8887cd01.pdf.

Royant-Parola, S., Londe, V., Tréhout, S., & Hartley, S. (2018). Nouveaux médias sociaux, nouveaux comportements de sommeil chez les adolescents [The use of social media modifies teenagers' sleep-related behavior]. *L'encephale, 44*(4), 321–328. https://doi.org/10.1016/j.encep.2017.03.009.

Schwab, M. (2020). Pornokonsum von Jugendlichen - Sexualpädagoge: „Vielleicht haben Pornos auch nützliche Aspekte". https://www.srf.ch/kultur/gesellschaft-religion/wochenende-gesellschaft/pornokonsum-von-jugendlichen-sexualpaedagoge-vielleicht-haben-pornos-auch-nuetzliche-aspekte.

Shanker, S. (2019). *Das überreizte Kind: Wie Eltern ihr Kind besser verstehen und zu innerer Balance führen* (1. Aufl., vollständige Taschenbuchausgabe). Goldmann.

Shipeck, P. (2007). *Computer - Auswirkungen auf Kinder und Jugendliche. Interview mit Gerald Hüther.*

Snowdon, D. (2002). *Aging with grace. What the nun study teaches us about leading longer, healthier, and more meaningful lives.*

Spitzer, M. (2014). *Digitale Demenz: Wie wir uns und unsere Kinder um den Verstand bringen* (Vollständige Taschenbuchausgabe). Droemer.

Stangl, W. (2021). Konzentrationsspanne. https://lexikon.stangl.eu/6553/konzentrationsspanne/.

Süß, D. (2015). Digitale Medien als Lebens-, Genuss- und Suchtmittel für Jugendliche. https://www.gmk-net.de/wp-content/t3archiv/fileadmin/pdf/Praesentationen/forum2015_suess.pdf.

Teuchert-Noodt (2018). Cyber-attacke auf das gehirn des kindes. *Deutsche Heilpraktiker Zeitschrift. 8,* 28–32.

Viner, R. M., Gireesh, A., Stiglic, N., Hudson, L. D., Goddings, A.-L., Ward, J. L., & Nicholls, D. E. (2019). Roles of cyberbullying, sleep, and physical activity in mediating the effects of social media use on mental health and wellbeing among young people in England: A secondary analysis of longitudinal data. *The Lancet Child & Adolescent Health, 3*(10), 685–696. https://doi.org/10.1016/S2352-4642(19)30186-5.

Willemse, I., Suter, L., Waller, G., Huber, A.-L., & Süss, D. (2015). *JAMESfocus: Mediennutzung und Schlafqualität.*

Yoo, H. J., Cho, S. C., Ha, J., Yune, S. K., Kim, S. J., Hwang, J., Chung, A., Sung, Y. H., & Lyoo, I. K. (2004). Attention deficit hyperactivity symptoms and internet addiction. *Psychiatry and Clinical Neurosciences, 58*(5), 487–494. https://doi.org/10.1111/j.1440-1819.2004.01290.x.

Zheng, F., Gao, P., He, M., Li, M., Wang, C., Zeng, Q., Zhou, Z., Yu, Z., & Zhang, L. (2014). Association between mobile phone use and inattention in 7102 Chinese adolescents: A population-based cross-sectional study. *BMC Public Health, 14*, 1022. https://doi.org/10.1186/1471-2458-14-1022.

2

Verwendung digitaler Medien in der Schule

„Wer seinem Kind schon im Kindergartenalter erlaubt, dauernd über Bild-schirme zu wischen, darf sich nicht wundern, wenn sein Kind als Putzfachkraft endet." – Steve Jobs, Gründer von Apple® (Bauer, 2018)

2.1 Einführung

Digitale Medien werden auch im schulischen Kontext immer populärer. Im OECD-Bericht des Jahres 2015 steht jedoch im Gegensatz zur weit-läufigen Meinung, der Einsatz digitaler Medien hätte positive Auswirkungen auf die Schulleistungen und insbesondere auf die berufliche Zukunft der Kinder und Jugendlichen: „die Ergebnisse (…) zeigen keine nennens-werten Verbesserungen bei den Leistungen der Schüler in den Bereichen Lesen, Mathematik und Naturwissenschaften in den Ländern, die stark in Informations- und Kommunikationstechnik für die Bildung investiert hatten" (OECD, 2015).

Lernerfolge oder -misserfolge hängen von vielen verschiedenen Faktoren ab.

Was ist nun wirklich wichtig und richtig? Brauchen Kinder und Jugend-liche digitale Geräte in der schulischen Bildung? Verbessert sich dadurch ihre Motivation oder verschlechtert sich ihre Leistung deswegen? Hier gehen die Meinungen der Experten weit auseinander. Befürworter der einen oder

K. Habermann, *Eltern-Guide Social Media*, https://doi.org/10.1007/978-3-662-63532-2_2

anderen Seite werden immer Studien finden, die ihre persönliche Meinung bestätigen. Die tatsächlichen Auswirkungen digitaler Medien sind oft schwer nachweisbar. Lernerfolge oder -misserfolge hängen von vielen verschiedenen Faktoren ab, dazu zählen die Bildung der Eltern, das soziale Umfeld, die Art und Dauer der Nutzung digitaler Medien, der Vermittlung von Medienkompetenzen zu Hause und in der Schule, die Kompetenz der Pädagogen im Umgang mit digitalen Medien. Das sind nur einige Beispiele für die Einflussfaktoren. In der Abb. 2.1 „Präferierte Lernmethoden von Schülern in Deutschland" erkennt man klar, dass schon 2019, also vor Ausbruch der Pandemie und des Homeschoolings, Videos eine beliebte Lernmethode von deutschen Schülern waren. Ein weiterer wichtiger Faktor ist die Diskussion und Bearbeitung eines Themas im Präsenzunterricht. Nur 13 % bevorzugen reine Texte zum Erlernen von neuen Inhalten, noch weniger präferiert sind Eltern und Freunde als Lernpartner.

Das Fazit einer Metaanalyse aus dem Jahr 2018 lautet wie folgt: „Eine zentrale Rolle spielen Unterrichtsform und Lehrkräfte: Das lernförderliche Potenzial digitaler Medien wird bei schülerorientierten, problemorientierten und offenen Unterrichtsformen weit besser ausgeschöpft als bei lehrer-

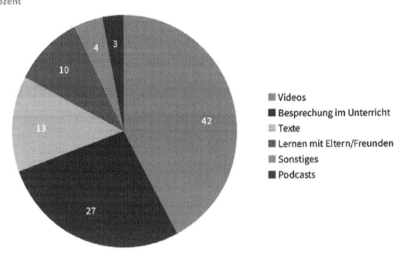

Abb. 2.1 „Präferierte Lernmethoden von Schülern in Deutschland" (Engels und Schüler, 2020)

zentriertem Unterricht" (Schaumburg, 2018). Vielen Schulen überlegen seit Langem, ob ein grundsätzliches Verbot, ein verpflichtendes Abschalten im Unterricht oder ein Wegsperren in den Spind während des Unterrichts sinnvoll ist. In diesem Rahmen wird, versucht die aktuellen wissenschaftlichen Erkenntnisse zusammenzufassen.

4K-Modell oder 21th Century Skills

Das 4K-Modell oder auch die 21th Century Skills stehen für Kommunikation, Kollaboration, Kreativität und kritisches Denken. Die Implementierung dieses Modells ist seit einigen Jahren ein aufkommendes Ziel der OECD. Schüler sollen die vier Fertigkeiten im Unterricht erlernen, und der Unterricht sollte nach diesem Leitbild gestaltet sein. Doch was heißt das genau?

> 4K steht für Kommunikation, Kollaboration, Kreativität und kritisches Denken.

Kreativität ist einer der wichtigsten Skills (Kompetenz) der heutigen Zeit. Pädagogen sollen durch gezielten Unterricht die Kreativität und Flexibilität der Schüler fördern und fordern. Dazu sollen offene, problemzentrierte Aufgaben im Fokus stehen, um so Raum für verschiedene Lösungsansätze zu lassen.

Kritisches Denken wird gerade in Bezug auf neue Medien und digitale Plattformen als eine der wichtigsten Kompetenzen der Zukunft eingeschätzt. Es sollte daher einen zentralen Teil des gesamten Schulsystems darstellen. Zum kritischen Denken gehört unter anderem auch die Fähigkeit zu reflektieren sowie den Transfer von Gelerntem in den Alltag zu schaffen.

Kommunikation erfolgt heutzutage über viele verschiedene Kanäle: persönlich, Mail, Telefonate, SMS, Messenger-Dienste und Social-Media-Plattformen. Eine gute Kommunikationsfähigkeit ist Voraussetzung für ein gelungenes Leben mit verschiedenen Personen(gruppen).

Kollaboration ist eng mit der Kommunikation verbunden. Hier geht es zudem um die Fähigkeit, gut in einem Team zusammenzuarbeiten, eine Feedbackkultur zu entwickeln und seine persönlichen Stärken und Schwächen in der Teamarbeit herauszufinden.

Dieses Modell hat jedoch auch Limitationen, denn zukunftstaugliche Schulen brauchen mehr als diese Leitlinien. Denn Schulen müssen nicht nur Kompetenzen vermitteln, sondern auch Wissen. Die Auswahl, welches

Wissen Kindern und Jugendlichen beigebracht werden soll ist, großteils veraltet und bedarf einer Erneuerung. So werden zum Beispiel Finanz- und Wirtschaftskompetenzen so gut wie nicht unterrichtet, diese sind jedoch ein Grundstein unserer Gesellschaft. Das Vermitteln dieser vier Grundkompetenzen ist daher zu wenig in der heutigen Zeit. Zudem wird die Autonomie oder Selbstständigkeit der Schüler nicht automatisch gefördert, wenn sie diese Lerninhalte selbstständig (online) erarbeiten müssen. Hierfür bedarf es einer engmaschigen Begleitung nicht nur von Pädagogen, sondern auch von Eltern. Ein letzter, jedoch umso bedeutender Aspekt ist folgender: Die OECD hat bei der Entwicklung des 4K-Modells eine wirtschaftsnahe Perspektive gewählt: „Durch Automatisierung werden andere Anforderungen an Arbeitnehmer gestellt, insofern müssen die Schulen auch andere Qualitäten fordern" (Schöneberg, 2018). Hinter dem 4K-Modell steckt neben der OECD auch P21, ein Zusammenschluss von Unternehmen, wie Apple®, Ford®, Lego®, The Walt Disney Company®, Dell® etc. Diese haben schon in den USA einen großen Einfluss durch Lobbying im Bereich der Bildung. Der deutsche Pädagoge und Blogbetreiber von „Bildungslücken" meint zum 4K-Modell: „Nimmt man die klassischen Ansprüche von Bildungstheoretikern und Reformpädagogen ernst, sind die 4K nahezu automatisch ein Nebenprodukt. Denn eine Bildung, die sich an den Bedürfnissen und Potenzialen der Schüler*innen orientiert, wird automatisch auch ihre Kreativität und ihre Fähigkeiten zur Kommunikation, Kollaboration und kritischem Denken fördern" (Schöneberg, 2018).

BYOD und GYOD

Diese Abkürzungen bedeuten „bring your own device" bzw. „get your own device" und stehen für Unterrichtseinheiten, in denen eigene digitale Geräte wie Smartphones, Laptops oder Tablets mitgebracht werden sollen oder dürfen. Von schulischer Seite ist viel zu berücksichtigen: Technische Voraussetzungen der Geräte und des WLANs, Datenschutzbedenken sowie Einhaltung des Jugendschutzgesetzes. Zudem benötigt es strikte Regeln sowie eine klare Nutzungsordnung zur Verwendung in der Schule, die konsequent umgesetzt werden. Dies kann für Schulen eine große Herausforderung darstellen und sollte unter Einbezug der Eltern, Pädagogen und Schüler erfolgen. Bei GYOD besteht der Vorteil, dass die Geräte nicht mitgebracht werden müssen, sondern in der Schule verbleiben, zum Beispiel in Form von Klassentablets. Dadurch lassen sich die Geräte von der Schule konfigurieren, was einen gewissen Viren- und Datenschutz bietet. Bei BYOD werden die

Schüler gebeten, ihre eigenen Geräte mitzubringen. Nachteilig sind nicht nur die Konfigurationen, sondern auch die unterschiedlichen Modelle und die Voraussetzung, dass Schüler überhaupt die notwendigen Geräte besitzen.

2.2 Vor- und Nachteile digitaler Medien in der Schule

Nachteile digitaler Medien in Schulen

Viele Experten, wie der Psychiater und bekannte Digitalkritiker Dr. Spitzer, sind der folgenden (oder einer ähnlichen) Meinung: „Wenn man Smartphones ausgibt, werden Schüler schlechter, wenn man sie an Schulen verbietet, werden sie besser. Dieses Ergebnis deckt sich mit dem, was wir über die Auswirkungen von Computern an Schulen bereits wissen: Niemand wird besser, aber die Leistungen vor allem der schwachen Schüler werden noch schlechter" (Spitzer, 2019). Diese Aussagen stützen sich auf verschiedene Studien und Erfahrungsberichte aus aller Welt.

Ablenkung durch digitale Medien
Ständiges Vibrieren oder Checken der Social-Media-Profile lenkt ab. Dass Smartphones und Co. einen negativen Einfluss auf die Konzentration und die Aufmerksamkeit haben, wurde im ersten Kapitel bereits beschrieben. In diesem Kontext soll nochmal explizit auf die schulische Nutzung eingegangen werden.

So kam eine Untersuchung der Europäischen Union an deutschen Schülern zum Schluss, dass „die Studie keinen eindeutigen Beleg dafür liefern kann, dass die Arbeit mit Notebooks sich grundsätzlich in verbesserten Leistungen und Kompetenzen sowie förderlichem Lernverhalten von Schülern niederschlägt. Die Schüler waren im Unterricht mit Notebooks tendenziell unaufmerksamer" (Schaumburg et al., 2007).

Viele Länder, darunter Frankreich, China, manche Regionen Deutschlands und Australiens, haben bereits ein Verbot von Smartphones an Schulen gesetzlich festgeschrieben. In einigen Ländern, wie in Österreich oder Großbritannien, wird dies gefordert. Die Befürworter eines Verbotes beziehen sich unter anderem auf folgende Studie: Eine Langzeitstudie über den Zeitraum von zehn Jahren aus dem Jahr 2015 zeigt die Auswirkungen eines Handyverbotes in Schulen über 90 Schulen auf die Noten der Schüler. In der Abb. 2.2 ist klar ersichtlich, dass sich die Noten im Jahresabschlusszeugnis deutlich verbesserten, nachdem ein Smartphoneverbot

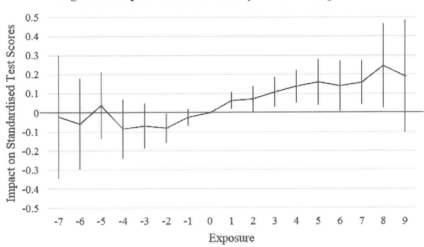

Abb. 2.2 „Impact of Phone Ban by Years of Exposure" (Auswirkungen des Telefonverbots nach Jahren) (Beland & Murphy, 2016)

ausgesprochen wurde. Es zeigte sich zudem, dass besonders die schwachen Schüler sich deutlich verbessern konnten (Beland & Murphy, 2015).

Der Medienpsychologe Malte Elson von der Ruhr-Universität Bochum meint, es gibt „sehr gute Gründe, den Einsatz von Bildschirmen im Lernkontext zu kritisieren. Die meisten Jugendlichen haben schlicht und ergreifend keine Übung darin, an einem Gerät zu lernen, das so viele Ablenkungsmöglichkeiten bietet wie ein Computer." Seine Schlussfolgerung lautet daher: „Wer am Rechner seine Zeit verträdelt und sich im Internet mit irgendwelchem Kram ablenkt, statt Dozenten oder Lehrern zuzuhören, wird gewiss weniger lernen, als wenn er konzentriert bei der Sache ist" (Herrmann, 2020).

> Die Schüler waren im Unterricht mit Notebooks tendenziell unaufmerksamer (Schaumburg et al., 2007).

Sucht

Viele Suchtexperten empfehlen ein Verbot von Smartphones an Schulen auch aufgrund der steigenden Tendenz zur suchtartigen Nutzung der digitalen Geräte. Viele Schulen ernten heftigen Widerstand von Schülern, wenn diese ein (temporäres) Smartphoneverbot im Unterricht aussprechen. Pädagogen berichten von steigender Nervosität und fehlender Aufmerksamkeit der Jugendlichen. Ein Hauptgrund dafür könnte das Phänomen FOMO sein, dass im dritten. Kapitel beschrieben wird. Die Angst, etwas zu verpassen, ist unter Jugendlichen besonders hoch. Das ständige Kontrollieren des Smartphones hat eine Schule in Texas auf eine kreative Idee gebracht: In der High Point Academy in Fort Worth müssen Schüler eine App auf ihrem Smartphone installieren, die die Nutzungszeiten während dem Unterricht dokumentiert. Für die Nichtverwendung werden sogar Belohnungen wie Cafeteria-Gutscheine vergeben (der Standard, 2020).

Cybermobbing

Cybermobbing nimmt auch an Schulen deutlich zu. Daher schreiben viele Ratgeber, Smartphones auf dem Schulgelände zu verbieten. Die Möglichkeit, diskreditierende Videos oder Fotos zu machen, wird dadurch deutlich eingeschränkt (Sorgers, 2019).

Zudem sind Smartphones für Jugendliche Statussymbole und spielen daher eine wichtige Rolle im Alltag. Doch nicht alle Jugendlichen können sich ein hochwertiges oder angesehenes Modell leisten. Auch das kann schon ein Grund für eine Ausgrenzung oder gar für Mobbing sein. Darf kein Schüler sein Smartphone mitnehmen, stellt dieser Aspekt zumindest kein Problem dar.

An einigen Schulen ist aufgrund der starken Zunahme von (Cyber-) Mobbing die Mitnahme von Smartphones verboten worden. Felix Hanschmann von der Humboldt-Universität Berlin schreibt in einer juristischen Stellungnahme, dass es oft nicht gelingt, Ordnungsmaßnahmen an Schulen durchzusetzen, und rät daher, eher auf die Selbstkontrolle von schulischem Verhaltenskodex und innerschulischen Diskursen zu setzen. Somit wird Schulen die Entscheidung, aufgrund des vermehrten Mobbingaufkommens Verbote auszusprechen, selbst überlassen (Hanschmann, 2010).

Mehr zum Thema Cybermobbing, Hass im Netz und Hate Speech finden Sie im dritten Kapitel.

E-Books vs. gedruckte Bücher

„Eine Studie, die im renommierten Magazin *Science* erschien, hat sich mit dem Lernen von gedruckten Büchern und E-Books auseinandergesetzt. Im Ergebnis zeigte sich, dass viele Schüler bei E-Books länger gebraucht haben, um einen Text zu lesen, dass die Schüler schneller müder wurden durch das Lesen am Bildschirm und dass es teurer war als gedruckte Bücher. Zudem zeigte sich, dass einer der größten Vorteile von E-Books – die schnelle Recherche von unbekannten Begriffen über Hyperlinks – auch deren größte Schwäche ist. So verloren viele Schüler die Aufmerksamkeit für den ursprünglichen Text. Zudem lenken dreidimensionale Figuren in E-Books Schüler mit schlechten räumlichen Fähigkeiten vermehrt ab im Vergleich zu einem gedruckten Bild. Des Weiteren fand die Studie heraus, dass andere Ablenkungen wie Apps oder Spiele auf dem Gerät eine große Ablenkung vom Lesen darstellt" (Daniel & Willingham, 2012). Mit den Auswirkungen auf das Leseverhalten haben sich bereits einige Studien beschäftigt. Unter anderem eine Studie aus dem Jahr 2005, die zu einem sehr ähnlichen Ergebnis kam. So beschreibt die Autorin, dass einerseits mehr digital gelesen wird, aber auch, dass mehr Zeit für das Suchen und Filtern von Texten und das Suchen von Stichwörtern verwendet wird und weniger Zeit für tiefergehende Sinnerfassung von Texten und das konzentrierte Lesen. Die Studie stellte zudem eine geringere Daueraufmerksamkeit beim Lesen von digitalen Texten fest (Liu, 2005). Diese negativen Auswirkungen zeigen sich auch in den regelmäßigen stattfindenden PISA-Studien: Seit Jahren verringert sich die Fähigkeit der Kinder und Jugendlichen, sinnerfassend zu lesen.

Die Auswirkungen von handschriftlichen Notizen auf das Gedächtnis

Die Studie „The pen is mightier than the keyboard" aus dem Jahr 2014 sorgte für mediale Aufmerksamkeit. Sie beschäftigte sich mit dem Thema, ob das handschriftliche Notieren oder das Mitschreiben mit dem Laptop einen Unterschied auf den Lerneffekt hat. Für diese umfassende Arbeit wurden drei Studien herangezogen, die Studenten wurden in verschiedene Gruppen eingeteilt. Es stellte sich heraus, dass Studenten, die am Laptop Notizen machten, bei Tests im Nachhinein schlechter abschnitten als diejenigen Studenten, die handschriftliche Notizen machten. Eine weitere wichtige Erkenntnis – besonders in Bezug auf die Verwendung in Schulen – ist Folgende: Die Laptopgruppe tendierte dazu, Vorlesungen wörtlich niederzuschreiben, statt die Informationen zu erfassen und in eigenen Worten festzuhalten. Das wirkte sich ebenfalls nachteilig auf den Lerneffekt aus (Mueller & Oppenheimer, 2014). Auch aktuellere Studien können diese Ergebnisse bestätigen: Eine Studie aus dem Jahr 2020 beschäftigte sich mit den Auswirkungen von handschriftlichen und digitalen Notizen von Jugendlichen im Alter von 10 und 11 Jahren. Es zeigte sich, dass die Kinder, die sich handschriftliche Notizen machten, ein besseres Verständnis für den Inhalt des Unterrichts hatten als die Kinder mit den digitalen Mitschriften (Horbury & Edmonds, 2021). Weitere Studien kommen ebenfalls zum Schluss, dass handschriftliches Notieren einen positiven Einfluss auf die Merkfähigkeit hat (Shibata & Omura, 2018; Xue, C. & Wang, Z., 2018). Als Gründe werden einerseits die längere Zeitspanne zwischen dem Gehörten und dem Niederschreiben genannt, dadurch hat das Gehirn mehr Zeit, um das Gehörte zu integrieren. Zudem wird durch das haptische Schreiben ein weiterer Sinneseindruck hinzugefügt, der eine stärkere Wirkung auf das Gehirn hat als das Schreiben auf einer Tastatur. Auch durch den räumlichen Eindruck, wo welche Information auf einer Notiz steht, gelingt es dem Gehirn besser, die Information abzuspeichern. Diese räumliche Zusatzinformation fehlt nicht nur beim Schreiben auf einer Tastatur, sondern auch beim „handschriftlichen" Schreiben auf einem Tablet (Lesch, 2020). Allerdings werden viele dieser Studien, allen voran die von Mueller und Oppenheimer, in den letzten Jahren stark kritisiert. In einigen weiteren Studien konnte dieser Effekt nicht in dieser Stärke nachgewiesen werden. Eine andere groß angelegte Studie kommt zwar zum Ergebnis, dass der Merkeffekt durch das handschriftliche Schreiben tatsächlich höher ist, allerdings aus einem anderen Grund: Durch das langsamere handschriftliche Notieren hat das Gehirn mehr Zeit, sich mit dem Inhalt auseinanderzusetzen. Zudem ist das Gehirn dazu gezwungen, Inhalte abzukürzen und umzuformulieren, da man weniger Zeit hat, im Unterricht oder im Hörsaal mitzuschreiben (Herrmann, 2020). Für den Schüler oder den Studenten macht es wenig Unterschied, warum man sich Inhalte besser merkt, solange der Effekt wahrnehmbar ist und die Leistungen in Prüfungen abrufbar sind.

Kinder als Verbraucher der Zukunft

> Das Problem ist, dass die Schulen zu „Außenstellen von Unternehmen" werden (Füller, 2020).

Die Verwendung von Tablets oder Laptops in Schulen bringt noch einen weiteren wichtigen Aspekt mit sich: Erstens müssen sich Eltern und Pädagogen auf eine Marke und ein bestimmtes Gerät einigen können, zweitens muss dieses auch von allen Eltern bezahlt werden können. Der Kostenfaktor und die notwendige Plattform spielen daher eine wichtige Rolle. Ein weiterer Aspekt, der nur selten Beachtung findet, ist das frühe Branding der Kinder. Darunter versteht man das Erkennen der Kinder als (zukünftige) Kunden, ein wesentlicher Aspekt jeder Marketingabteilung. In diesem Bereich wird von den Unternehmen sehr viel Geld ausgegeben und Lobbying betrieben. So startete Apple® in den USA eine Kampagne, um iPads in den Unterricht zu integrieren. Auf der Internetseite wirbt das Unternehmen mit dem Leitspruch: „Jedes Kind ist voller Kreativi-

tät geboren. Seit 40 Jahren unterstützt Apple® Lehrer dabei, das kreative
Potenzial eines Schülers freizusetzen." Dass dadurch die Schüler auf die
Marke fixiert werden, ist den Unternehmen Einiges wert. So spendete
Apple® 2011 tausende iPads® für Schulen. Für Pädagogen bieten Unternehmen eigene Fortbildungen an, um diese zu Apple® Teachers oder
Microsoft® Educator Experts zu machen. Der Vorstand der Verbraucherzentrale Klaus Müller berichtet, dass 22 von 30 börsennotierten Unternehmen bereits Unterrichtsmaterialien zur Verfügung stellen, „die sie auch
über digitale Kanäle ungefiltert in Schulen spülen und die oft vor allem den
Unternehmenszwecken dienliche Informationen enthalten." Weiters kommt
er zum Schluss, dass, wenn man Tablets und Laptops in den Unterricht
integriert, man „zugleich ein Cloudsystem, eine Verkaufsplattform und ein
App-Store mitgeliefert" bekommt. Dadurch werden „Schüler gewissermaßen
in eine geschlossene Produktwelt" eingeführt. Das Problem sieht Müller
darin, dass die Schulen zu „Außenstellen von Unternehmen" werden (Füller,
2020).

Vorteile

Laut einer Studie aus dem Jahr 2009 ist der ergänzende Einsatz digitaler
Medien im Unterricht besonders erfolgversprechend, wenn folgende
Aspekte beachtet werden: Erstens der Einsatz diverser Lernstrategien, weder
nur digitale noch nur analoge Vortragssequenzen, Gruppenarbeiten etc.
Zweitens ist die gute Vorbereitung einer Lerneinheit sowohl vonseiten der
Schüler als auch der Pädagogen wichtig. Dies spricht für das Konzept des
Blended Learning, das im nächsten Abschnitt vorgestellt wird. Drittens
ist die Verwendung verschiedener Lernangebote, also auditive wie Hörbücher, visuelle wie Videos oder Präsentationen und haptische, also Lernen
mit „Händen und Füßen". Viertens wird das selbstregulierte Lernen in der
Studie genannt. Darunter versteht man das Lernen im eigenen Tempo und
unter den individuell präferierten Voraussetzungen. Auch dazu finden Sie
mehr in weiterer Folge des Kapitels. Als fünften Aspekt geben die Autoren
das kooperative Lernen in der Gemeinschaft an und als letzten Punkt eine
optimierte Leistungsrückmeldung. Feedback ist besonders wertvoll, um
Gelerntes zu reflektieren und die eigenen Fähigkeiten besser einschätzen zu
lernen. Dadurch haben die Schüler ein besseres Verständnis einerseits für
ihre Noten und andererseits, an welchen Fähigkeiten und Fertigkeiten sie
noch arbeiten müssen (Hattie, 2009).

Schulung der Medienkompetenz

Wenn in der Schule Medienkompetenz gelehrt wird, sollten Schüler auch die Möglichkeit haben, Erfahrungen mit digitalen Medien in der Schule sammeln zu können – mit der Begleitung eines geschulten Pädagogen. Der Einsatz in der Schule kann so eine direkte Auseinandersetzung mit den unterschiedlichsten Themen wie Social Media, Datenschutz, Hate Speech, Cybermobbing, Onlinesucht, Radikalisierung. Gaming etc. als Teil der Medienkompetenz ermöglichen. Auch die korrekte Verwendung von Suchmaschinen, das Erkennen von Fake News und der verantwortungsvolle Umgang mit Informationen kann dadurch in den Unterricht integriert werden. Laut eines Artikels der Europäischen Union werden 90 % aller Berufe künftig digitale Kompetenzen voraussetzen (Grass & Weber, 2016). Daher ist eine Auseinandersetzung mit den Vorteilen und Gefahren eine der wichtigsten zukünftigen Kompetenzen, die alle Schüler entwickeln sollten. Das stellt Pädagogen vor neue Herausforderungen, die jedoch unbedingt angegangen werden müssen. Die Erweiterung der Ausbildung zukünftiger Pädagogen ist hier genauso wichtig wie laufende (verpflichtende) Weiterbildungen für bereits tätige Pädagogen. Wie eine Recherche zeigt, ist die Auswahl an Kursen, Seminaren und Unterrichtsmaterial in den letzten Jahren rasant gewachsen. Auch die Politik ist gefordert, neue Leitlinien und Rahmenbedingungen zum Thema Medienkompetenz in der Schule zu entwickeln und flächendeckend umzusetzen. Die deutsche Kultusministerkonferenz hielt fest, dass Medienkompetenzen neben Rechnen, Lesen und Schreiben eine wichtige Kulturtechnik geworden ist und diese daher zum Bildungsauftrag der Schule gehöre (Albrecht & Revermann, 2016). Wichtig sei der Einsatz digitaler Medien als unterstützende oder ergänzende Maßnahme, sie können keinesfalls ersetzend wirken.

Motivationsfaktor

Viele Studien und Erfahrungsberichte heben den positiven Motivationsfaktor von digitalen Medien hervor. Hierbei gilt laut einer Untersuchung der Bertelsmann Stiftung jedoch, dass „motivationale Effekte zum Teil zeitlich begrenzt sind, insbesondere dann, wenn sich der Effekt lediglich auf das technische Artefakt, dass heißt auf den Umgang mit dem Gerät, bezieht, und dass Medienkompetenz hier nicht in einem umfassenden Sinne verstanden wird" (Herzig, 2014). Eine Metastudie aus dem Jahr konnte eine motivationssteigernde Wirkung von digitalen Medien im Unterricht nachweisen. Die Studie bezog sich im Besonderen auf die MINT-Fächer (Mathematik, Informatik, Naturwissenschaften, Technik). Jedoch zeigte sich auch hier, dass die höhere Motivation auf den „Neuheitseffekt" zurückzuführen ist (Hillmayer et al., 2017). Eine weitere Studie fand heraus, dass beim Lernen mit digitalen Medien Lernende häufig Probleme mit unzureichender Selbstregulierung haben (Daumiller & Dresel, 2018). Das bedeutet, dass sich Lernende durch die digitalen Geräte schneller ablenken lassen, weil sie den Versuchungen von anderen Apps oder Spielen nicht widerstehen können. Eine weitere Studie zeigt die positive Wirkung digitaler Medien als Motivationsfaktor. Die Autoren stellten unter anderem fest, dass „Notebook-Schüler in der Tendenz eine positivere Einstellung zu Schule und Unterricht als Nicht-Notebook-Schüler zeigen". Zudem zeigen „im Fachleistungstest Deutsch (Leseverständnis und Sprache) Haupt- und Realschüler in Notebook-Klassen eine signifikant bessere Leistungsentwicklung als Schüler in traditionell unterrichteten Klassen" (Schaumburg et al., 2007).

> Lernende lassen sich durch die digitalen Geräte schneller ablenken, weil sie den Versuchungen von anderen Apps oder Spielen nicht widerstehen können.

Der Reiz des Verbotenen

Es ist kein Geheimnis, das Verbote eine Sache grundsätzlich attraktiver machen. Ob ein komplettes Verbot an Schulen tatsächlich eine Wirkung zeigen würde, ist daher fraglich, zumal Schulen keine Handhabe gegen die Verwendung auf dem Schulweg haben. Ein Verbot im Unterricht durch Einsammeln durch die Pädagogen stellt für viele Schüler einen Vertrauensbruch ihnen gegenüber dar. Sinnvoll erscheint daher ein Gebot, dass Smartphones im Unterricht ausgeschaltet in den Taschen der Schüler verbleiben müssen. Umstritten ist in diesem Fall die Nutzung in Pausen. Viele Pädagogen berichten von Konzentrationsschwächen nach den Pausen. Experten kennen die Ursache: Durch die Nutzung von digitalen Geräten wird das Gehirn zu Höchstleistungen angetrieben, während es in der Pause Gelerntes integrieren und selbst „Pause" haben sollte. Wie sich das auswirkt, wird im 1. Kapitel ausführlich beschrieben.

Teil unseres Alltages

Digitale Geräte wie Smartphones, Tablets und Laptops sind mittlerweile ein Teil unseres Alltags geworden. Daher sind viele Befürworter der Digitalisierung in Schulen der Meinung, es sei realitätsfern, diese aus der Schule und dem Unterricht herauszuhalten oder zu verbieten. Dr. Spitzer hält dagegen: Er meint, dieses Argument ist nur schwer haltbar, denn „nicht alles, was zur Lebenswelt von Millionen Kindern in Deutschland gehört, tut ihnen auch automatisch gut" (Spitzer, 2019).

Limitierungen

Eine italienische Studie kommt zum Schluss, dass Smartphones ein Instrument sein können, um das zu stärken, was Kinder bereits in der Schule gelernt haben. Insbesondere die Verwendung gut gestalteter Bildungs-Apps fördert das Lernen bei Kindern im Vorschulalter und im frühen Hauptschulalter. Jedoch sind die meisten heruntergeladenen Apps nicht für eine doppelte Zielgruppe, also sowohl für Kinder als auch Eltern, konzipiert. Zudem zielen sie nur auf akademische Fähigkeiten ab und basieren nicht auf festgelegten Kriterien von Entwicklungsspezialisten oder Pädagogen. Bessere Richtlinien für die Bewertung von Inhalten in verschiedenen App Stores könnten ein Mittel sein, um qualitativ hochwertige Bildungs-Apps für Kinder zu entwickeln. In der Studie wurde die Verwendung von digitalen Mediengeräten mit Ineffizienz bei Aufgaben, Aufmerksamkeitsverlust und Sicherheitsrisiken in Verbindung gebracht. Daher könnte die Mediennutzung durch Kinder und Kleinkinder nur mit gut aufgearbeiteten Inhalten und der Interaktionspräsenz der Eltern positive Auswirkungen haben (Bozzola et al., 2018).

Die Arbeit „Wie wirksam sind digitale Geräte im Unterricht" der Bertelsmann Stiftung stellt fest, dass der Einsatz digitaler Medien nur unter bestimmten Bedingungen hilfreich und förderlich sein kann. So kann ein Lernerfolg nur dann erwartet werden, wenn Informationen über mehrere Sinne (auditiv und visuell) präsentiert werden, Bilder und Illustrationen kommentiert werden und wenn die Informationen sowohl auditiv als auch visuell gleichzeitig dargeboten werden (Herzig, 2014).

Dies erfordert eine gute Vorbereitung der Lerneinheiten und geschulte Pädagogen im Unterricht, um aus der zusätzlichen Verwendung von digitalen Medien einen tatsächlich positiven Effekt für den Lernprozess zu gewinnen. Einige positive und gelungene Beispiele für den Einsatz digitaler Medien in Schulen finden Sie weiter unten in diesem Kapitel.

2.3   Blended Learning

Was versteht man unter Blended Learning?

Blended Learning, „hybrides Lernen" oder auch „integriertes Lernen" beschreibt eine neue Form des Unterrichts. Es handelt sich um eine Mischung aus Präsenzunterricht, der zu fixen Zeiten und an einem gemeinsamen Ort stattfindet, und Onlineunterricht. Oft wird es als „das beste Lernkonzept aus zwei Welten" beschrieben. Hierbei können die

Schüler frei wählen, wann und wo sie die Inhalte und Aufgaben erarbeiten wollen. Meistens besteht jedoch ein fixer Termin, bis wann die Inhalte selbstständig erlernt wurden. Die einfachste Form von Blended Learning sind Hausaufgaben, komplexer wird es mit unterschiedlichen Lernplattformen, wie Microsoft Teams, G Suite® oder moodle®. Lernplattformen bieten die Möglichkeit, einerseits online Präsenzunterricht anzubieten, andererseits können Unterlagen und Aufgaben geteilt werden und Abgaben, wie Hausaufgaben, direkt auf der Plattform getätigt werden. Durch die Schulschließungen in den Jahren 2020 und 2021 wurde Blended Learning zu einer Alternative, um überhaupt Bildung zu ermöglichen. Dies brachte auch einen Digitalisierungsschub mit sich. Voraussetzungen für gelungenes Blended Learning sind Vorerfahrung mit digitalen Geräten und Eigenmotivation sowie ein hohes Maß an Eigenverantwortung der Pädagogen und Schüler.

Modelle

Der amerikanische Bildungsforscher Michael Honr und Healther Staker haben vier verschiedene Blended Learning Konzepte definiert. Für ein besseres Verständnis werden diese kurz vorgestellt (Staker & Horn, 2012).

Flex-Modell

Inhalte werden in diesem Fall hauptsächlich online vermittelt, zudem gibt es Phasen, in denen der Pädagoge Gruppenunterricht abhält. In den Einzelphasen arbeiten Schüler an Computern und werden individuell von dem Pädagogen oder Peers unterstützt. Schüler können so in ihrem eigenen Tempo Inhalte erarbeiten und Hilfe von ihrem Pädagogen anfordern. Dadurch können Inhalte besonders zeit- und ressourcenschonend erarbeitet werden, und Schüler werden individuell gefördert und gefordert.

Stationsmodell

Schüler arbeiten innerhalb eines Klassenraumes in verschiedenen Stationen an einem Thema. Bei jeder Station wird ein anderer Aspekt des Lerninhaltes erarbeitet. Dies erfolgt entweder einzeln oder in Kleingruppen. Der Pädagoge überwacht die Rotation und dient als Unterstützung für individuelle Fragestellungen. In diesem Fall ist die Rotation vom Pädagogen vorgegeben, es gibt aber zumindest eine Online-Learning-Station. Flipped Classroom wird als eine mögliche Unterform des Stationsmodells beschrieben.

Modell der Selbstbestimmung

Bei diesem Modell erarbeiten sich Schüler die Lerninhalte selbstständig von zu Hause aus. Schüler können gelernte Themen und Kurse individuell wählen und selbst entscheiden, welche sie sich selbst erarbeiten wollen (online) und welche sie in Schulen gemeinsam mit Pädagogen erarbeiten möchten. Pädagogen dienen in diesem Modell als Unterstützung sowohl in der Schule als auch virtuell.

Erweitert-virtuelles Modell

Bei diesem Modell werden Inhalte ebenfalls großteils im Eigenstudium erarbeitet. Viele Schulen und Universitäten waren zu Beginn komplette Fernstudien und bieten mittlerweile auch Präsenzzeiten an. Diese Präsenzzeiten sind jedoch sehr selten. Im Vergleich zum Modell der Selbstbestimmung ist es nicht kursübergreifend, sondern ein schulübergreifendes System. Es erfordert ein hohes Maß an Eigenverantwortung der Schüler.

> Blended Learning ist eine Mischung aus Präsenzunterricht, der zu fixen Zeiten und an einem gemeinsamen Ort stattfindet, und Onlineunterricht.

Vorteile von Blended Learning

Nutzung der Unterrichtszeiten

Durch Blended Learning können Inhalte, die einfach im Selbststudium zu erlernen sind, in die Onlinezeiten verschoben werden. So bleibt mehr Zeit für die persönliche und individuelle Betreuung und Förderung während der Präsenz. Von Eltern, Schülern und Pädagogen wird die individuelle Unterstützung immer mehr gefordert, doch zeitliche und personelle Ressourcen ermöglichen dies in den meisten Fällen nicht. Durch Blended Learning wäre eine deutliche Verbesserung in diesem Bereich möglich. So können auch schwächere Schüler profitieren und die Pädagogen-Schüler-Beziehung gestärkt werden. Langfristig könnte sich das in den Leistungen der Schüler widerspiegeln.

Automatische Differenzierung

Durch Blended Learning könnten Pädagogen Aufgaben an das Niveau der Schüler anpassen. So ist es möglich, die Schwierigkeitsstufe von Aufgaben zu erhöhen, je mehr Aufgaben auf einer Plattform erledigt werden. Zudem können Pädagogen vor jeder Präsenzeinheit die Abgaben der Schüler einsehen. Schüler, die mehr Unterstützung durch Lehrkräfte benötigen, können so einfacher und schneller herausgefiltert werden und können so gezielter unterstützt werden. Auch Schwachpunkte oder Inhalte, die erneut wiederholt werden müssen, können so leichter erkannt werden.

Kreativität

Blended Learning fördert die Kreativität der Schüler und Pädagogen: Durch deutlich mehr Möglichkeiten, Inhalte aufzubereiten oder Gelerntes auszudrücken, wird die Kreativität gefördert und gefordert. So können Abgaben in Form von Präsentationen, Videos, Podcasts, Bildern und Posts erfolgen. Auch Pädagogen haben die Möglichkeit, ihr Unterrichtsmaterial in dieser Form zur Verfügung zu stellen. Zusätzlich wird dadurch keine wertvolle Präsenzzeit verwendet.

Vorbereitung

Schüler können sich durch Blended Learning auch schon vor einer Unterrichtseinheit auf die Inhalte vorbereiten. Das ermöglicht eine Vertiefung und Individualisierung der Unterrichtsinhalte während der Präsenzzeiten.

Medienkompetenz

Die Verwendung von verschiedenen Plattformen nimmt nicht nur im Unterricht zu, auch viele Unternehmen setzen auf Kommunikationsplattformen für ihre Mitarbeiter. Besonders seit der Corona-Krise und der damit verbundenen vermehrten Nutzung von Homeoffice ist der Umgang mit diesen Plattformen eine wichtige Kompetenz geworden. Viele Unternehmen möchten eine Mischform von Homeoffice und Präsenzzeiten auch in Zukunft beibehalten. Lernen Kinder und Jugendliche schon in Schule den richtigen Umgang mit diesen Plattformen, haben sie einen Vorteil im weiteren beruflichen Leben.

Übersichtlichkeit

Über eine Lernplattform ist es möglich, alle Unterrichtsmaterialien online und an einem Ort zu speichern bzw. zur Verfügung zu stellen. Das hilft Schülern wie Eltern, den Überblick zu behalten, das Vergessen von Heften und Büchern und der damit verbundene zusätzliche Aufwand, wie das Organisieren von Freunden, fällt damit weg. Eltern haben so auch einen besseren Überblick über den Lernfortschritt und die Lerninhalte und können ihre Kinder und Jugendlichen besser unterstützen.

Flipped Classroom

Das „umgedrehte Klassenzimmer" macht den Präsenzunterricht deutlich effizienter. In diesem Fall stellt ein Pädagoge das Unterrichtsmaterial zuerst online auf die Lernplattform, zum Beispiel in Form von selbstgedrehten Videos oder Texten. Anschließend müssen die Schüler einen kurzen Test online absolvieren, damit der Pädagoge weiß, welche Inhalte verstanden wurden und welche noch unterstützende Maßnahmen benötigen. Hierfür kann dann der Präsenzunterricht verwendet werden. Durch den Flipped Classroom bleibt den Pädagogen deutlich mehr Zeit, individuell auf die Bedürfnisse der Schüler einzugehen.

Learning by Design

Darunter wird ein kreativer und innovativer neuer Lehransatz verstanden, der in einer niederländischen Schule 2010 entwickelt worden ist. Hierbei werden Schüler direkt in die Unterrichtsgestaltung integriert und das problem-zentrierte Lernen in den Vordergrund gestellt: Theoretisches (Vor-)Wissen wird mit kreativen Projekten zu einem Thema erweitert. Bei jedem Projekt haben die Schüler die Möglichkeit, eine bestimmte Rolle einzunehmen und „Experten" auf ihrem Gebiet zu werden. Pädagogen sind Berater und geben Hinweise auf Informationsquellen und leiten die Projektteams an. Der niederländische Schuldirektor Gerard ann de Stegge wurde 2011 mit dem nationalen Bildungspreis ausgezeichnet. Er meint zu dieser Lernmethode: „Die Schüler finden diese Art zu arbeiten sehr motivierend und erfüllend. Auch die Eltern denken sehr positiv darüber. Sie werden stärker einbezogen als zuvor. Sie beantworten eigene Fragen, nehmen an Umfragen in der Klasse teil oder helfen bei der Videobearbeitung. Wir können auch sehen, dass sich die Lernfähigkeiten der Schüler deutlich verbessert haben, seit wir vor einigen Jahren „Learning by Design" eingeführt haben. Aber was noch wichtiger ist, ich erlebe motiviertere und glücklichere Schüler und Lehrer" (itslearning, 2013). Einige Studien konnten den positiven Effekt dieser Methode belegen (Al-Nory & Igoche, 2012; Gee 2005; Gray et al., 2001).

Mögliche Umsetzung von Blended Learning

Es gibt schon einige Lehrer- und Unterrichtsplattformen, die Umsetzungs-möglichkeiten von Blended Learning anbieten. In diesem Rahmen soll bei-spielhaft eine herausgestellt werden. Folgende Punkte beziehen sich auf den Leitfaden von itslearning (2013): „Blended Learning und Lernplattformen: Noch heute mit dem ‚integrierten Lernen' beginnen".

Schüler aktivieren

Anhang von Online-Diskussionsforen sollen Schüler sich schon vor dem Unterricht mit verschiedenen Themen auseinandersetzen. So können alle Schüler ihre Gedanken und Ideen vorab einbringen und kommen schon mit Vorstellungen zu einem Thema in den Unterricht. Auch Vorababstimmungen sind möglich, um Schüler zum Nachdenken über ein Thema anzuregen.

Einsatz von Lernvideos

Durch den Einsatz von Lernvideos können sich Schüler vor oder nach einer Unterrichtsstunde mit einem Thema auseinandersetzen. Hierfür ist es jedoch wichtig, dass der Pädagoge ein Video auswählt oder selbst dreht. Für Schüler ist es aus der Vielzahl von Lernvideos zu einem Thema schwer zu erkennen, welches wertvoll und passend ist. Dadurch können im Unterricht gezielt Fragen und Probleme erarbeitet werden, statt die Zeit für die grundlegenden Informationen zu verwenden.

Wiederholung durch Medien

Vor Prüfungen können Pädagogen die Schüler in Kleingruppen aufteilen. Jede Gruppe soll dann einen Teilaspekt des Prüfungsstoffes erarbeiten und ein Video dazu drehen, eine Präsentation gestalten, ein Lied schreiben, Animationen oder Fotogeschichten erstellen. Der Kreativität sind keine Grenzen gesetzt. Anschließend werden die Projekte auf eine Lernplattform geladen, damit jeder Schüler anhand dieser den Lernstoff wiederholen kann.

Aufgaben frei erarbeiten lassen

Nicht nur vor Prüfungen können Schüler Aufgaben auf kreative Weise umsetzen. Im Einzel- oder Gruppensetting lassen sich Lerninhalte auch je nach Lerntyp erarbeiten. Schüler, die gerne schreiben oder lesen, können zum Beispiel einen Artikel oder Blogeintrag verfassen. Visuelle Lerntypen erstellen Videos, Grafiken oder Animationen und auditive Lerntypen zum Beispiel einen Podcast. Anschließend können sich Schüler im Unterricht über ihre Projekte austauschen und auch den Gestaltungsprozess reflektieren.

2.4   Beispiele

Der Einsatz von digitalen Medien hat Vor- und Nachteile, wird jedoch zukünftig so oder so Teil des Schulunterrichts werden. An dieser Stelle finden Sie einige positive Beispiele für Medienkompetenzentwicklung in Schulen und den Einsatz digitaler Medien im Unterricht.

Interaktive Whiteboards

Interaktive Whiteboards sollen traditionelle Tafeln zukünftig ersetzen. In einigen Schulen werden diese bereits erfolgreich eingesetzt. Die Vorteile sind unter anderem eine verbesserte Zeiteinteilung, da der Wechsel von Tafel, Beamer oder Overheadprojektoren wegfällt. Zudem können Pädagogen bereits in der Vorbereitung einer Einheit Präsentationen gestalten und sparen sich diese Zeit im Unterricht. Limitierend wirken technische Probleme, wobei hier das Whiteboard auch als traditionelle Tafel verwendet werden kann. Eine Studie an 3000 Schülern konnte den positiven Effekt von interaktiven Whiteboards im Unterricht nachweisen. Je häufiger und vielfältiger der Einsatz durch die Pädagogen war, desto positiver waren auch die Rückmeldung der Schüler. So können Pädagogen auch die interaktiven Funktionen nutzen, um die Schüler selbst am Whiteboard arbeiten zu lassen, damit diese auf diese Weise unterschiedliche Lösungsansätze für Probleme entwickeln, die dann mit der Klasse diskutiert werden können (Swan et al., 2010).

Recherchieren im Unterricht

Das zielgerichtete Suchen und Filtern von Informationen stellt ein wichtige Teilkompetenz im Umgang mit digitalen Medien dar. Daher sollte dies regelmäßig Anwendung im Unterricht finden. Pädagogen können Schüler dazu anregen, innerhalb einer gewissen Zeitspanne zu einem Thema zu recherchieren. Gemeinsam werden dann die gefundenen Ergebnisse innerhalb der Klasse diskutiert. So können zum Beispiel Themen wie Fake News im Unterricht erarbeitet werden.

Ein weiteres Beispiel sind Web Quests: Hier sollen Schüler nicht unreflektiert im Internet nach Informationen suchen, sondern vorgegeben Links in eine Art „Recherchereise" folgen. Recherchen zu bestimmten Themen, Fragen oder Aufgabenstellungen können einzeln oder in Gruppen durchgeführt werden und sind ein geeignetes Mittel für Hausaufgaben oder Selbststudiumsaufgaben.

Erleichterung bei schweren Rucksäcken

Durch den Einsatz digitaler Medien an Schulen würde (zumindest zum Teil) das Tragen schwerer Rucksäcke entfallen. Schulbücher und Hefte müssen nicht mehr täglich von zu Hause in die Schule getragen werden. Aufgaben können auch online abgeben werden. Der Richtwert für das Gewicht eines Rucksackes oder Schulranzens von maximal 10 % des Körpergewichts des Kindes wird oft bei weitem überschritten. Die ausschließliche Verwendung von digitalen Heften und Büchern ist nicht zu empfehlen, wie man im Unterkapitel Nachteile lesen kann. Eine Entlastung wäre jedoch wichtig.

> Das zielgerichtete Suchen und Filtern von Informationen stellt eine wichtige Teilkompetenz im Umgang mit digitalen Medien dar.

Experimente

Anhang des Einsatzes digitaler Geräte können auch verschiedene Experimente im Unterricht gezeigt werden. Beispiele sind Experimente mit dem Schallsensor, dem Magnetfeldsensor, GPS-Sensor, Licht- oder Pulssensor der Geräte. Gerade die MINT-Fächer eignen sich besonders gut, um digitale Geräte in den Unterricht einzubauen. Schüler können so angeregt werden, kleine Forschungsprojekte durchzuführen, Hypothesen zu erstellen und Erklärungen für Phänomene zu finden. Mittlerweile gibt es in diesem Bereich auch schon einige Kooperationen zwischen Schulen und Universitäten, die teilweise finanziell von der Europäischen Union unterstützt werden.

Blogs und Wikis

Kinder und Jugendliche können durch den Einsatz digitaler Medien lernen, wie sie selbst das Internet und dessen Inhalte verantwortungsvoll mitgestalten können. Durch das Erstellen von (Lern-)Blogs oder Onlinelerntagebüchern wird nicht nur das technische Wissen zur Erstellung einer Homepage oder eines Blogs vermittelt, sondern die Jugendlichen werden angeregt, sich aktiv mit bestimmten Inhalten und Themen auseinanderzusetzen und diese zu reflektieren. So kann es auch ein Klassenprojekt sein, eine Webreportage oder ganze Wikipedia-Artikel zu erstellen. Darauf aufbauend könnte man auch einen Social-Media-Kanal zu dem Thema erstellen. Dadurch werden wichtige Fähigkeiten und Kompetenzen gefördert wie die umfassende Recherche, Schreibkompetenzen, Zusammenfassen wichtiger Inhalte, das Erstellen einer Webseite, der verantwortungsvollen Umgang mit Social-Media-Plattformen sowie Marketingstrategien, um diese beispielsweise zu bewerben.

Medienprojekte

Ähnlich wie im Absatz „Blogs und Wikis" beschrieben, können Jugendliche auch dazu angeregt werden, visuelle oder auditive Präsentationstechniken zu erarbeiten. Eine weitere Fähigkeit, die in Zukunft immer wichtiger werden wird, ist das Erstellen von Videos und Audio-Guides bzw. Podcasts. Das Erstellen von Videos erfordert viele Fähigkeiten und Fertigkeiten, wie Kreativität, das Schreiben eines Drehbuches, Gruppenkompetenz, Schneide- und Tonarbeiten und das Präsentieren in der Klasse oder auch auf Social-Media-Plattformen. Auch bei auditiven Techniken wie Podcasts, Audio-Guides oder Hörgeschichten werden Jugendliche gefordert, ihre (digitalen) Fähigkeiten zu nutzen. Im Unterricht könnten so zum Beispiel Erklärvideos (für jüngere Schüler) erarbeitet werden oder auch ein Audio-Guide für ein Museum.

Medienkompetenz Förderungen durch Vereine
Eine Studie aus dem Jahr 2014 untersuchte den Effekt eines Medien-kompetenztrainings bei über 2000 Jugendlichen in zwei Gruppen und maß dabei die Nutzungszeiten digitaler Medien. Die eine Gruppe erhielt während des Unterrichts Trainingseinheiten, die zweite nahm am regulären Unterricht teil. Nach einem Jahr konnten deutliche Unterschiede im Nutzungsverhalten der zwei Gruppen gezeigt werden, sowohl bei den Spiel-zeiten als auch bei den Suchtskalen zur Spielsucht und zur Internetsucht (Walther et al., 2014). Diese Langzeitstudie konnte zeigen, welche positiven Effekte Interventionen und Schulungen haben. In vielen Schulen werden ähnliche Projekte bereits angeboten.

Literatur

Albrecht, S., & Revermann, C. (2016). Digitale Medien in der Bildung. http://www.tab-beim-bundestag.de/de/pdf/publikationen/berichte/TAB-Arbeits-bericht-ab171.pdf.

Al-Nory, M. T., & Igoche, D. A. (2012). Learning by design. In R. Connolly (Hrsg.), *Proceedings of the 13th annual conference on Information technology education* (S. 37). ACM. https://doi.org/10.1145/2380552.2380564.

Bauer, V. (2018). Kinder und Handys: So gefährlich wie Kokain? https://www.mobilegeeks.de/artikel/kinder-und-handys-so-gefaehrlich-wie-kokain/.

Beland, L.-P., & Murphy, R. (2015). *CEP Ill communication: technology, distraction & student performance.* Centre for Economic Performance London School of Economics and Political Science, Ed.

Beland, L.-P., & Murphy, R. (2016). (2016):ll Communication: Technology, distraction & student performance. *Labour Economics, 41*, 61–76. https://doi.org/10.1016/j.labeco.2016.04.004

Bozzola, E., Spina, G., Ruggiero, M., Memo, L., Agostiniani, R., Bozzola, M., Corsello G., & Villani A. (2018). Media devices in pre-school children: The recommendations of the Italian pediatric society. *Italian Journal of Pediatrics, 2018*(44), 69. https://doi.org/10.1186/s13052-018-0508-7.

Daniel, D. B., & Willingham, D. T. (2012). Electronic textbooks: Why the rush? *Science 335,* 1570–1571. https://doi.org/10.1126/science.335.6076.1569.

Daumiller, M., & Dresel, M. (2018). Supporting self-regulated learning with digital media using motivational regulation and metacognitive prompts. *The Journal of Experimental Education, 87*(1), 161–176. https://doi.org/10.1080/00220973.2018.1448744

der Standard. (2020). Schulen verbieten Handys und kämpfen nun gegen „Entzugserscheinungen". https://www.derstandard.at/story/2000113553741/schulen-verbieten-handys-und-kaempfen-nun-gegen-entzugserscheinungen.

Engels, B., & Schüler, R.-M. (2020). Bildung digital? – Wie Jugendliche lernen und Schulen lehren. IW-Trends 2/2020. *Vierteljahresschrift zur empirischen Wirtschaftsforschung, 47.*

Füller, C. (2020). Digitalisierung des Lernens: Verbraucherschützer warnen vor Werbung in der Schule – Wissen – Tagesspiegel. https://www.tagesspiegel.de/wissen/digitalisierung-des-lernens-verbraucherschuetzer-warnen-vor-werbung-in-der-schule/26228274.html.

Gee, J. P. (2005). Learning by design: Good video games as learning machines. *E-Learning and Digital Media, 2*(1), 5–16. https://doi.org/10.2304/elea.2005.2.1.5

Grass, K., & Weber, E. (2016). EU 4.0 – Die Debatte zu Digitalisierung und Arbeitsmarkt in Europa (IAB-Discussion PaperUR – https://www.econstor.eu/handle/10419/148857 39/2016). Nürnberg: Institut für Arbeitsmarkt- und Berufsforschung (IAB).

Gray, J. T., Camp, P. J., Holbrook, J., Owensby, J., Hyser, S., & Kolodner, J. L. (2001). *Learning by design™ technical report results of performance assessments for 1999–2000 and 2000–2001.* Georgia Institute of Technology.

Hanschmann, F. (2010). Cybermobbing und Schulordnungsmaßnahmen. *Recht Der Jugend Und Des Bildungswesens, 58,* 445–459.

Hattie, J. (2009). Visible Learning (Routledge, Ed.). Routledge.

Herrmann, S. (2020). Lerneffekt falsch berechnet – Tippen ist doch nicht schlechter als von Hand schreiben. *Tamedia.* https://www.tagesanzeiger.ch/tippen-ist-doch-nicht-schlechter-als-von-hand-schreiben-957791606720.

Herzig, B. (2014). *Wie wirksam sind digitale Medien im Unterricht?*

Hillmayer, D., Reinhold, F., Ziernwald, L., & Reiss, K. (2017). Digitale Medien im mathematisch-naturwissenschaftlichen Unterricht der Sekundarstufe. https://www.waxmann.com/?eID=texte&pdf=3766Volltext.pdf&typ=zusatztext.

Horbury, S. R., & Edmonds, C. J. (2021). Taking class notes by hand compared to typing: Effects on children's recall and understanding. *Journal of Research in Childhood Education, 35*(1), 55–67.

itslearning. (2013). Blended Learning und Lernplattformen. https://unterrichten.digital/wp-content/uploads/2020/04/itslearning-leitfaden-blended-learning.pdf.

Lesch, H. (2020). Schule der Zukunft – Lernen aus dem Lockdown. zdf. https://www.zdf.de/wissen/leschs-kosmos/lernen-fuer-die-zukunft-100.html.

Liu, Z. (2005). Reading behavior in the digital environment. *Journal of Documentation, 61*(6), 700–712. https://doi.org/10.1108/00220410510632040.

Mueller, P. A., & Oppenheimer, D. M. (2014). The pen is mightier than the keyboard: Advantages of longhand over laptop note taking. *Psychological Science, 25*(6), 1159–1168. https://doi.org/10.1177/0956797614524581

OECD (2015). *Students, computers and learning: Making the connection.* https://read.oecdilibraryorg/education/students-computers-and-learning_9789264239555-en.

Schaumburg, H. (2018). Empirische Befunde zur Wirksamkeit unterschiedlicher Konzepte des digital unterstützten Lernens. In *Digitalisierung in der schulischen Bildung* (S. 27–40).

Schaumburg, H., Prasse, D., Tschackert, K., & Blömeke, S. (2007). Lernen in Notebook-Klassen. Endbericht zur Evaluation des Projekts „1000mal1000: Notebooks im Schulranzen". https://www.researchgate.net/publication/238769876_Lernen_in_Notebook-Klassen_Endbericht_zur_Evaluation_des_Projekts_1000mal1000_Notebooks_im_Schulranzen.

Schönberg, D. (2018). Schulentwicklung: Warum 4K als Leitidee nicht taugen. https://bildungsluecken.net/762-schulentwicklung-warum-4k-als-leitidee-nicht-reichen.

Shibata, H., & Omura, K. (2018). Reconsideration of the effects of handwriting. *ITE Transactions on Media Technology and Applications, 6*(4), 255–261. https://doi.org/10.3169/mta.6.255

Sorgers. (2019). Cybermobbing an der Schule: Bedeutung und Hilfe. *Schulranzen. Net.* https://www.schulranzen.net/blog/schulalltag/cybermobbing-an-der-schule-bedeutung-und-hilfe/.

Spitzer, M. (2019). *Die Smartphone-Epidemie: Gefahren für Gesundheit, Bildung und Gesellschaft.* Klett-Cotta.

Staker, H., & Horn, M. (2012). *Classifying K–12 blended learning.*

Swan, K., Kratcoski, A., Schenker, J., van-'t Hooft, M. (2010). Interactive Whiteboards and Student Achievement. *Interactive Whiteboards for Education, 2010*, 131–143.

Walther, B., Hanewinkel, R., & Morgenstern, M. (2014). Effects of a brief school-based media literacy intervention on digital media use in adolescents: Cluster randomized controlled trial. *Cyberpsychology, Behavior and Social Networking, 17*(9), 616–623. https://doi.org/10.1089/cyber.2014.0173

Wang, Z., & Xue, C. (2018). Hand-written Notes vs. Typed Notes. file:///C:/Users/Kathrin/AppData/Local/Temp/CXue_ZWang_SG_F17_HandwrittenNotesVsTypedNotes.pdf.

3

Social Media

3.1 Plattformen und wie sie funktionieren

> Soziale Medien dienen der – häufig profilbasierten – Vernetzung von
> Benutzern und deren Kommunikation und Kooperation über das Internet
> (Bendel, 2018).

Was versteht man unter Social Media?

Aus unserem Alltag sind der Begriff und die damit verbundenen Plattformen
nicht mehr wegzudenken.

Grundsätzlich werden Social Media wie folgt definiert: „Soziale Medien
dienen der – häufig profilbasierten – Vernetzung von Benutzern und
deren Kommunikation und Kooperation über das Internet. Für manche
Betreiber ist das Soziale nur Mittel zum Zweck (der Datennutzung) und
Cybermobbing und -stalking sind gerade in sozialen Netzwerken verbreitet
(„Antisocial Media"). Unter Betonung des Technischen spricht man auch
von Social Software. Das Web 2.0, das Mitmachweb, ist wesentlich durch
soziale Medien geprägt" (Bendel, 2018).

Vorrangige Ziele von Social-Media-Plattformen sind die Vernetzung und
das Schaffen einer Kommunikationsbasis zwischen Personen, in weiterer
Folge auch die Aufbereitung dieser freiwillig geteilten Informationen zu
Marketingzwecken. Durch das Erstellen, Nutzen und Teilen von privaten

Informationen, Bildern und Videos kann man mit seinen Freunden und Bekannten in Verbindung bleiben. Social-Media-Plattformen haben eben dadurch die Möglichkeit, anhand dieser Daten gezielte Nutzerprofile anzulegen und an Dritte weiterzuverkaufen. Das Schalten von gezielter Werbung durch Drittanbieter ist die Haupteinnahmequelle von Social-Media-Plattformen. Die derzeit bekanntesten sind Facebook®, Instagram®, Snapchat®, TikTok®, YouTube® und Twitter®.

Social-Media-Plattformen können wie folgt klassifiziert werden

Soziale Netzwerke
Sie dienen zur Kommunikation zwischen Privatpersonen und/oder Unternehmen. Hier kann man zusätzlich unterscheiden zwischen privaten Netzwerken, wie Facebook®, TikTok® und Instagram®, und beruflichen Plattformen wie LinkedIn® oder Xing®.

Medienplattformen
Diese dienen zur Erstellung, Bearbeitung und dem Teilen von digitalen Medien, wie zum Beispiel Videos und Bilder. Darunter fallen unter anderem YouTube® und Pinterest®.

Foren
Foren dienen dem Austausch zu bestimmten Themen. Sie können ganz verschiedene Inhalte haben wie zum Beispiel Kochrezepte, Selbsthilfegruppen, spezielle Hobbys, Fitness und Fangemeinden.

Bewertungsplattformen
Bewertungsplattformen wie HolidayCheck®, Tripadvisor® und Amazon® spielen eine zentrale Rolle bei der Kaufentscheidung bestimmter Produkte und Dienstleistungen.

Blogs und Vlogs
Sie ermöglichen Nutzern das Erstellen und Teilen von Meinungen und Inhalten.

Open-Source-Plattformen
Diese dienen zum Generieren und Abrufen von Inhalten auf öffentlichen Internetseiten. Bekanntestes Beispiel ist Wikipedia®.

Der Unterschied zu anderen Massenmedien

Unter klassischen Massenmedien versteht man Zeitungen, Fernsehen, Radio und Filme. Im Vergleich dazu basieren soziale Medien auf der Kommunikation zwischen den Nutzern und sind daher keine Kommunikation nur in eine Richtung. Nutzer sind gleichermaßen Konsumenten und Produzenten von Content. Unter Content versteht man jegliche Art von Inhalten, wie zum Beispiel Fotos, Videos und Texte. Das Erstellen von Content für klassische Massenmedien setzt eine entsprechende Position in einem Unternehmen sowie eine Ausbildung voraus. In sozialen Medien kann jeder Inhalte erstellen und teilen. Durch den meist kostenlosen Zugang zu sozialen Medien können die Inhalte auch von deutlich mehr Menschen genutzt werden. Massenmedien wie Zeitungen, Filme und Fernsehen sind Bezahldienstleistungen. Dadurch erreichen soziale Netzwerke auch eine höhere Reichweite. Dies kann von Vor-, aber auch Nachteil sein. Gerade im Bereich der Politik können auf diese Weise schnell Fehlinformationen verbreitet werden.

Social-Media-Plattformen

In weiterer Folge sollen die derzeit bekanntesten und unter Jugendlichen am weitesten verbreiteten Social-Media-Plattformen kurz vorgestellt werden.

Facebook®
Facebook® wurde 2004 gegründet und zählt zu den umsatzstärksten IT- bzw. Internetkonzernen der USA. Im Januar 2021 nutzen 308 Millionen Menschen in Europa Facebook® jeden Tag und 3,3 Milliarden weltweit mindestens einmal im Monat.

Auf Facebook kann man private Informationen, Bilder, Videos, Texte und Einträge mit Freunden teilen. Zudem bietet die Plattform diverse weitere Funktionen, wie unter anderem den Facebook Messenger®, eine Nachrichtenplattform, Gruppen und private Verkaufsplattformen sowie Facebook Pay®, eine Bezahldienstleistung, und die Möglichkeit Videotelefonate zu führen.

Im Jahr 2020 nutzten 36 % der 16- bis 19-jährigen Jugendlichen in Deutschland Facebook® (Poleshova, 2020c). In den USA ist das offizielle Mindestalter für die Registrierung auf Facebook® 13 Jahre, dies unterliegt dem „Children's Online Privacy Protection Act", nach dem in den USA keine Daten von Kindern unter 13 Jahren gesammelt und gespeichert werden dürfen. In der EU wird das Mindestalter von der Datenschutz-grundverordnung (DSGVO) geregelt und liegt bei 14 Jahren. Dieses Mindestalter kann bei der Registrierung aber sehr einfach umgangen werden, da diese keine Verifizierung verlangt. Für die Eltern hat dies derzeit keine rechtlichen Konsequenzen, allerdings muss man sich als Eltern die Frage stellen, ob man den Kindern soziale Medien in diesem Alter schon erlaubt (Stand Februar 2021, saferinternet.at, 2018). Mehr zu diesem Thema finden Sie im achten Kapitel.

Einfach erklärt ist die Haupteinnahmequelle von Facebook® der Verkauf von Nutzerdaten für Werbezwecke an Drittanbieter. Diese verwenden die Daten, um gezielte Werbeanzeigen zu schalten. Laut dem Datenschutzbestimmungen von Facebook® ist dies allerdings ein wenig komplizierter. Facebook® umgeht ihre Datenschutzvereinbarung, indem es Werbetreibende auf die Plattform einlädt, diese für deren Zwecke zu nutzen. Dies gilt auch für alle weiteren Plattformen, die zu Facebook® gehören, wie Instagram® (Bhatia, 2020). Facebook® konnte so seinen Umsatz von 21 Milliarden im Januar 2020 auf 28 Milliarden Dollar im Januar 2021 steigern (Roth, 2021).

Zu Facebook® gehören auch beliebte Apps wie Instagram® und WhatsApp®.

Instagram®
Instagram® wurde 2010 gegründet. Ursprünglich war die App als reine Foto-Sharing-Plattform gedacht. Seit der Übernahme durch Facebook® im Jahr 2012 wurde die Plattform um einige Funktionen, wie zum Beispiel die „Storys", die nur 24 Stunden online sind, oder auch Filter zur Bearbeitung von Fotos erweitert. 2021 ist Instagram® eine der größten Social-Media-Plattformen weltweit und lässt sich als Foto- und Videosharing Social Network einordnen. Besonders aufgrund der Filterfunktionen lässt sich der rasante Anstieg an Nutzern weltweit erklären. Auf Instagram® kann man anderen Nutzern und Unternehmen folgen, ihre Beiträge „liken" oder kommentieren. Zudem beinhaltet die Plattform einen privaten Nachrichtendienst (Chat). Zu den Hauptinteressen auf Instagram® zählen Reisen (45 %), Musik (44 %), Essen und Trinken (43 %) sowie Fashion (42 %) und Gesundheit & Fitness (35 %) (Iqbal, 2021). Besonders bei Jugendlichen ist Instagram® beliebt, 71 % der Nutzer sind unter 35 Jahre alt. Facebook® hat im Vergleich nur 45 % der Nutzer in der Altersklasse unter 35 Jahre (tz, 2020). In den USA nutzen 76 % der 18- bis 29-Jährigen Instagram®, in Deutschland liegt dieser Wert bei 58 %. (Poleshova, 2020c).

Insgesamt hat Instagram® 2020 über 1 Milliarde Nutzer, allein in Deutschland über 21 Millionen Laut BusinessofApps spielt Instagram® eine zentrale Rolle in der Popkultur des 21. Jahrhunderts. Im Speziellen wird die Rolle der „Influencer" auf Instagram® in diesem Zusammenhang hervorgehoben (Iqbal, 2021). Unter einem Influencer versteht man eine Person, die bestimmte Produkte auf sozialen Medien bewirbt, um damit Geld zu verdienen. Besonders interessant ist Instagram® daher als Onlineverkaufsplattform für Unternehmen. 90 % aller Nutzer folgen mindestens einem Unternehmen. Dieser Trend ist derzeit steigend. Ein Drittel aller Instagram® Storys sind Werbeinschaltungen (Firsching, 2020a).

Eine Statistik aus dem Jahr 2019 zeigt, dass 23 % der Jugendlichen im Alter von 18 bis 24 Jahre Instagram® als Nachrichtenquelle nutzen (Suhr, 2019). Dies ist kein angedachter Zweck dieser Plattform. Es zeigt jedoch die Veränderung im Nutzerverhalten gerade bei jüngeren Menschen. Mehr zu diesem Thema finden Sie in weiterer Folge dieses Kapitels.

Snapchat®

Snapchat® ist ein 2011 gegründeter US-amerikanischer Messengerdienst. 2020 hatte Snapchat über 150 Millionen Nutzer weltweit. 70 % der 18- bis 24-jährigen US-amerikanischen Jugendlichen nutzen Snapchat®. In Deutschland sind über 80 % der Nutzer zwischen 14 und 19 Jahre alt. 86 % der befragten Personen in dieser Altersklasse gaben an, Snapchat® zu nutzen (Poleshova, 2020a). Interessant ist in diesem Zusammenhang, dass 67 % der deutschen Facebook-Nutzer kein Snapchat-Profil haben. Dies zeigt, dass der Trend bei Jugendlichen weg von Facebook und hin zu neuen Plattformen geht (Firsching, 2020b). Das Unternehmen macht einen weltweiten Jahresumsatz von über 678 Millionen Dollar, Tendenz steigend (Poleshova, 2020a).

Snapchat® ist eine Foto- und Messanger-App, mit der man Bilder und kurze Videos versenden kann, die sich innerhalb von 10 Sekunden nach Betrachtung wieder löschen. Diese Bilder kann man ebenfalls auf Facebook® und Instagram® teilen. Zudem können auch auf Snapchat® – ähnlich wie bei Instagram® – Storys erstellt werden, die 24 Stunden lang online sind. Weitere Funktionen sind private oder Gruppenchats und das Verwenden von Filtern. Eine Besonderheit an Snapchat ist die Darstellung einer Freundschaft anhand von Symbolen. Wenn zwei Personen mindestens drei Tage lang täglich chatten, wird ein Flammensymbol angezeigt. Neue Funktionen sind das Bearbeiten von Bildern und Aufnahmen sowie das Lokalisieren von anderen Nutzern über den Standort (schau-hin.info, 2021).

Auch Snapchat® generiert seinen Umsatz durch Werbeeinnahmen. Durch die besonders jungen Nutzer ist die App interessant für Werbeunternehmen, da dadurch eine sehr junge Zielgruppe erreicht werden kann. Auch die Werbeeinschaltungen dauern maximal 10 Sekunden, sind interaktiv und werden im

Vollbildmodus angezeigt. Durch die GeoFilter, die Lokalisation einer Person durch den Standort und den entsprechenden Filter am Photo, generiert Snapchat ebenfalls Einnahmen. Geofilter sind zum Beispiel ein Emoji mit dem Logo einer Fast-Food-Kette, das in das versendete Foto eingefügt wird. Des Weiteren gibt es auf Snapchat® Filter, die einem Unternehmen zugeordnet werden. Das Prinzip ist ähnlich wie bei den GeoFiltern.

TikTok®

TikTok® ist eine chinesische Social Media App, die 2016 gegründet wurde und bereits über 500 Millionen Nutzer weltweit verzeichnet. In Deutschland hat TikTok® derzeit 4 Millioneno Nutzer und zählt somit zu den erfolgreichsten chinesischen Apps im Land. 60 % der Nutzer sind zwischen 16 und 24 Jahre alt, davon wiederum sind 60 % weiblich. Durchschnittlich verbringt ein Nutzer über 50 Minuten am Tag mit der App (Firsching, 2020). 2019 machte der TikTok®-Mutterkonzern Bytedance drei Milliarden Dollar Gewinn und konnte den Umsatz somit innerhalb eines Jahres verdoppeln. 2019 zählte es zu den wertvollsten Start-ups weltweit (Rixecker, 2020).

TikTok® ermöglicht das Erstellen, Bearbeiten und Teilen von kurzen Videos. Mit In-App-Käufen können weitere Funktionen erworben werden. Die meisten der Videos sind Musikvideos, Tänze oder Lippensynchronisationen.

Unternehmen werden zunehmend aktiver auf TikTok® und verschaffen sich über Challenges und Hashtags Aufmerksamkeit auf der Plattform. Unter einer Challenge versteht man eine Herausforderung, bei der die Nutzer bestimmte Aufgaben auf Video aufzeichnen und diese anschließend auf ihrem Social-Media-Profil veröffentlichen. So hat zum Beispiel ein Getränkehersteller um die 40 Millionen Aufrufe erreicht, indem das Unternehmen eine Challenge mit einem Hashtag in einem kurzen Tanzvideo zum Nachmachen veröffentlicht hat. Auch einzelne Nutzer können durch TikTok® Geld verdienen. Entweder als Influencer durch Sponsoring und Werbeverträge oder auch direkt über die TikTok Coins®, die ein Nutzer in der App kaufen kann und anschließend einem anderen schenken kann.

TikTok® geriet in den letzten Monaten zunehmend in die Schlagzeilen, da es vermehrt bei Nutzern von Challenges zu Unfällen und auch Todesfällen kam. Challenges werden immer beliebter in sozialen Medien, meistens sind diese auch harmlos und dienen der Unterhaltung oder als Mutprobe. Einige sind jedoch lebensgefährlich, insbesondere wenn ein bestimmtes Verhalten nachgeahmt werden soll. Negativbeispiele hierfür sind das Schlucken von Waschmittel, das Essens eines Löffels Zimt ohne Flüssigkeit oder auch die absichtliche Herbeiführung einer Ohnmacht vor laufender Kamera.

YouTube®

YouTube® ist eine Videoplattform des Google®-Mutterkonzerns Alphabet®, die 2005 gegründet wurde. YouTube® war 2019 die zweitbeliebteste Social-Media-Plattform weltweit (DataReportal, 2019). 2019 hatte YouTube® über 1,9 Milliarden Nutzer weltweit, die mindestens einmal im Monat aktiv waren. In Deutschland ist YouTube® besonders bei den 18- bis 24-Jährigen beliebt, in dieser Altersgruppe verwenden 89 % der befragten Personen YouTube regelmäßig. Durchschnittlich verbringen Nutzer 49 Minuten täglich auf YouTube® (Poleshova, 2020b). In der Altersgruppe der 16- bis 19-jährigen Jugendlichen wird YouTube® besonders intensiv genutzt. Eine von 5 Personen, die an einer amerikanischen Umfrage 2018 teilgenommen haben, gaben an, YouTube® als sehr wichtige Informationsquelle zu nutzen (orig. „understanding things happening in the world"). 51 % der erwachsenen US-Amerikaner sind der Meinung, YouTube® ist „sehr wichtig, um Dinge und Tätigkeiten zu lernen, die sie bisher nie gemacht haben" (orig. „figuring out how to do things they haven't done before") (Pew Research Center, 2018). Aufrufe von How-to-Anleitungen, ob Kochrezepte, Beauty Tutorials oder Reparaturanleitungen, wachsen auf YouTube jährlich um 70 % (Morgensen, 2015).

Auch Kinder nutzen YouTube® vermehrt. Das erkennt man unter anderem daran, dass das Kindervideo „Baby Shark Dance" bis Januar 2021 über 7,58 Milliarden mal aufgerufen wurde und damit das erfolgreichste Video auf YouTube® bisher ist (Poleshova, 2021). YouTube® hat bereits 2015 Kinder als wichtige Zielgruppe erkannt und YouTube® Kids gegründet. Das Ziel ist, nur kinderfreundliche Videos zu veröffentlichen und mehr Möglichkeiten der Kontrolle für Eltern zu schaffen. YouTube® Kids ist für Kinder bis sieben Jahre konzipiert. 81 % der US-amerikanischen Eltern mit Kindern unter elf Jahren haben YouTube® bereits genutzt, um Videos für ihre Kinder zu suchen. 34 % verwenden YouTube® regelmäßig als Beschäftigung für ihre Kinder. Diese Daten stammen aus dem Jahr 2018 (Pew Research Center, 2018).

Die Haupteinnahmequelle von YouTube® ist Werbung, hinzukommen die YouTube® Premiumnutzer und kostenpflichtige Angebote wie Kanäle, Filme und Streamingdienste. 2019 erwirtschaftete YouTube® einen Umsatz von 15 Milliarden Dollar, das sind 10 % der gesamten Einnahmen des Google®-Mutterkonzerns Alphabet (Stellmach, 2020).

Viele Nutzer versuchen, selbst mit YouTube® Videos Geld zu verdienen. Je nach Reichweite und Häufigkeit von geschalteter Werbung kann ein Nutzer Einnahmen generieren. Nutzer mit mehreren Tausend bis Millionen Abonnenten können viel Geld damit verdienen. Der bekannteste YouTuber verdient im Jahr ca. 13 Millionen Dollar mit den Einnahmen aus seinem Kanal. YouTuber ist daher ein Berufswunsch junger Menschen, der sich immer größerer Beliebtheit erfreut. Laut Forbes verdiente ein neunjähriger Brite mit Werbung für Spielzeug 2020 über 29,5 Millionen Dollar (Berg und Brown, 2020).

Tinder®

Eine weitere Form von sozialen Medien für Privatpersonen sind Datingplattformen wie Tinder®, Bubble® oder Lovoo®. Mithilfe dieser Dating-Apps hat man die Möglichkeit, anhand seines Profils passende Freunde oder Partner zu finden. Allein Tinder® hat seit seiner Veröffentlichung 2012 über 50 Millionen Nutzer und ist in 196 Ländern weltweit verfügbar. Laut Visualistan nutzen 38 % der 16- bis 24-Jährigen die App regelmäßig (Zaman, 2019). Die Nutzerzahlen von Tinder® steigen weltweit kontinuierlich an. Tinder® Pro, die kostenpflichtige Version, konnte einen Nutzeranstieg von 1,9 Millionen im Jahr 2017 auf 6,03 Millionen im Jahr 2020 verzeichnen. Den Hauptumsatz macht Tinder® mit dieser bezahlten Version, der Umsatzanteil von Onlinewerbung ist im Vergleich sehr gering. 2019 verdiente Tinder® so 2,05 Milliarden Dollar (Statista Research Department, 2020), und der Hersteller Match.com, der auch zwei weitere Datingportale betreibt, 2,4 Milliarden Dollar. Das sind 17 % mehr als noch 2019, also vor der Pandemie (Manakas, 2021). Laut einem Bericht aus dem Jahr 2021 schaffen es auch Dating-Apps, ihre Nutzer durch den Einsatz von Belohnungen (Anzahl der „Matches" oder Nachrichten) und Push-Nachrichten zu konditionieren. Allein die Push-Benachrichtigungen, die immer für ein positives Feedback in der App stehen, lösen Dopamine und somit ein Glücksgefühl aus (Manakas, 2021).

Berufliche Plattformen

Auch beruflich werden soziale Netzwerke immer häufiger verwendet, um mit Kunden in Kontakt zu bleiben, Werbung zu schalten und Marktforschung zu betreiben. LinkedIn und Xing sind die populärsten Plattformen. Sie dienen zur Kommunikation beruflicher Kontakte und zur Verbindung neuer Geschäftsverbindungen. Für den Alltag von Kindern und Jugendliche sind berufliche Plattformen nicht relevant, daher finden sie in diesem Rahmen keine weitere Erwähnung.

In der Abb. 3.1 werden die meistgenutzten Social-Media-Plattformen von Jugendlichen kurz vorgestellt.

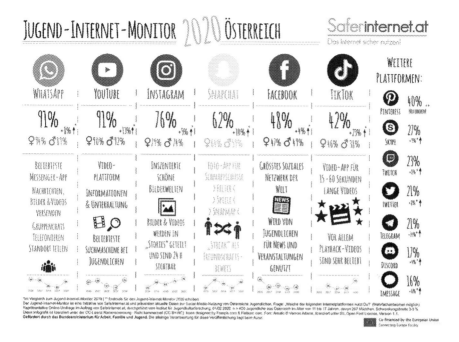

Abb. 3.1   Jugend-Internet-Monitor 2020. (Österreichisches Institut für angewandte Telekommunikation, 2020)

3.2   Influencer

Unter dem Begriff „Influencer" werden Personen bezeichnet, die „aus eigenem Antrieb Inhalte (Text, Bild, Audio, Video) zu einem Themengebiet in hoher und regelmäßiger Frequenz veröffentlichen und damit eine soziale Interaktion initiieren" (Deges, 2018).

Diese Inhalte werden auf Social-Media-Plattformen wie zum Beispiel Instagram®, TikTok®, YouTube® geteilt. Die Besonderheit an Influencern im Vergleich zu „normalen Nutzern" ist die hohe Reichweite in den sozialen Netzwerken. Influencer sind auf ihrem Interessengebiet oft Experten und haben ein umfassendes Wissen, das sie mit ihrer „Community" teilen. Dies ist auch meistens der Ursprung eines Influencers. Aufgrund von positivem Feedback und einem wachsenden Netzwerk erhöht sich die Reputation und das Prestige einer Person. Dies ist oft der Beginn einer Laufbahn als Influencer. Häufige Themenbereiche sind Lifestyle, Fitness und Sport, Mode und Reisen (Deges, 2018).

Der Ursprung dieses Phänomens geht geschichtlich weit zurück. Grob gesagt, ist ein Influencer ein klassischer „opinion leader". Darunter versteht man eine Person, die von anderen geschätzt wird und deren Meinung daher maßgeblich ist. Der Unterschied zu früheren Definitionen ist das Auftreten in sozialen Netzwerken. Dadurch wird es grundsätzlich jeder Person ermöglicht, Influencer zu werden. Oft sind Influencer Personen mit einem Grundberuf, wie zum Beispiel Musiker, Schauspieler, Sportler oder Fachkräfte.

Wichtige Eigenschaften eines Influencers sind im Idealfall Glaubwürdigkeit, hohe Vertrauenswürdigkeit, Authentizität und Ausstrahlung (Deges, 2018).

Durch Auftritte in bekannten sozialen Netzwerken erzielen sie gerade bei jüngeren Nutzern eine große Reichweite. Durch diese Reichweite werden Influencer, ob bewusst oder unbewusst, zu Meinungsmachern. Gerade junge Nutzer vertrauen auf die Meinung von Influencern. Die meisten Influencer sind auf mehreren Kanälen vertreten und können daher auf eine breite Community aufbauen.

Große Unternehmen wie Modeketten, Technologiehersteller, aus der Schönheitsindustrie bis hin zur Politik nutzen den Einfluss von Influencern. Mit welchen Unternehmen ein Influencer zusammenarbeitet, kommt auf die Abonnenten und die Schwerpunktthemen des Influencers an (Pönisch, 2021). Durch Produktplatzierung verdienen Influencer Geld. Je mehr Follower, Abonnenten bzw. regelmäßige Zugriffe ein Influencer hat, desto mehr Geld kann dieser verdienen. Zu den bestverdienenden Influencerinnen gehört Kylie Jenner. Durch ihre Follower erreicht sie einen Marktwert von 1 Millionen Dollar pro Werbeplatzierung.

In diesem Fall spricht man von Influencer-Marketing. Ziel ist es, „Marken- oder Produktführsprecher zu gewinnen, die Experten auf ihrem Themengebiet sind". Influencer können dadurch einen großen Einfluss auf Bewertungen und Kaufentscheidungen von Produkten, Dienstleistungen, Marken, Unternehmern und Arbeitgebern haben (onlinemarketing.de, 2021).

Im Zusammenhang mit Influencern wird oft von Schleichwerbung gesprochen. Grundsätzlich ist das Platzieren von Produkten seit dem Aufkommen von Massenmedien eine beliebte Möglichkeit für ungekennzeichnete Werbung. Besonders häufig sieht man dies in Filmen und Fernsehsendungen. Aufgrund der großen Verbreitung dieser Art von Werbung werden immer mehr rechtliche Rahmenbedingungen gesetzlich geregelt. So gibt es eine Kennzeichenpflicht für bezahlte, aber auch unbezahlte Werbung. Es muss für Nutzer deutlich erkennbar sein, wann es sich um Werbung handelt.

> Wichtige Eigenschaften eines Influencers sind im Idealfall seine Glaubwürdigkeit, hohe Vertrauenswürdigkeit, Authentizität und Ausstrahlung (Deges, 2018).

Es gibt verschiedene Arten von Influencern (Suchhelden, 2021):

* Key Influencer: Hier handelt es sich meistens um Journalisten oder Markenbotschafter mit einer sehr großen Reichweite und Fachwissen zu einem bestimmten Thema. Sie sind meistens auf Social-Media-Plattformen vertreten.
* Peer Influencer: Damit sind Meinungsmacher gemeint, die für ein bestimmtes Unternehmen arbeiten und die Produkte auf sozialen Medien, aber auch bei Onlineseminaren und Blogs präsentieren.
* Social Influencer: Unter diesem Begriff fallen die klassischen „Influencer" auf Social-Media-Plattformen wie Instagram®, YouTube®, TikTok® etc. Sie verdienen Geld mit Produktplatzierungen auf ihren Kanälen.
* Sinnfluencer: Diese Art der Influencer behandelt ethische und moralische Themen. Es geht um das Generieren von Aufmerksamkeit für ein bestimmtes Thema und das Bewerben ethisch vertretbarer Produkte.
* Petfluencer: Selbst Tiere haben ihren Weg schon in die sozialen Medien gefunden. Mittlerweile gibt es einige Haustierbesitzer, die ihr Tier online vermarkten und Werbeverträge mit Futtermarken und Tierbedarfsherstellern abschließen.
* Kidfluencer: darunter fallen Kinder und Jugendliche unter 13 Jahre, die Werbung für Kinderprodukte, wie Spiele oder Süßigkeiten, auf Social-Media-Plattformen machen.

Das Phänomen der „Kinder-Influencer" nimmt in den letzten Jahren stark zu. Hierbei werden Kinder dabei gefilmt, wie sie unter anderem Spielzeug, Nahrungsmittel oder Pflegeprodukte testen und bewerten. Diese Videos werden von den Eltern auf sozialen Netzwerken geteilt. Die Produkte sind oft von Unternehmen zur Verfügung gestellt oder die Kinder erhalten dafür Geld. Ganze Familien verdienen so ihren Lebensunterhalt. Wie bereits erwähnt, war der bestverdienende YouTuber im Jahr 2020 ein neunjähriges Kind.

Das deutsche Kinderhilfswerk sieht die Grenze zu Kinderarbeit immer schwammiger. In Deutschland gibt es das Jugendschutzgesetz, das Kinderarbeit nur unter bestimmten Voraussetzungen erlaubt. „Das Gesetz hat die

Aufgabe, Kinder und Jugendliche vor Überforderung, Überbeanspruchung und den Gefahren am Arbeitsplatz zu schützen. Die Beschäftigung von Kindern ist demnach grundsätzlich verboten." Das Kinderhilfswerk kritisiert allerdings die schwierige rechtliche Umsetzung in diesem Bereich (Zeit Online, 2020).

Ebenfalls Bedenken äußert Roland Rosenstock, ein deutscher Medienpädagoge, in einem Interview mit dem *Spiegel*: Er ist der Meinung, dass die meisten Eltern die Gefahr unterschätzten und zu sorglos seien. „Man kann zwar löschen, was man hochgeladen hat – aber in der Zwischenzeit hat ein unerwünschtes Publikum die Möglichkeit, Videos und Bilder anzusehen, zu speichern und weiterzuverbreiten." (Beckschebe, 2020).

Sicherlich gibt es Kinder, denen das Sprechen vor der Kamera Spaß macht und die sich gern auf sozialen Netzwerken präsentieren. Hier sollte man als Eltern sehr gut abwägen, welchen Nutzen und welchen Schaden eine derartige Tätigkeit hat. Kinder können und sollen diese Entscheidung nicht treffen.

Viele Kinder und Jugendliche äußern den Berufswunsch Influencer. Nach einer Bitkom-Studie (Abb. 3.2) von 2017 sind 56 % der befragten Jugendlichen ab 14 Jahren der Meinung, Influencer ist in der heutigen digitalen Welt ein normaler Beruf, und 35 % wären gerne selbst erfolgreiche Influencer.

Wie soll man als Elternteil am besten auf diesen Berufswunsch reagieren?

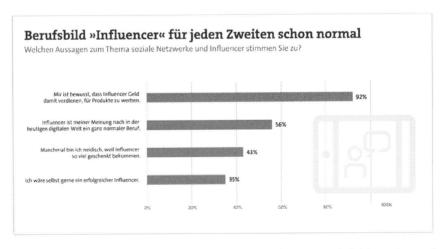

Abb. 3.2 Berufsbild Influencer für jeden Zweiten schon normal. (Bitkom Research, 2017)

Medienbewusst.de (2021) rät Eltern, Kinder und Jugendliche darüber aufzuklären, wie viel Arbeit hinter diesem Beruf steckt. Zu den Aufgaben eines Influencers gehört unter anderem Fachwissen zu einem gewissen Thema, posten von Beiträgen, Texte verfassen, Fotografieren, schneiden von Videos, Werbeverträge abschließen, ständige Interaktion mit seiner Community und beinahe den ganzen Tag online sein. Zudem gehört sehr viel Glück und Durchhaltevermögen dazu. Nicht selten sind erfolgreiche Influencer schon mit jungen Jahren psychisch belastet. Die Konkurrenz ist sehr hoch, und selbst wenn der Kampf um Anerkennung zum Erfolg führt, sind viele Influencer nicht glücklich. Hinzu kommt der Druck, ständig Präsenz zu zeigen, kreativ sein zu müssen und auch Hasskommentare auszuhalten zu müssen. Des Weiteren ist der Erfolg, sollte er eintreten, in den wenigsten Fällen stabil. Für die Forscherin Lo ist es „kaum möglich", auf YouTube® und Twitch® Erfolg zu haben, ohne sich zu überarbeiten. „Es sind hochprekäre Jobs, und das Versprechen auf stabilen Erfolg – also verlässliche Einnahmen – erfüllt sich nur für einen kleinen Teil der Urheber" (Schumacher, 2019). Mittlerweile finden sich viele Beiträge von YouTubern oder auch erfolgreichen Instagramern, die auf die Schattenseiten des Berufes hinweisen und Einblicke in deren Alltag gewähren.

Viele Kinder und Jugendliche sehen nur die Fassade mit vielen Followern, Reisen und Luxusartikeln. Eine ernsthafte Auseinandersetzung mit dem Berufsbild und wie es beruflich weitergeht, wenn der Erfolg ausbleibt oder nachlässt, ist daher sehr wichtig bei der Berufswahl.

3.3 Werbung

Direkt an das Thema Influencer knüpft die Werbung an. Werbung ist in sozialen Medien allgegenwärtig, auch wenn man sie oft nicht erkennt. Während die Umsätze von Print- und Fernsehwerbung seit Jahren abnehmen, steigen sie auf digitalen Plattformen stetig an, vor allem auf Unterhaltungsplattformen wie YouTube® und Streamingdiensten, aber auch in sozialen Medien wie Facebook®, Instagram®. Mittlerweile werden über 50 % des Werbeumsatzes mit dem Smartphone generiert (Spitzer, 2019). Werbung ist die Haupteinnahmequelle von allen gängigen Social-Media-Plattformen. Das heißt aber auch, dass YouTube®, Facebook®, Instagram®, TikTok® usw. Nutzer so lange wie möglich am Bildschirm behalten wollen, um mehr Werbung anzeigen zu können. Gerade Kinder und Jugendliche müssen verstehen, dass Werbung das Geschäftsmodell von Social-Media-Plattformen darstellt. Umso aufsehenerregender ist daher eine Studie von Bitkom aus dem Jahr 2018: Laut dieser geben 56 % der 14- bis 29-Jährigen an, Werbung auf Social-Media-Plattformen nicht von Beiträgen unterscheiden zu können. Linda von Rennings, Leiterin der Onlinekommunikation bei Bitkom, sagt dazu: „Insbesondere Surfanfänger sollten daher früh über die verschiedenen Werbeformen wie etwa Produktplatzierungen aufgeklärt werden. Hier sind nicht zuletzt auch die Schulen gefragt, Kinder darauf vorzubereiten, Werbung besser einzuordnen" (bitkom, 2017).

„Kinder sind ein Marktfaktor" ist ein treffender Satz von Volker Nickel vom Zentralverband der deutschen Werbewirtschaft. Das liegt einerseits daran, dass Kinder über eigenes Geld verfügen und somit direkte Konsumenten sind. Andererseits haben Kinder auch eine indirekte Kaufkraft: Sie äußern Wünsche, und sie beeinflussen die Käufe der Eltern, vor allem beim Lebensmittelkonsum, maßgeblich. Gerade für den Bereich der Lebensmittel zielt ein beträchtlicher Anteil der Werbung auf Kindern ab. Ein weiterer wichtiger Faktor ist, dass Kinder und Jugendliche die Konsumenten der Zukunft sind. Je früher sie an ein Unternehmen oder ein Produkt gebunden werden, desto höher ist die Wahrscheinlichkeit, dass sie bis zu einem hohen Alter dabei bleiben. 6-jährige Kinder können ca. ein Viertel aller Werbungen, 8-jährige bereits die Hälfte und 10- bis 12-Jährige circa drei Viertel aller Werbeanzeigen als solche identifizieren (Porsch & Pieschl, 2014). Anhand dieser Zahlen lässt sich ablesen, welches Interesse Unternehmen an Kindern und Jugendlichen als Konsumenten haben. Dr. Spitzer gibt zu bedenken, dass der kritische Verstand bei Kindern noch nicht entwickelt ist und sie daher den Auswirkungen der Werbung schutzlos ausgeliefert sind. In Schweden ist daher gezielte Werbung, die an Kinder gerichtet ist, seit Jahren verboten (Spitzer, 2019). Die Abb. 3.3 zeigt eine In-App-Werbung in einem Smartphonespiel.

Ein weiterer Aspekt sind Onlinespiele und Spiele-Apps für Smartphones und Tablets. Die beliebtesten Onlinespiele bei deutschen Jugendlichen zwischen 12 und 17 Jahren sind Fortnite®, FIFA® und Minecraft® (Stand 2018, Radtke 2021). Bei den Apps führen Fortnite®, Minecraft® und Animal Crossing®. All diese Spiele enthalten Werbeeinschaltungen. App-Hersteller verdienen durch diese Werbung Geld, die Spiele selbst sind oft kostenlos. Dieses Geschäftsfeld heißt „Advergaming", eine Mischung aus „advertisement" (Werbung) und „gaming" (Spiele). Die Werbung wird in diesem Fall direkt in das Spiel eingebaut. Eine weitere Form sind Gamifications. Das sind Werbeeinschaltungen, die eine Interaktion mit der App fordern, also zum Beispiel das aktive Wegklicken oder Abwarten, bis eine gewisse Zeitspanne verstrichen ist.

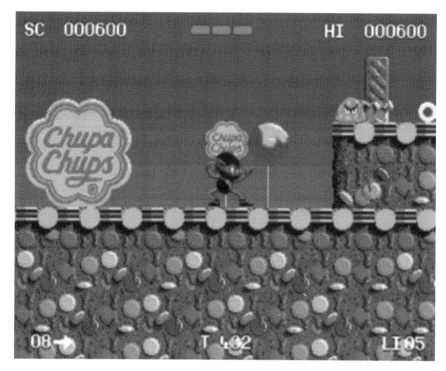

Abb. 3.3 In-App-Werbung

Viele Spiele werden auch direkt von Unternehmen produziert, um für ein bestimmtes Produkt oder eine Marke zu werben. 63 % der Internetseiten für Kinder und Jugendliche enthalten Spiele, die sich um kommerzielle Produkte drehen, Tendenz steigend. Ziel ist es, einerseits zu unterhalten und andererseits eine positive emotionale Bindung zu einem Unternehmen aufzubauen (Porsch & Pieschl, 2014), ohne zu aufdringlich zu erscheinen. Besonders hervorzuheben ist der psychologische Effekt von Werbung in Spiele-Apps: Dadurch, dass man Level oft wiederholen muss, um diese zu meistern, wird auch die Werbung immer wieder eingeblendet. Dies führt zu einem Erinnerungseffekt im Gehirn. Besonders Kinder und Jugendliche sind aufgrund ihrer Gehirnentwicklung davon beeinflussbar. Nur 40 % der 7- bis 12-Jährigen sehen die Marke als Quelle des Spiels (Porsch & Pieschl, 2014). Auch das Erkennen von direkter oder indirekter Werbung in Spiele-Apps fällt Kindern und Jugendlichen sehr schwer. Dies ist besonders bedenklich, weil Kinder und Jugendliche dadurch deutlich länger Werbungen ausgesetzt sind, als sie es zum Beispiel bei Fernsehwerbung wären.

Das kritische Auseinandersetzen mit Werbung mittels alters-
gerechten Trainings von Medienkompetenz ist deshalb besonders wichtig.

> Werbung ist die Haupteinnahmequelle von allen gängigen Social-Media-Platt-
> formen.

3.4 Hass im Netz und Cybermobbing

> Die neue Medienlandschaft hat „neben ihren zahlreichen Vorteilen und
> positiven Auswirkungen auch zu wachsenden Mengen an Desinformation,
> Manipulation und Hetze geführt" (Europäischer Rat, 2020).

Was versteht man genau unter Hasspostings, Hasskommentaren oder Hate Speech?

Hass im Netz war und ist in den letzten Jahren vermehrt im Mittel-
punkt der medialen Aufmerksamkeit. Hasspostings sind Bilder, Videos
oder Texte, die absichtlich im Internet veröffentlicht werden, um andere
Personen anzugreifen oder abzuwerten. Dazu zählt Gewalt und Hass gegenüber bestimmten ethnischen, religiösen, politischen oder sozialen Gruppen
sowie Hass aufgrund der sexuellen Orientierung, des Geschlechtes oder
einer körperlichen Beeinträchtigung. Das Verbreiten von Gerüchten,
Cybermobbing, Beleidigung, Drohung, Verallgemeinerungen und das Verbreiten von Verschwörungserzählungen zählt ebenfalls dazu. Hate Speech
bzw. Hasskommentare werden über die Kommentarfunktion von sozialen
Medien, Blogs, Foren und Messengerdiensten wie WhatsApp® verbreitet.
Die Europäische Union schreibt hierzu, dass „die neue Medienlandschaft
neben ihren zahlreichen Vorteilen und positiven Auswirkungen auch zu
wachsenden Mengen an Desinformation, Manipulation und Hetze geführt
hat" (Europäischer Rat, 2020). Laut einem Medienbericht vom Februar
2021 konnte ein deutlicher Anstieg von Hasspostings in Österreich verzeichnet werden, genau gesagt eine Vervierfachung im Vergleich zu 2019.
Der größte Teil der Postings betrifft „politische Anschauungen" (30 %),
hiervon war ein Viertel direkt an Politiker gerichtet, 10 % sind Meldungen
gegen Personen mit jüdischem Glauben, und 20 % der Postings hatten

einen neofaschistischen Hintergrund. Weitere knapp 30 % aller Hass-postings waren Fake News und Verschwörungserzählungen, und 22 % waren fremdenfeindlich. Laut der Initiatorin einer Hassposting-Melde-App entstehen viele Hasspostings aus Sorgen und Ängsten heraus (der Standard, 2021).

Laut Sailer-Wlasits, einem österreichischen Publizisten, ist Hate Speech eine „Vorstufe von physischer Gewalt". Ziel von Hate Speech ist es, einen „gesellschaftlichen oder politischen Wandel herbeizuführen, angefeindete Gruppen aus dem öffentlichen Leben mundtot zu machen oder zu entfernen" (Franz, 2021). Bei Jugendlichen sind die Gründe oft deutlich banaler. Es geht um das Stärken des eigenen Selbstwertgefühles oder der Gruppenzugehörigkeit.

> Mobbing ist eine Möglichkeit, Aggressionen und Frustration auf Kosten von schwächeren Mitgliedern der Gesellschaft auszuleben (Juul, 2010).

Eng verbunden mit Hate Speech ist das Thema Cybermobbing oder auch Cyberbullying. Mobbing kommt aus dem Englischen und bedeutet „jemanden angreifen" oder „pöbeln". Nach Jesper Juul ist Mobbing eine Möglichkeit, Aggressionen und Frustration auf Kosten von schwächeren Mitgliedern der Gesellschaft auszuleben und die Integrität dieses Menschen zu verletzen. Mobbing entwickelt sich aus Frustration heraus (Juul, 2010). Cybermobbing weist im Vergleich zu persönlichem Mobbing oder Hänseleien in Schulen oder Kindergärten mehrere Differenzierungen auf. Zum einen wird schnell ein großes Publikum in öffentlichen Netzwerken erreicht. Man wird nicht mehr direkt mit der Situation konfrontiert, sondern kann nur passiv zusehen, wie Fotos oder Beiträge im Internet geteilt werden. Häufig geschieht dies über Plattformen wie Facebook®, YouTube® oder Instagram® oder in Chat-Apps wie WhatsApp®. Auf der anderen Seite wird das Mobbing 24 Stunden am Tag ermöglicht. Früher waren es Situationen in der Schule oder im Hort, aus denen man sich im geschützten Umfeld daheim zurückziehen konnte. Durch das Cybermobbing fällt dieser Schutz weg, und die Betroffenen sind ständig mit der Situation konfrontiert. Das Nicht-Nutzen von sozialen Netzwerken und digitalen Geräten ist oft keine Option (Habermann, 2020).

Arten von Hate Speech

Das Landesmedienzentrum Baden-Württemberg unterteilt Cybermobbing, Hasskommentare, Hate Speech je nach Vorgehen. Diese Unterteilung ist wichtig, um zu verstehen, wie Hate Speech, Cybermobbing etc. aussehen kann und wie umfassend das Thema ist. Es betrifft nicht nur Kinder und Jugendliche, die von anderen Jugendlichen öffentlich diskriminiert werden, sondern ist ein gesellschaftliches Phänomen, das nicht unterschätzt werden sollte. Ein Auszug aus Franz (2021):

* Wir/die-Rhetorik: Die Abgrenzung über die Sprache ist oft ein erster Schritt. Man geht von einem „Wir" aus, darunter wird meistens die eigene Nationalität, Gruppenzugehörigkeit oder ethnische Gruppe gemeint. „Die" sind alle anderen und werden negativ besetzt. Ein Beispiel hierfür wäre: „Die nehmen uns die Arbeitsplätze weg."
* Wenn/dann-Rhetorik: In diesem Fall werden Zusammenhänge konstruiert, die objektiv nicht nachvollziehbar sind. Häufig konnte man in den Jahren der Flüchtlingskrise hören: „Wenn ich ein Asylant wäre, würde ich auch eine Gratiswohnung bekommen."
* „Silencing": Betroffene werden durch dauerhaftes Mobbing zum Schweigen gebracht.
* Oft werden Hasskommentare oder Cybermobbing als Humor oder Ironie getarnt. Auch das ist gesetzlich geregelt und wird als „üble Nachrede" oder „Beleidigung" gehandhabt. Gerade unter Jugendlichen ist das ein häufiges Verhalten oder wird oft als „Ausrede" für Hasskommentare verwendet. Aufklärung ist in diesem Fall besonders wichtig.
* Abwerten von etablierten Medien, wie Zeitungen und Fernsehen, als „Lügenpresse". Die wichtigste Informationsquelle für Jugendliche sind soziale Medien und YouTube. Gerade dort sind sie sehr empfänglich für Falschmeldungen, Fake News und Verschwörungstheorien. Klassische Medien haben es oft schwer, dagegen anzukommen. Eine Stärkung der Medienkompetenz ist hier unerlässlich, um zwischen Falschmeldungen, Verschwörungstheorien und tatsächlichen Nachrichten unterscheiden zu können. Mehr dazu finden Sie im Kapitel „Fake News" und Politik.
* Rassistische Stereotypisierungen und Verallgemeinerungen und die Verwendung herabwürdiger Begriffe: Hierzu zählen grobe Verallgemeinerungen, wie „Muslime unterdrücken ihre Frauen", aber auch Wörter wie „Kanacke", „Neger" oder „Schwuchtel".

* Instrumentalisierung von Ereignissen zur Verallgemeinerung: Darunter fällt zum Beispiel die Kölner Silvesternacht 2015, bei der es zu sexuellen Übergriffen auf Frauen durch junge Männer gekommen ist. Oft werden in diesem Zusammenhang Asylwerber und Migranten genannt ohne genauen Hintergrund des Geschehens. Daraus folgt eine Verallgemeinerung des Verhaltens auf andere Personen.

Mittlerweile beschäftigt sich auch die Politik mit diesem Thema. In Österreich gilt seit Jänner 2021 ein Gesetzespaket, um Hasspostings gerichtlich verfolgen zu können, das Kostenrisiko für die Betroffenen zu senken, Schadenersatz fordern zu können und die Löschung von Social-Media-Plattformen durchsetzen zu können. Auch in Deutschland gibt es seit 2020 Gesetzesverschärfungen gegen Hasskriminalität, insbesondere auf Social-Media-Plattformen.

Jugendliche und Hate Speech und Cybermobbing

> 25 % der Befragten der Opfer gaben an, Suizidgedanken zu leiden (Beitzinger et al., 2020).

Gerade Jugendliche sind oft stark betroffen von Hasskommentaren und Cybermobbing. Sie kommunizieren deutlich mehr über Social-Media-Plattformen und informieren sich dort über das Tagesgeschehen. Laut der JIM-Studie 2019 sind Jugendliche, je älter sie werden, stärker betroffen (Rathgeb et al., 2019).

Für die forsa-Umfrage 2020 wurden über 1000 Jugendliche im Alter von 14 bis 24 Jahren zu dem Thema Hassrede im Netz befragt. Es zeigte sich, dass diese Altersgruppe am stärksten von Hasskommentaren betroffen ist, bereits 67 % haben solche auch schon gemeldet. 50 % der Befragten gaben an, dass mehr Hasskommentare als sachliche Meinungsäußerungen im Internet zu finden sind. Aus der Studie geht ebenfalls hervor, dass sich viele Jugendlichen häufig mit Hasskommentaren befassen. Trauriger Grund: 25 % finden diese unterhaltsam, und sogar 44 % finden diese interessant (Isenberg, 2020). Laut safersurfing haben 7 von 10 Jugendliche bereits Erfahrung mit Cybermobbing. „Je mehr Zeit ein Jugendlicher in sozialen Netzwerken verbringt, desto eher hat er Angst davor, etwas zu verpassen. Die sogenannte FOMO (Fear of Missing out) rührt daher, dass die Jugendlichen angesichts der vielen Erlebnisse, die andere Menschen im

Internet teilen, die Sorge entwickeln, bei einem wichtigen oder erlebenswerten Ereignis nicht dabei zu sein" (safersurfing, 2018).

2019 wurde die bisher größte Studie zum Thema Hass im Netz veröffentlicht. Diese ergab, dass besonders jüngere Menschen zwischen 18 und 24 Jahren (17 %) sowie Menschen aus Einwandererfamilien (14 %) betroffen zu sind. Zwei Drittel der Betroffenen gaben folgende negative Erfahrungen an: emotionaler Stress, Angst und Unruhe, Depressionen sowie Probleme mit dem Selbstbild. 15 % hatten Probleme in der Arbeit oder der Bildungseinrichtung (Schule, Uni etc.). Gerade junge Menschen unter 25 Jahren leiden unter den Folgen. 75 % der Befragten waren unzufrieden mit der Politik und sind der Meinung, der Staat solle „die bestehenden Gesetze im Internet konsequenter durchsetzen" (Geschke et al., 2019).

Die Cyberlife Studie 2020 veröffentlicht folgende Zahlen: 17,3 % der deutschen Schüler sind von Cybermobbing betroffen, das sind knapp 5 % mehr als im Jahr 2017. Die Zahl der Betroffenen steigt laut den Autoren auch mit zunehmendem Alter. Zudem sind Schüler, die mit ihrer sozialen Situation unzufrieden sind, besonders gefährdet. Gemobbt wird demnach hauptsächlich über WhatsApp® und Social-Media-Plattformen. 25 % der Befragten der Opfer gaben an, Suizidgedanken zu leiden (Beitzinger et al., 2020). Aufgrund der Tatsache, dass Jugendliche sich in einer kritischen Lebensphase befinden, sind diese Zahlen beklagenswert. In der Jugend versuchen sie, eine eigene Identität zu finden. In dieser Phase sind sie besonders empfänglich für Beeinflussung, da sich ihre Kritikfähigkeit erst in der Entstehungsphase befindet. Auch bei diesem Thema ist eine gute Medienkompetenz ausschlaggebend für eine Stärkung der Identität und des Selbstwertes. Das Landesmedienzentrum Baden-Württemberg meint dazu: „Die Erlangung von Schlüsselqualifikationen im Umgang mit Medien ist auch ein Garant für die demokratische und gesicherte Zukunft unserer Gesellschaft" (Franz, 2021). Mehr zu den politischen und gesellschaftlichen Auswirkungen von Hate Speech finden Sie weiter hinten in diesem Kapitel.

Was kann man tun gegen Cybermobbing und Hate Speech?

> Eltern sollten regelmäßig mit ihren Kindern und Jugendlichen das Cybermobbing und Hate Speech ansprechen und eine offene Gesprächsbasis bieten.

Kinder, Jugendliche und Eltern haben verschiedene Möglichkeiten, gegen Cybermobbing und Hate Speech im Internet vorzugehen.

Einstellungen auf der Social-Media-Plattform hinsichtlich Privatsphäre
Schon beim Erstellen eines Social-Media-Profiles sollte verstärkt auf die Privatsphäre geachtet werden. Eltern sind hier gefordert, dies mit den Jugendlichen gemeinsam zu erarbeiten. Das gemeinsame Setzen von Einstellungen fördert nicht nur die Medienkompetenz, sondern stärkt auch das Vertrauensverhältnis zwischen Eltern und Jugendlichen. Einen übersichtlichen Leitfaden für die gängigsten Plattformen bietet saferinternet.at/privatsphaere-leitfaden.

Darüber reden
Der größte Fehler, den man machen kann, ist es, derartige Vorfälle zu verschweigen und zu versuchen, allein mit der Situation fertig zu werden. Eltern sollten regelmäßig mit ihren Kindern und Jugendlichen das Thema ansprechen und eine offene Gesprächsbasis bieten. Warten Sie nicht darauf, dass Ihr Kind sich bei Ihnen melden. Seien sie aktiv, fragen Sie nach und thematisieren Sie Hate Speech und Hasskommentare innerhalb der Familie. Die Autoren der JAMESfokus-Studie geben den Ratschlag, dass Eltern oder auch Kinderärzte bei Schlafproblemen an das Thema (Cyber-)Mobbing denken sollte. So hätten Erfahrungen bei den Kindern gezeigt, dass diese selten von sich aus davon berichten (Willemse et al., 2015). Hier wird aufgezeigt, wie wichtig das präventive Ansprechen des Themas bei Kindern und Jugendlichen ist.

Blockieren
Das komplette Sperren eines Social-Media-Profils erscheint als sehr radikale Maßnahme. Für manche Betroffene ist es allerdings die beste Lösung, für viele ist es allerdings keine Lösung. Weniger radikal ist das Blockieren einzelner Personen oder das Entfernen einer Gruppe. Dieser Schritt zum Selbstschutz vor weiteren Anfeindungen ist in allen Fällen von Cybermobbing und Hate Speech dringend zu empfehlen.

Melden
Ein weiterer Schritt ist das Melden des oder der Angreifer direkt auf der Plattform. Sowohl Facebook®, Instagram® als auch TikTok® und viele andere Plattformen haben hierfür einen Button. Des Weiteren gibt es staatliche Meldestellen, eine Aufzählung finden Sie unter www.hass-im-netz.info, www.opferhilfe-schweiz.ch und www.zara.or.at.

Dagegenreden, aber sachlich bleiben

Schweigen und ignorieren ist nicht immer der richtige Weg. Es kann wichtig sein, manche Beleidigungen nicht einfach hinzunehmen, egal ob diese gegen einen selbst oder eine andere Person oder Gruppe gerichtet ist. Man wird den Urheber des Hasskommentars selten zur Einsicht bringen können, aber vielleicht andere Personen, Freunde, Gruppen überzeugen. Gerade wenn Hate Speech gegen ganze Gruppen geht, sollte man seine Solidarität bezeugen. Unbedingt notwendig ist ein sachlicher Ton. Am besten bespricht man das Vorgehen in der Familie und findet einen gemeinsamen Weg zu reagieren.

In der Schule thematisieren

Es gibt viele Möglichkeiten, das Thema Cybermobbing, Hate Speech und Hasskommentare im Unterricht zu behandeln. Viele (Online-)Beratungsstellen und staatliche Webseiten bieten bereits aufbereitetes Unterrichtsmaterial an. Die Schule hat – abgesehen von den Eltern – eine wichtige Funktion in der Förderung der Medienkompetenz von Jugendlichen. Bringen Sie Ideen für Projekte, Workshops oder Vorträge ein und sprechen Sie mit Ihrer Schule über das Thema. Spätestens nach einem Vorfall innerhalb einer Klassengemeinschaft sollte es thematisiert werden.

Strafrechtliche Anzeigen

Hasskommentare, Beleidigungen, Hate Speech sind strafbar und sollten angezeigt werden. Dies ist in jeder Polizeidienststelle möglich. Wichtig sind ein Screenshot und eine genaue Datierung, um Beweise zu sichern. Seit 2020 gibt es in Deutschland, der Schweiz und Österreich ein verstärktes Vorgehen gegen Hass im Netz.

Hilfe holen

Anlaufstellen für Hilfe sind nicht nur Eltern und Freunde, auch Beratungsstellen sind geschult und bieten Hilfestellung an. Wenn Kinder und Jugendliche sich nicht ihren Eltern anvertrauen wollen, ist das eine gute Alternative. Zeigen Sie als Eltern und Fachpersonen diese Möglichkeit Kindern und Jugendlichen auf.

#lauteralshass-Videoreihe, #gegenhassimnetz und #bittewas

Mittlerweile gibt es viele Aufrufe im Internet, die gegen Hass im Netz auftreten, oft in Verbindung mit einem Hashtag wie #lauteralshass oder #bittewas. Gibt man diese in sozialen Netzwerken ein, findet man Informationsmaterial, Videos, Blogeinträge und Hilfsangebote. Es ist eine sehr niederschwellige Methode gerade für Kinder und Jugendliche, sich zu informieren und Hilfe zu suchen.

3.5 FOMO

Was ist FOMO?

„Fear of Missing out" (FOMO) heißt übersetzt die Angst, etwas zu verpassen. Es ist ein gesellschaftliches Phänomen, das besonders Jugendliche und junge Erwachsene betrifft und stark mit der Digitalisierung zusammenhängt. Im Speziellen geht es um die Angst, spannende oder interessante Ereignisse zu verpassen, und um das Gefühl, dass andere ein besseres und glücklicheres Leben führen als man selbst.

Durch Social-Media-Plattformen wie Instagram oder TikTok sieht man permanent, was die Freunde, Vorbilder und Stars gerade machen. Dies führt zu einem Vergleich mit dem eigenen Leben und der Angst, selbst kein so interessantes Leben zu haben. Dadurch sinkt das Selbstwertgefühl, und der Neid nimmt zu. Zudem stärkt FOMO den Drang, mehr Zeit auf Social-Media-Plattformen zu verbringen, um ständig informiert zu sein (digital guide Ionos, 2020). Laut Dr. Spitzer (2019) ist das Phänomen grundsätzlich nicht neu, Menschen neigen immer schon dazu, Angst zu haben, etwas zu versäumen. Durch die Social-Media-Plattformen „explodiert diese Angst jedoch förmlich".

In einer repräsentativen Umfrage vermuteten 47 % der Befragten ab 14 Jahren, dass sich die ständige Beschäftigung mit dem Smartphone auf eine Angst, wichtige Informationen verpassen zu können, zurückführen lässt (Mohr, 2017).

FOMO kann sich allerdings auch auf Ereignisse wie Schlussverkäufe („black friday sales") oder die neuesten Produkte („Ich brauche als erster das neue iPhone") beziehen.

Genaue Zahlen der betroffenen Jugendlichen konnten leider nicht eruiert werden. Zahlen einer australischen Studie aus dem Jahr 2015 lassen aber das ungefähre Ausmaß erahnen: Hier gaben 60 % der Jugendlichen an, sich darum zu sorgen, dass ihre Freunde mehr Spaß als sie selbst hätten. Zudem meinten 51 %, dass sie sich unsicher fühlen, wenn sie nicht wissen, was ihre Freunde gerade machen (australian psychological society, 2015).

„Fear of Missing out" (FOMO) ist übersetzt die Angst, etwas zu verpassen.

Woran erkennt man FOMO?

FOMO ist eng verbunden mit einer hohen Präsenz und Nutzung von Social-Media-Plattformen, insbesondere Instagram, TikTok und Snapchat. Auswirkungen dessen sind häufig Konzentrationsprobleme, innere Unruhe, Stress, psychosomatische Beschwerden und Schlafprobleme (digital guide Ionos, 2020). Auch die Fähigkeit, Dinge und Erlebnisse zu genießen, kann dadurch abhanden kommen. Eine allgemein schlechtere Stimmung und eine geringere Lebenszufriedenheit sind weitere Merkmale (Spitzer, 2019).

Folgende Leitfragen können dabei helfen, FOMO zu erkennen (Auszug aus digital guide Ionos, 2020; Spitzer, 2019):

* Prüfen Sie auch im Urlaub täglich Ihre Social-Media-Plattformen, um zu erfahren, was Ihre Freunde gerade machen?
* Denken Sie während Aktivitäten mit Freunden darüber nach, was Sie später wie auf welcher Social-Media-Plattform teilen, oder teilen Sie während gemeinsamer Aktivitäten Bilder oder Videos davon?
* Sind Sie beunruhigt oder nervös, wenn Sie erfahren, dass Ihre Freunde etwas ohne Sie unternehmen?

Was kann man gegen FOMO tun?

Akzeptanz und Reflektieren lernen
Gerade Jugendliche und junge Erwachsene wollen immer und überall dabei sein. Dass dies nicht möglich ist, führt oft zu Stress. Daher ist es besonders wichtig, diese Gefühle zu reflektieren und zu lernen, damit umzugehen. Auch die Akzeptanz, nicht jede Erfahrung machen zu können oder jedes aktuelle Produkt besitzen zu können, muss durch empathische Erwachsene begleitet werden. Vermitteln Sie Ihrem Kind, dass Sie die Gefühle verstehen können.

Freundschaften im realen Leben
Die wichtigste Unterstützung erhalten Jugendliche durch ihre Freunde. Durch gemeinsame Erlebnisse und das Thematisieren von FOMO können sie als Peers lernen, damit umzugehen. Besonders Jugendliche verstehen diese Ängste und können sich so unterstützen.

Offlinezeiten einführen und einhalten

Mittlerweile gibt es schon viele Apps, die auf die Nutzungsdauer von bestimmten anderen Apps wie Facebook®, Instagram®, TikTok® und Snapchat® hinweisen. Mithilfe dieser kann man auch ein tägliches oder wöchentliches Zeitlimit setzen. Nach Ablauf dieser Zeit kann die App bis zum Ablauf der Zeitspanne nicht mehr geöffnet werden.

3.6 „The Social Dilemma"

Social-Media-Plattformen stehen immer wieder in der Kritik bezüglich ihres Datenschutzes und ihrer Auswirkungen auf die Menschen. In der Netflix®-Dokumentation „The Social Dilemma" sprechen (ehemalige) Mitarbeiter von Google®, Facebook®, Twitter® und Instagram® über die Auswirkungen auf die Gesellschaft. In diesem Rahmen sollen kurz einige Aspekte aufgezeigt werden. So berichtet zum Beispiel der ehemalige Vorstand von Pinterest® Tim Kendall von den Errungenschaften von Social-Media-Plattformen wie das Zusammenführen von Familien und das Finden von Organspendern. Es gab weltweit bedeutende positive Systemveränderungen aufgrund von Social-Media-Plattformen. Man kann sie auch nicht pauschalisieren und diese Plattformen anprangern für das, was sie sind und wie die Menschen sie nutzen. Doch sie haben auch ihre Kehrseite. Dazu zählen Auswirkungen auf unser Wohlbefinden wie das Phänomen Snapchat® Dysmorphia und Datendiebstähle, sowie Fake News.

So hat sich zum Beispiel Tristan Harris, ein ehemaliger Google®-Mitarbeiter, Gedanken um das ethische Design von Tech-Unternehmen gemacht. Es geht im Prinzip um das historische Novum, dass 50 Tech-Designer in Kalifornien Entscheidungen treffen, die das Leben von 2 Milliarden Menschen beeinflussen. Trotz vieler Bemühungen wurden seine Gedanken zur ethischen Verantwortung im Unternehmen nicht weiter ernst genommen.

Auch Facebook® wird in dieser Dokumentation scharf kritisiert. So bezeichnet ein ehemaliger hochrangiger Mitarbeiter das Unternehmen als „Gelddruckmaschine", auch wenn der Ursprungsgedanke von Facebook® positiv war. Das Werbemodell schien jedoch am profitabelsten zu sein, um die Entwicklung diese Plattform zu sichern. Der Investor Roger McNamee beschreibt diese Entwicklung so: „In den ersten fünfzig Jahren entwickelten Silicon-Valley-Firmen Soft- und Hardware. Das war ein sauberes Geschäft. Seit 10 Jahren verkaufen die großen Silicon-Valley-Unternehmen nur noch ihre User." In anderen Worten, die Unternehmen, die die Werbung schalten, sind die Kunden von Social-Media-Plattformen. Die Nutzer sind das Produkt. Die Regel hierzu heißt „If your're not paying for the product, then you are the product". So ist das Geschäftsmodell dieser Unternehmen wie Facebook®, Snapchat®, Instagram®, Youtube®, TikTok®, Reddit® und Google® immer das Gleiche: unsere Aufmerksamkeit. Diese Firmen verdienen mit unserer geschenkten Aufmerksamkeit Geld. Ein wenig komplexer sieht es Jaron Lanier, Autor und Unternehmer. Das Produkt sei nicht unsere Aufmerksamkeit, sondern die „schleichende, kaum wahrzunehmende Veränderung des eigenen Verhaltens und der Wahrnehmung". Wichtig hierfür ist es, die Nutzer stark an sich zu binden und zutreffende Voraussagen machen zu können. Für solche Voraussagen braucht man möglichst große Datenmengen. Das sei ein völliger neuer Markt und hat die Internetunternehmen zu den reichsten Firmen aller Zeiten gemacht, resümiert Soshana Zuboff, Professorin der Harvard Business School. So werden nicht nur die Daten aus den Profilen selbst gesammelt, sondern aus dem Verhalten der Nutzer, wie zum Beispiel, wie lange man sich einen Post ansehe, welche Art von Post man bevorzugt, von wem man sich Posts ansieht. Daraus schließen sie auf die aktuelle Stimmung, den Charakter und die Rituale im Alltag jedes einzelnen Nutzers, um die nächste Handlung oder Aktivität vorherzusagen. Diese Arbeit übernimmt der Algorithmus, der entscheidet, welchen Post oder welche Werbung man als Nächstes sieht. Dafür gibt es drei Gründe: möglichst viel Screentime bei einem Nutzer zu generieren, dass man Freunde mit auf die Plattform nimmt und diese so wächst und drittens die Steigerung der Werbeeinnahmen (Orlowski, 2020).

Die heutigen digitalen Technologien sind darauf spezialisiert, das Verhalten des Menschen zu triggern. Die großen Tech-Unternehmen haben alle eigene Entwicklerteams hierfür, die dazugehörige Disziplin nennt sich „growth hacking". Als Beispiel können (Push-)Benachrichtigungen genannt werden. So werden Nachrichten und Mitteilungen auf dem Smartphone mit Tönen, Vibration und einem Aufleuchten versehen, damit man hingreift. Ein weiteres Beispiel ist das „Taggen", also das Markieren einer Person in einem Bild oder einem Post. Die getaggte Person erhält daraufhin eine Benachrichtigung und wird so getriggert, die jeweilige App zu öffnen. Es wäre ja auch viel einfacher, das jeweilige Foto gleich in der Benachrichtigung zu zeigen, aber dann ist man nicht mehr verleitet, die App zu öffnen. Diese Erfindung machte Facebook® und wurde von allen anderen Plattformen übernommen (Orlowski, 2020). Ein weiteres Beispiel, das die Effizienz deutlich macht, ist das Apples® iOs®-Betriebssystem. Hier wird direkt auf dem Startbildschirm angezeigt, wie viele Mitteilungen und Neuigkeiten in einer App zu finden sind. Wie gut das funktioniert, wissen alle. Warum das gerade für Kinder ein Problem ist, ist schnell zu erklären. Erstens schauen sich Kinder immer das Verhalten der Eltern ab. Wenn das Smartphone aufleuchtet oder klingelt und Sie als Elternteil gehen hin, dann lernt das Kind genau das daraus: „Wenn das Gerät was macht, ist es spannend, ich muss es in die Hand nehmen". Zweitens lernen Kinder durch die intuitive Bedienung schnell, mit den Geräten umzugehen, und merken dadurch, welche Selbstwirksamkeit sie besitzen. Darunter versteht man einfach gesagt die Erkenntnis „Ich tue etwas und es hat eine Auswirkung". Bestes Beispiel ist das Spielen mit dem Lichtschalter, das Kinder so lieben. Dazu kommt noch die Ausschüttung von Glückshormonen, wenn man einen solchen Erfolg erlebt.

Ein ehemaliger Vice President von Facebook® sagte hierzu: „Wir wollen psychologisch herausfinden, wie wir dich schnell manipulieren können, um dir den Dopaminschub zu sichern. Bei Facebook funktionierte das exzellent, Instagram übernahm es und WhatsApp®, Twitter® und Snapchat® auch." Es kann als Schwachstelle in der menschlichen Psychologie verstanden werden, die wissentlich missbraucht wurde und wird. Selbst die Mitarbeiter der großen Tech-Unternehmen geben in der Dokumentation zu, Suchtsymptome entwickelt zu haben. So berichtet unter anderem Tim Kendall davon, sich in der Vorratskammer versteckt zu haben, um sein Smartphone zu nutzen, statt mit seinen kleinen Kindern zu spielen. „Man kennt die Tricks, und trotzdem fällt man darauf rein" resümiert ein ehemaliger Twitter®-Mitarbeiter. Dr. Anna Lembke von der Stanford University macht deshalb deutlich, dass sie „Angst um ihre Kinder hat". „Mit all meinem Wissen und meiner Erfahrung kämpfe ich um jede Minute, die meine Kinder am Smartphone und an Computern verbringen" (Orlowski, 2020). Auch Ofir Turel, Professor an der California State University, sieht es ähnlich: „Bei normalen Aktionen von Angesicht zu Angesicht bekommen wir ein paar Dutzend Belohnungen am Tag. Aber in den sozialen Medien bekommen wir das Gleiche in einem viel größeren Maßstab" (Hitier, 2020). Diese Aussagen passen sehr gut zu den Erkenntnissen über die Suchtforschung, nicht nur im digitalen Bereich. Wie im ersten Kapitel bereits angesprochen wurde, ist die schnelle Dopaminausschüttung, die man beim Verwenden digitaler Geräte hat, ausschlaggebend für unsere Affinität diesen gegenüber. Und der Grund, warum eine Sucht überhaupt entstehen kann.

Das Gefährliche an digitalen Medien sei die Tatsache, dass sie exponentiell wachsen. Diese Wachstumsgeschwindigkeit ist mit keinem anderen Medium oder keiner anderen Entwicklung in der Menschheitsgeschichte vergleichbar. Aber unser Gehirn und unsere Psychologie hat sich nicht verändert. Teilweise wissen nicht einmal mehr die Entwickler, warum manche Algorithmen so handeln, wie sie es tun (Orlowski, 2020). Dies führt zu einer unglaublichen Diskrepanz, mit der Menschen „nicht einfach lernen können umzugehen". Es bedarf eines umfassenden Bewusstseins und Lernprozesses, mit der Situation zurechtzukommen. Viele Menschen gehen daher den leichten Weg und blenden die Auswirkungen digitaler Medien aus. Eine frühe Medienkompetenz ist daher so wichtig für die nachfolgenden Generationen. Es geht darum, dass digitale Medien nicht die Menschen benutzen, sondern die Menschen die Technologie.

> Es geht im Prinzip um das historische Novum, dass 50 Tech-Designer in Kalifornien Entscheidungen treffen, die das Leben von 2 Milliarden Menschen beeinflussen.

3.7 Digital Natives und Medienkompetenz

Als „Digital Natives" wird die Generation, die mit den digitalen Medien aufgewachsen ist und dementsprechend selbstverständlich mit diesen umgeht, bezeichnet. Zu diesen digitalen Medien zählen Smartphones, Laptops und Tablets. Digital Natives kennen eine Welt ohne digitale Medien nicht mehr, während der Begriff „Digital Immigrants" für Generationen verwendet wird, die noch ohne digitale Medien aufgewachsen sind und sich diese Technologie erst aneignen mussten. Ein Synonym hierfür ist Generation Y oder Millennials, also alle Personen die zwischen 1981 und 1995 geboren sind. Digital Natives werden meistens mit der Generation Z gleichgesetzt, also allen Personen, die nach 1995 geboren sind.

> Als „Digital Natives" wird die Generation bezeichnet, die mit den digitalen Medien aufgewachsen ist.

Wie bereits beschrieben sieht die Europäishe Union digitale Medienkompetenz und kritisches Denken (orig. „digital competence") als eine der acht wichtigsten Kernkompetenzen der heutigen Zeit an. Grundlegend für die Mediennutzung sei, so die EU, die Fähigkeit, Probleme zu lösen unter Verwendung der passenden Hilfsmittel, die innovative und kreative Nutzung von Technologien und die Reflexionsfähigkeit in Bezug auf die eigenen digitalen Kompetenzen (European Commission, 2014).

Eine deutsche Studie aus dem Jahr 2019 zeigt auf, dass „zwischen der Selbsteinschätzung der Medienkompetenz der Mobile Natives und der tatsächlichen Medienkompetenz (…) zum Teil erhebliche Lücken klaffen." Ungefähr 80 % der Teilnehmer im Alter von 13 bis 17 Jahren gaben ihren Umgang mit digitalen Informationsquellen als gut oder sehr gut an. Zudem gaben über der Hälfte der Jugendlichen an, immer (21 %) oder meistens (30 %) zu wissen, bei welchen Beiträgen es sich um Werbung handelt. Laut den Studienautoren wurden jedoch deutliche Abweichungen zum tatsächlichen Ergebnis festgestellt, wobei eine höhere Bildung einen positiven Einfluss hatte. Die Autoren kamen zu folgendem Schluss: „Offensichtlich führt damit der tägliche Umgang mit dem Smartphone und das Aufwachsen in einer Smartphone-geprägten Zeit nicht automatisch zu einem kritischen Umgang mit digitalen Informationsquellen und einem Infragestellen von Informationen. Vielmehr ziehen Schüler*innen zur Bewertung der Validität von Informationen im Netz teilweise wenig geeignete Annahmen heran und erkennen Fakes häufig nicht" (Menner & Harnischmacher, 2020).

> Die Vermittlung von Medienkompetenz zählt somit zu einer der größten Herausforderungen für Eltern und Pädagogen.

Die Vermittlung von Medienkompetenz zählt somit zu einer der größten Herausforderungen für Eltern und Pädagogen. Das Thema ist komplex und überaus vielschichtig und braucht viel Zeit und Verständnis für Jugendliche sowie das eigene Wissen über digitale Technologien, Social-Media-Plattformen und aufkommende Trends. Dies verunsichert viele Eltern und Pädagogen verständlicherweise. Schnell lässt man daher außer Acht, dass soziale Medien auch viele Vorteile haben. Zum einen ermöglichen sie es, mit anderen Menschen in Verbindung bleiben. Das war gerade während der Corona-Krise und den damit verbundenen Ausgangsbeschränkungen für viele Menschen die einzige Möglichkeit, in Kontakt zu bleiben. Gerade Jugendliche brauchen Freunde und Peers für ihre Entwicklung und ihre psychische Gesundheit. Soziale Medien und Messengerdienste können reale Treffen nicht ersetzen, aber ermöglichen es immerhin, Kontakt zu halten. Auch Hilfe und Unterstützung können Jugendliche über Social-Media-Plattformen suchen. Hierfür gibt es viele Anbieter, Blogs, Kanäle, aber auch Freunde werden oft als Unterstützung bei Schwierigkeiten und Problemen kontaktiert. Durch gemeinsame Probleme fühlen sie sich weniger allein und können sich austauschen und sich gegenseitig unterstützen. Social-

Media-Plattformen ermöglichen auch kostenlose Bildung. Einerseits durch „distance learning", andererseits durch das Informieren über seriöse Onlinemedien. Ein kritisches Auseinandersetzen mit Quellen ist natürlich Grundvoraussetzung. Des Weiteren ist es wichtig, dass sich Kinder und Jugendliche mit den neuesten Technologien auseinandersetzen, um sich Fähigkeiten anzueignen, die sie in der Zukunft benötigen werden, sei es beruflich oder privat. Digitale Kompetenz ist schon heute eine Grundvoraussetzung auf dem Arbeitsmarkt und wird immer stärker gefordert. Wenn sich Jugendliche schon früh damit auseinandersetzen, haben sie im weiteren Verlauf ihres Lebens auch gute Chancen auf einen reflektierten und kritischen Umgang mit Social-Media-Plattformen und die aufkommenden neuen Technologien.

Wichtig für Eltern und Pädagogen ist dementsprechend, einen kompetenten, reflektierten und kritischen Umgang vorzuleben und Kinder und Jugendliche bei ihrer Entwicklung zu begleiten.

> „Es liegt in unserer Verantwortung, dass wir Zeit und Mühe darauf verwenden, unsere eigene Voreingenommenheit zu erkennen und unsere Informationsquellen zu verifizieren" (Harari, 2019).

Literatur

Australian psychological society. (2015). Stress & wellbeing: How australians are coping with life. https://www.headsup.org.au/docs/default-source/default-document-library/stress-and-wellbeing-in-australia-report.pdf?sfvrsn=7f08274d_4.

Beckschebe, C. (2020). Jung und einflussreich. https://www.spiegel.de/deinspiegel/kinder-als-influencer-auf-youtube-tiktok-und-instagram-jung-und-einflussreich-a-00000000-0002-0001-0000-000172431232.

Beitzinger, F., Leest, U., & Schneider, C. (2020). *Cyberlife III: Spannungsfeld zwischen Faszination und Gefahr. Cybermobbing bei Schülerinnen und Schülern.* https://www.bitkom.org/Presse/Presseinformation/Jeder-Fuenfte-folgt-Online-Stars-in-sozialen-Netzwerken.html

Bendel, O. (2018). Revision Soziale Medien. Gabler Wirtschaftslexikon. https://wirtschaftslexikon.gabler.de/definition/soziale-medien-52673/version-275791.

Berg, M., & Brown, A. (2020). The highest-paid YouTube stars of 2020. https://www.forbes.com/sites/maddieberg/2020/12/18/the-highest-paid-youtube-stars-of-2020/?sh=3ec6f6dc6e50.

Bhatia, A. (2020). How Facebook makes money and why you should worry. https://hackernoon.com/how-facebook-makes-money-and-why-you-should-worry-mo2l326j.

Bitkom Research. (2017). *Berufsbild Influencer für jeden Zweiten schon normal.* https://www.bitkom.org/Presse/Presseinformation/Jeder-Fuenfte-folgt-Online-Stars-in-sozialen-Netzwerken.html

DataReportal. (2019). Digital 2019 Q2 Global Digital Statshot (April 2019) v02. https://www.slideshare.net/DataReportal/digital-2019-q2-global-digital-statshot-april-2019-v02.

Deges, F. (2018). Influencer. https://wirtschaftslexikon.gabler.de/definition/influencer-100360.

der Standard. (2021). Pandemie lässt Hassposting-Meldungen in Österreich explodieren. https://www.derstandard.at/story/2000124153218/corona-pandemie-laesst-meldungen-zu-hasspostings-in-oesterreich-explodieren.

digitalguide Ionos. (2020). Was sind Fake News? Definition, Typen und Erkennungs-methoden. https://www.ionos.at/digitalguide/online-marketing/social-media/was-sind-fake-news/.

European Union. (2014). Measuring digital skills across the EU. EU wide indicators of digital competence. https://ec.europa.eu/digital-single-market/en/news/measuring-digital-skills-across-eu-eu-wide-indicators-digital-competence.

Firsching, J. (2020a). Instagram Statistiken für 2020. https://www.futurebiz.de/artikel/instagram-statistiken-nutzerzahlen/.

Firsching, J. (2020b). Snapchat Statistiken für 2020. https://www.futurebiz.de/artikel/snapchat-statistiken-nutzerzahlen/.

Franz, A. (2021). Hatespeech. https://www.lmz-bw.de/medien-und-bildung/jugend-medienschutz/hatespeech/betroffen-sind-gruppen-und-gruppenzugehoerige-aber-auch-kinder-und-jugendliche/#c62103.

Geschke, D., Klaßen, A., Quent, M., & Richter, C. (2019). #Hass im Netz: Eine bundesweite repräsentative Umfrage. https://www.idz-jena.de/fileadmin/user_upload/_Hass_im_Netz_-_Der_schleichende_Angriff.pdf.

Habermann, K. (2020). *Eltern-Guide Digitalkultur: Alternativen zu Smartphone, Spielkonsole & Co.* (1. Aufl.). Springer https://doi.org/10.1007/978-3-662-61370-2.

Harari, Y. N. (2019). *21 Lektionen für das 21. Jahrhundert* ((A. Wirthensohn, Trans.)) (7., durchgesehene Aufl.). Beck.

Hitier, R. (2020). *Smarte Kids? Kinder und digitale Medien.* arte.

Hohlfeld, R., Harnischmacher, M., Heinke, E., Lehner, L., & Sengl, M. (Hrsg.). (2020). *Fake News und Desinformation: Herausforderungen für die vernetzte Gesellschaft und die empirische Forschung* (1. Aufl.). Nomos.

Isenberg, M. (2020). Hate Speech: Zentrale Untersuchungsergebnisse der aktuellen forsa-Studie 2020.

Juul, J. (2010). Pubertät. Penguin Verlag.

Manakas, M. (2021). Tinder, Bumble und Co.: Dating-Apps und das Milliardengeschäft mit der Liebe. https://www.derstandard.at/story/2000124123382/tinder-bumble-und-co-dating-apps-und-das-milliardengeschaeft-mit.

medienbewusst.de. (2021). Der neue Karrierewunsch der Kids: Influencer! https://www.medienbewusst.de/interaktiv/traumberuf-influencer/.

Menner, S., & Harnischmacher, M. (2020). Ich sehe was, was Du nicht siehst, und das ist fake. Die Herausforderung der kritischen Beurteilung von Online-quellen durch Kinder und Jugendliche. In R. Hohlfeld, M. Harnischmacher, E. Heinke, L. Lehner, & M. Sengl (Hrsg.), *Fake News und Desinformation: Herausforderungen für die vernetzte Gesellschaft und die empirische Forschung* (1st ed., S. 203–218). Nomos Verlagsgesellschaft mbH & Co. KG. https://doi.org/10.5771/9783748901334-203.

Mohr, M. (2017). Immer im Blick. https://de.statista.com/infografik/11150/aussagen-zur-intensiven-smartphone-nutzung-in-oesterreich/.

Morgensen, D. (2015). I want-to-do moments: From home to beauty. https://www.thinkwithgoogle.com/consumer-insights/consumer-trends/i-want-to-do-micro-moments/.

onlinemarketing.de. (2021). Influencer marketing. https://onlinemarketing.de/lexikon/definition-influencer-marketing.

Orlowski, J. (Director). (2020). The social dilemma.

Österreichisches Institut für angewandte Telekommunikation. (2020). Jugend-Internet-Monitor 2020 Österreich.

Pew Research Center. (2018). Many turn to Youtube for children's content, news, how-to-lessons. https://www.pewresearch.org/internet/2018/11/07/many-turn-to-youtube-for-childrens-content-news-how-to-lessons/pi_2018-11-07_youtube_0-01/.

Poleshova, A. (2020a). Statistiken zu Snapchat. https://de.statista.com/themen/2546/snapchat/.

Poleshova, A. (2020b). Statistiken zu YouTube. statistika.com. https://de.statista.com/themen/162/youtube/.

Poleshova, A. (2020c). Umfrage zur Nutzung von Facebook nach Altersgruppen in Deutschland 2020. https://de.statista.com/statistik/daten/studie/691569/umfrage/anteil-der-nutzer-von-facebook-nach-alter-in-deutschland/.

Poleshova, A. (2021). Ranking der meistgenutzten YouTube-Videos aller Zeiten nach der Anzahl der Views bis Januar 2021. statistika.com. https://de.statista.com/statistik/daten/studie/246583/umfrage/meistgenutzte-youtube-videos-welt-weit/.

Pönisch, F. (2021, August 23). Was ist ein influencer? Was verdienen die social-media-stars? https://praxistipps.chip.de/was-ist-ein-influencer-was-verdienen-die-social-media-stars_96359

Porsch, T., & Pieschl, S. (2014). *Neue Medien und deren Schatten: Mediennutzung, Medienwirkung und Medienkompetenz* (1. Aufl.). Hogrefe Verlag. http://elibrary.hogrefe.de/9783840924798/U1.

Radtke, R. (2021). Top 10 der beliebtesten Computerspiele unter Jugend-lichen in Deutschland im Jahr 2018. https://de.statista.com/statistik/daten/studie/651603/umfrage/top-10-der-beliebtesten-computerspiele-unter-jugend-lichen-in-deutschland/.

Rat der Europäischen Union. (2020). Schlussfolgerungen des Rates zur Medien-kompetenz in einer sich ständig wandelnden Welt. https://eur-lex.europa.eu/legal-content/DE/TXT/PDF/?uri=CELEX:52020XG0609(04)&from=EN.

Rathgeb, T., Schmid, T., & Feierabend, S. (2019). JIM Studie 2019: Jugend, Information, MedienBasisuntersuchung zum Medienumgang 12- bis 19-Jähriger in Deutschland. https://www.mpfs.de/fileadmin/files/Studien/JIM/2019/JIM_2019.pdf.

Rixecker, K. (2020). Bytedance: Tiktok-Mutter macht 3 Milliarden Dollar Gewinn. https://t3n.de/news/bytedance-tiktok-mutter-macht-3-1284831/.

Roth, P. (2021). Nutzerzahlen: Facebook, Instagram, Messenger und WhatsApp. Highlights, Umsätze, uvm. (Stand Januar 2021). https://allfacebook.de/toll/state-of-facebook.

saferinternet.at. (2018). Mindestalter: Ab wann dürfen Kinder WhatsApp, Instagram & Co. nutzen? https://www.saferinternet.at/news-detail/mindestalter-ab-wann-duerfen-kinder-whatsapp-instagram-co-nutzen/.

saferinternet.at. (2021). HOAX – was ist das? https://www.saferinternet.at/faq/viren-spam-und-co/hoax-was-ist-das/.

safersurfing. (2018). Jugendliche und der Einfluss von Social Media. https://www.safersurfing.org/jugendliche-und-der-einfluss-von-social-media/.

schau-hin.de. (2021). Snapchat einfach erklärt. schau-hin.de. https://www.schau-hin.info/grundlagen/snapchat-einfach-erklaert.

Schumacher, F. (2019, June 16). Wen der algorithmus liebt. Frankfurter Allgemeine Zeitung. https://www.faz.net/aktuell/feuilleton/debatten/auf-youtube-gibt-es-nicht-nur-influencer-millionaere-16238331.html

Spitzer, M. (2019). *Die Smartphone-Epidemie: Gefahren für Gesundheit, Bildung und Gesellschaft*. Klett-Cotta.

Statista Research Department. (2020). Durchschnittliche Anzahl der Abonnenten von Tinder weltweit bis zum 1. Quartal 2020. statistika.com. https://de.statista.com/statistik/daten/studie/806485/umfrage/abonnenten-von-tinder-weltweit/.

Stellmach, V. (2020). So viel Geld verdient Google mit YouTube. https://www.basicthinking.de/blog/2020/02/07/youtube-zahlen-google/.

Suchhelden. (2021). Influencer – Nur ein gut bezahltes Hobby oder doch ein anstrengender Job? https://www.suchhelden.de/influencer.php.

Suhr, F. (2019). Instagram ist das News-Medium der Generation Z. statistika.com. https://de.statista.com/infografik/18354/nutzung-von-sozialen-medien-fuer-den-nachrichtenkonsum-nach-alter/.

Vosoughi, S., Roy, D., & Aral, S. (2018). The spread of true and false news online. *Science, 359*(6380), 1146–1151. https://doi.org/10.1126/science.aap9559.

Willemse, I., Stuer, L., Waller, G., Huber, A.-L., & Süss, D. (2015). Jamesfokus studie.https://www.zhaw.ch/psychologie/james

Zaman, M. (2019). Tinder: Facts & Stats about the most popular dating app. https://www.visualistan.com/2019/03/tinder-facts-stats-about-the-most-popular-dating-app-infographic.html.

Zeit online. (2020). Wenn Kinder als Influencer Geld verdienen. https://www.zeit.de/news/2020-07/22/wenn-kinder-als-influencer-geld-verdienen.

4

Gaming

4.1 Definition, Zahlen und Daten

Was versteht man unter dem Wort „(Online-)Gaming"?

Unter „Gaming" oder „Online Gaming" versteht man das Spielen von Videospielen auf digitalen Geräten wie Computer, Tablets, Konsolen oder Smartphones. Die ersten digitalen Spiele wurden bereits 1958 auf den ersten Computern entwickelt, 1983 wurden die ersten Nintendo®-Konsolen verkauft und der PC-Gamingmarkt boomte, seitdem wächst die Industrie jährlich stark an. Gerade der Technologieschub der letzten Jahrzehnte ermöglicht immer umfassendere Spiele auf den verschiedensten Geräten. Heutzutage sind digitale Videospiele aus der Gesellschaft nicht mehr wegzudenken und entwickeln sich nicht nur zu einer Freizeitgestaltung, sondern zu einem Sport (E-Gaming) und einem Beruf („Pro Gamer", Streaming-Produzenten). Laut der österreichischen Spiele- und Virtual-Reality-Forscherin Johanna Pirker gehören Videospiele „eindeutig in den Bereich der Kultur." Sie führt aus, dass sie deshalb so spannend sind, weil sie eine „Schnittstelle zwischen Technik, Innovation und Kunst beziehungsweise Kultur sind." So sind Games die „Megaform aus allen spannenden Bereichen, die unsere Zukunft formen werden" (Amon 2021).

© Der/die Autor(en), exklusiv lizenziert durch Springer-Verlag GmbH, DE, ein Teil von Springer Nature 2021
K. Habermann, *Eltern-Guide Social Media,* https://doi.org/10.1007/978-3-662-63532-2_4

Zahlen, Daten und Fakten

48 % der deutschen Gesamtbevölkerung spielt regelmäßig auf digitalen Geräten, das sind 34,3 Millionen Menschen, ca. 52 % davon sind Männer und 48 % Frauen. Überraschend an den Zahlen des Verbandes der deutschen Game-Branche ist, dass das Durchschnittsalter der „Gamer" seit Jahren ansteigt. Bei Kindern und Jugendlichen sind die Zahlen seit Jahren relativ konstant bis leicht sinkend. Immer beliebter wird das Spielen auf dem Smartphone. Die Zahlen in diesem Bereich steigen jährlich stark an. Tablet, PC und Konsolen sind – nach Schwankungen – relativ stabil geblieben. Auch In-App-Käufe steigen stetig an. So lag der Umsatz von Unternehmen 2017 noch bei 1,5 Millionen € Umsatz; 2019 lag dieser schon bei 2,2 Millionen €. Auch hier geht der Trend nach oben (game 2020). Das lässt sich unter anderem auch an der steigenden Beliebtheit von Social-Media-Plattformen erklären.

> 68 % der Jugendlichen spielen regelmäßig auf digitalen Geräten.

Laut der JIM-Studie 2020 spielen 68 % der Jugendlichen regelmäßig auf digitalen Geräten. Die Studie zeigt ebenfalls: Je älter die Jugendlichen werden, desto weniger spielen sie. Besonders häufig wird auf dem Smartphone gespielt (49 %), gefolgt von Konsolen (28 %) und am Computer (26 %). Auf dem Tablet spielen die wenigstens Jugendlichen, lediglich 13 % gaben an, das Tablet hierfür zu nutzen. Die von den befragten Teilnehmern selbst eingeschätzte Spieldauer unter der Woche wird mit 120 Minuten angegeben, am Wochenende sind es im Durschnitt 145 Minuten. Jungen spielen an Werktagen doppelt so viel wie Mädchen. Die Autoren der Studie meinen hierzu: „Die niedrigere Nutzungszeit der Mädchen ist, neben dem Anteil an Nicht-Spielerinnen, wohl auf die stärkere Nutzung von Smartphonespielen zurückzuführen, welche im Vergleich zu Konsolen- und PC-Spielen oftmals eine kürzere Spieldauer aufweisen" (mpfs 2020).

Eine deutsche Umfrage aus dem Frühjahr 2020 zeigt, dass 63 % der befragten Jugendlichen im Alter von 12 bis 19 Jahren täglich bis mehrmals die Woche Computer-, Konsolen-, Tablet- oder Smartphonespiele spielen. Dies ist ein Anstieg um 5 % im Vergleich zu 2018 (Weidenbach, 2020a, b). Aufgrund der anhaltenden Corona-Pandemie kann man davon ausgehen, dass diese Zahlen steigen. Laut einem Artikel der Wochenzeitung „Die Zeit" von Juni 2020 spielten 75 % der Jugendliche im Alter von 10 bis 17 Jahren eine Stunde pro Woche mehr (Zeit online 2020). Die Erfahrungswerte von vielen Eltern gehen jedoch um einiges weiter: So wird seit Anfang 2020 nicht eine Stunde mehr pro Woche, sondern teilweise pro Tag mit digitalen Geräten verbracht, vor allem jedoch mit Videospielen und Spiele-Apps.

Gründe für das Spielen

Laut der forsa-Umfrage (2019) unter Jugendlichen gibt es verschiedene Gründe, warum Jugendliche digitale Spiele spielen (Abb. 4.1).

Mit Abstand am häufigsten wurde der Spaß dabei angegeben (98 %). 75 % geben an, beim Spielen „gut abschalten" zu können, und 71 %, um sich die Zeit zu vertreiben. Es ist erstaunlich, dass 71 % der befragten Jugendlichen angeben, sich mit den Spielen die Zeit vertreiben zu wollen. Dies könnte darauf hinweisen, dass Jugendliche gerade als Antwort auf Langeweile zu Videospielen greifen. Diese Langeweile könnte man als Ansatz nehmen um (sinnlose) Spielzeiten zu reduzieren.

Jeweils zwei Drittel der befragten Jugendlichen geben als Motivation an, „im Spiel besser zu werden" und „das Lösen von spannenden Aufgaben". Mehr als die Hälfte der Jugendlichen spielen, um Teil eines Teams zu sein

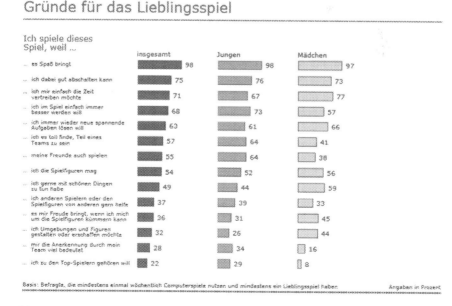

Abb. 4.1 „Gründe für das Lieblingsspiel" (forsa 2019)

(57 %) und weil sie mit Freunden spielen können (54 %). 37 % der Jugendlichen gaben an, gern zu spielen, um anderen Spielern oder Spielfiguren zu
helfen, und dass es ihnen Freude macht, sich um ihre Figuren zu kümmern
(36 %). Dieser Begründung und Motivation ist pädagogisch nichts ent-
gegenzusetzen. Spiele sind somit eine zusätzliche Möglichkeit, die Bindung
mit seinen Freunden zu stärken und Teamwork aufzubauen und sich darin
zurechtzufinden. Diese Fähigkeiten sind auch im Schul- und Arbeitsalltag
unerlässlich und können so spielerisch gelernt werden. Diese Aussagen
widersprechen vielen medialen Aufschreien, dass (Online-)Games die Spieler
einsam und unsozial machen würden. Diese Klischees sollten überdacht und
sachlich diskutiert werden. Auch das Erschaffen einer eigenen Figur oder
Umgebung ist für 32 % Motivation, digitale Spiele zu spielen. Dies erfordert
Kreativität und Durchhaltevermögen. Durchhaltevermögen muss man
immer differenziert betrachten: Es gibt die interne Motivation, etwas zu tun,
und die externe, dass heißt, jemand anderer möchte, dass eine Person etwas
tut. Bei der internen Motivation ist das Durchhaltevermögen sehr groß,
man möchte selber etwas für sich erreichen. Viele Eltern und Pädagogen
klagen jedoch darüber, dass ihre Kinder und Jugendlichen zu wenig Durchhaltevermögen und Konzentrationsausdauer bei den schulischen Aktivitäten
zeigen. Das liegt daran, dass diese Aktivitäten nicht im vorrangigen Interesse
des Jugendlichen liegen, also extern motiviert sind. Man sollte diese zwei
Arten von Konzentrationsausdauer und Durchhaltevermögen (Frustrationstoleranz) nicht vermischen. Laut der Umfrage spielen Jungen eher, weil sie
Teil eines Teams sein wollen und weil ihnen die Anerkennung durch das
Team viel bedeutet. Mädchen spielen häufiger als Zeitvertreib und weil sie
sich gerne um ihre Spielfiguren kümmern.

4.2   Arten von Games

Gerade im Kontext von Jugendlichen denken die meisten Personen als
Erstes an Ego Shooter oder Gewaltspiele. Doch digitale Spiele sind weit
mehr als das. Diese Einteilungen sind zumeist nicht eindeutig und in
manchen Fällen stets noch ein Streitthema. Oft überlappen sich mehrere
Genres miteinander, wodurch manche Videospiele auch in eine Vielzahl
an Genres eingeteilt werden können. Das Ziel des folgenden Abschnitts ist
es, die bekanntesten Genres zu definieren, um einen kleinen Überblick zu
verschaffen.

Kategorisierung nach Genre

Rollenspiele

Rollenspiele werden dadurch charakterisiert, dass man als Spieler selbst die Wahl hat, welchen Charakter man spielen möchte, dass heißt „wen" oder „was" man spielt. Zudem kann man im idealen Fall auch beeinflussen, „wie" man die erzählte Geschichte spielen möchte. Die Geschichte ist zumeist das Hauptaugenmerk des Spiels. Sie schenkt mit ihrer Dramaturgie einen Anreiz, sich in die Welt des Spiels zu vertiefen, um sich in den selbst erschaffenen Charakter einfühlen zu können. Dieser selbst erschaffene Charakter befindet sich in der Hand des Spielers, durch dessen Augen der Charakter die Welt um sich herum erfährt. Diese Welten können auf Fantasy-Welten, einer „alternative history" oder einer ausgedachten Zukunft basieren. Bekannte Beispiele sind The Elder Scrolls I–V*, Divinity I–II*, Gothic I–IV*, Baldurs Gate*, Diablo I–III*, Cyberpunk 2077*, The Witcher I–III*.

Action-Games

Zu einer der umfangreichsten Kategorien zählt die Sparte der Action-Spiele, vorrangig sind hier Geschicklichkeit und Reaktionsgeschwindigkeit. Meistens wird eine Spielfigur oder ein Fahrzeug gelenkt, welche sich verschiedener Aufgaben stellen müssen, bei denen eine gute Augen-Hand-Koordination gefragt ist. Aufgrund der großen Anzahl an Unterkategorien ist nur eine oberflächliche Einteilung Möglich. Dazu zählen:

Action-Rollenspiele (ARPG)
Dies ist eine Verbindung aus den zwei bereits oben genannten Genres. Doch anders als beim „reinen" Rollenspiel stehen hier zusätzlich schnelle Reaktionen und gute Reflexe im Vordergrund. Man findet meistens eine Spielewelt und Charaktere vor, die man durch Gespräche, Lösen von Rätseln sowie erfolgreiche Handhabe von Action-Elementen durch das Spiel lenkt. Beispiele sind Fallout* 4, Diablo*, The Witcher*, Tomb Raider*, Assassins Creed*, Uncharted* und Borderlands*.

Ego Shooter
Darunter versteht man Spiele, bei denen der Spieler sich in der Ich-Perspektive bewegt und mit (Schuss-)Waffen andere Spieler oder

vorprogrammierte Gegner bekämpft. Das Wort „Ego Shooter" ist nur im deutschsprachigen Raum bekannt, im Englischen wird meistens das Wort „First-Person-Shooter" verwendet. Bekannte Beispiele sind Counter Strike*, Doom*, Call of Duty*, Halo* und Battlefield*.

Jump'n'Run bzw. „Platform Games"
„Jump'n'Run" heißt übersetzt Springen und Laufen, bei dieser Kategorie müssen Hindernisse mit präziser Steuerung überwunden werden. Diese Art von Spielen sind stark geschicklichkeitsorientiert. Beispiele sind DonkeyKong*, Super Mario*, Temple Run*.

Adventure Games

Adventure Games sind den Action-Rollenspielen sehr ähnlich. Der Unterschied liegt nur im Hauptschwerpunkt des Spiels. In dieser Kategorie geht es vorrangig um das Lösen von Rätseln und das Erkunden einer Geschichte oder einer virtuellen Welt. Die Handlungen sind meistens komplex, die Spieler müssen viele Entscheidungen treffen und können somit Erfahrungen sammeln. Entgegen den Rollenspielen wird dem Spieler die Wahl des Protagonisten genommen und man erfährt nur einen minimalen Einfluss auf die Geschichte des Spieles selbst. So erlebt man eine vorgefertigte Geschichte, welche durch Rätsel-, Geschicklichkeits- oder Kampfeinlagen unterbrochen werden. Beispiele hierfür sind Tomb Raider* oder Uncharted*.

Escape Games
Hier müssen Rätsel und Aufgaben in einem virtuellen Raum oder Zimmer gelöst werden. Die meisten dieser Spiele werden aus der Ich-Perspektive heraus gespielt und erfordern Geduld, Ausdauer und logisches Denken. Beispiele sind Escape Team*, Hogwarts Digital Escape Room*, The Room* und Minecraft Escape Room*.

Survival Games
Bei dieser Kategorie von Games ist es das vorrangige Ziel, in einer virtuellen Welt zu überleben. Das Überleben eines einzigen Charakters muss mit verschiedenen Strategien erarbeitet werden, und die Grundbedürfnisse der Figur wie Schlaf, Nahrung, Gesundheit müssen gedeckt werden. Zumeist können im Laufe des Spiels bessere Materialien gefunden werden, welche in elaborierten „Crafting"-Systemen in verschiedene helfende Gegenstände

umgewandelt werden können. Hauptaugenmerk hierbei ist neben dem initialen Überleben der Aufbau eines Heims und ein stetiger Fortschritt. Bekannte Beispiele sind Minecraft*, Day Z*, Conan Exiles*, Subnautica*, und Ark: Survival*.

Strategiespiele

Zum erfolgreichen Bewältigen eines Strategiespieles benötigt man vor allem taktisches Geschick gegenüber seinem Gegenspieler. Gegenspieler sind entweder andere Mitspieler oder auch Bots des Spiels selbst. Unter einem Bot versteht man einen vorprogrammierten Gegenspieler in einem Videospiel, diese können in einer beliebigen Anzahl auftreten. Es werden verschiedene Arten von Strategiespielen unterschieden:

Rundenbasierte Spiele
Hier werden nacheinander Handlungen oder Spielzüge gesetzt, auch wenn dies auf den ersten Blick nicht so wirkt. Dadurch entfällt der Zeitdruck, und die Strategie rückt stark in den Vordergrund. Beispiel sind Onlinebrettspiele wie Schach oder Backgammon; Onlinekartenspiele wie Yu-Gi-Oh!* und Magic*, oder Videospiele wie Darkest Dungeon* und Civilisation*.

Aufbaustrategiespiele
In diesen Spielen steht der Aufbau einer Stadt oder einer Gesellschaft im Vordergrund. Hierfür benötigt man viel Geduld und etwas strategisches Geschick, um Ressourcen bestmöglich einzusetzen. Beispiele sind Pharaoh*, Die Siedler*, Planet Coaster/Zoo*, Anno 1800* und Age of Empires*

Echtzeitstrategiespiele (RTS)
Dieses Genre ist sehr beliebt, und die Videospiele werden weltweit gestreamt oder sogar im Fernsehen übertragen. Viele „Pro Gamer", also Berufsspieler, und Streamer spielen hauptsächlich das Spiel Starcraft*, welches als eines der wenigen RTS seinen Platz als E-Sport sichern konnte. Es werden Strategien wie Problemanalyse, Handlungspläne und -alternativen sowie Maßnahmen überlegt und gleichzeitig mit dem Gegenspieler gesetzt. Ziel ist zumeist, die militärische Vormacht zu sichern, indem man Echtzeitschlachten in der Rolle eines Generals aus der Vogelperspektive schlägt. Dabei werden Truppen bewegt, und wirtschaftliche und technologische Entwicklung stehen im Hintergrund und dienen größtenteils als Erweiterung des eigentlichen Spielziels. Bekannte Beispiele sind Starcraft*, Warcraft*, Total War* Warhammer*, Z*, Empire Earth* und Age of Empires*.

Multiplayer Online Battle Arena (MOBA)

MOBAs bilden zuweilen die spielerzahlstärksten Videospiele und erfreuen sich innerhalb der kompetitiven E-Sport-Szene einer stets wachsenden Beliebtheit. Ein MOBA ist ein Multiplayer-Videospiel, das aus der Vogelperspektive gespielt wird. Jeder Spieler des fünfköpfigen Teams spielt einen frei wählbaren Charakter, der nur einmal pro Team vorkommen kann. Jedes Spiel ist unabhängig von Leveln oder vorherigen Spielen, ähnlich wie bei einem Brettspiel ist die Ausgangsposition zu Spielanfang immer gleich. Das Ziel des Spiels ist das Zerstören der gegnerischen Basis. Besonders bekanntes Beispiel ist League of Legends*, das zu einem der weltweit erfolgreichsten Online-Games zählt und bei Wettkämpfen ganze Stadien füllt. Weitere Beispiele sind Dota* und Heroes of the Storm*.

Simulatoren

In diese Kategorie fallen Spiele, die ein Fahrzeug, eine Situation, Politik und Wirtschaft oder einen Sport simulieren. Diese sollen möglichst realitätsnah dargestellt werden. Bekanntestes Beispiel in dieser Kategorie ist der Landwirtschafts-Simulator*, der es jedes Jahr in die Top-Charts der PC-Spiele schafft. Simulationsspiele können jedoch in sehr viele verschiedene Unterkategorien aufgeteilt werden:

Fahrzeugsimulatoren
Darunter fallen bekannte Beispiele wie der Microsoft Flight Simulator*, aber auch Schiffs-, Zug-, Bus- und Weltraumsimulatoren.

Rennsimulatoren
Bei diesen werden virtuelle Rennen auf meistens realen Rennstrecken gefahren. Beispiels sind Grand Turismo*, Project CARS* oder F1 2017*.

Sportsimulatoren
Hier können Spieler virtuell eine Sportart ausüben. Besonders beliebt ist hier Fußball, die FIFA* Reihe ist regelmäßig in den Top-Charts der Spieleverkäufe vertreten. In den 90er-Jahren war auch das Skateboardspiel Tony Hawk* sehr beliebt. Der Hersteller Wii* hat sich auf Sportsimulatoren spezialisiert und bietet viele sportliche Spiele von Golf über Tennis bis hin zu Fitnessprogrammen an.

Weitere

Eher Nischenprodukte sind Berufssimulatoren wie Arzt oder Koch, Tier-simulatoren und Göttersimulationen.

Denk- und Gedächtnisspiele sowie Puzzle

Online-Games sind heutzutage nicht nur für Kinder und Jugendliche interessant, sondern erfreuen sich wachsender Beliebtheit bei älteren Personen. Seit 2019 werden erstmals Personen ab 60 Jahren in den Gaming-Statistiken erfasst. Es bildet sich seitdem ein Aufwärtstrend ab. Waren es 2019 noch 4,4 Millionen deutsche Spieler über 60 Jahre, sind es 2020 schon 5,1 Millionen (game 2020). Dementsprechend wächst auch der Markt für Gedächtnisspiele, sowohl im Bereich der kostenlosen Spiele als auch von bezahlten Varianten. In dieser Kategorie werden vorrangig die intellektuellen Fähigkeiten wie Problemlösung, Gedächtnis, Kombinationsgabe gefordert. Grundsätzlich gibt es viele verschiedene Denkspiele, für Kleinkinder bis ins hohe Alter. Bekannte Beispiele sind Neuronation®, Peak®, Memorando®, 2048®, Puzzle Blocks® sowie Sudoku- und Kreuzworträtsel-Apps.

Lernspiele oder auch „Serious Games", „Educational Games" oder „Game Based Learning"

Darunter versteht man digitale Lernspiele, die bestimmte Fähigkeiten wie Schreiben, Rechnen, Spracherwerb unterstützen sollen. Dadurch soll die Motivation der Lernenden gesteigert werden. Gerade in Zeiten von Schulschließungen erfreuen sich Lern-Apps immer größerer Beliebtheit. Je nach Einsatz und Begleitung von Eltern und Pädagogen können sie eine sinnvolle Ergänzung darstellen. Einen tatsächlichen Lernerfolg von Kindern und Jugendlichen nur aufgrund der Nutzung der App ohne Unterstützung von Erwachsenen sollte man allerdings nicht erwarten. Bekannte Beispiele für den Fremdsprachenerwerb sind Duolingo® und busuu®, im Bereich Mathematik und Naturwissenschaften bettermarks®, Matific® und Lazuli®.

Unter „Serious Games" versteht man Lern- und Therapiespiele.

Musik- und Tanzspiele

Hier ist Musik das zentrale Element. Es gibt auch hier verschiedene Ausführungen wie Karaokespiele, Tanzspiele und das Spielen eines virtuellen Instruments. Für die meisten dieser Spiele benötigt man zusätzliches Equipment wie Mikrofone, Tastaturen oder Matten. Bekannte Beispiele sind Guitar Hero*, SingStar*, Dance Dance Revolution*.

Kategorisierung nach Interaktion

Einzelspieler oder „single player games"

Bei Einzelspielerspielen handelt es sich um Videospiele, welche entweder zur Gänze allein zu bestreiten sind oder zumindest über einen solchen Modus verfügen. Da man hierbei nicht auf die Verbindung mit weiteren MitspielerInnen angewiesen ist, wird für eine stressfreie Umgebung gesorgt, in welcher man das Spiel, zumeist, pausieren oder gar speichern kann, um eine Auszeit einzulegen. Dieser Typus an Videospielen ist so wie seine Gegenstücke (Multiplayer, MMO) nicht an ein Genre gebunden.

Beliebte Einzelspielerspiele sind Skyrim* (Fantasy RPG), Assassins Creed* (Alternative History RPG), Cyberpunk* (RPG), Landwirtschafts-Simulator* (Simulator) und Animal Crossing* (Simulator).

Mehrspieler- oder Multiplayer-Games

Diese Typen von Videospielen können mit mehreren MitspielerInnen gespielt werden, entweder online über das Internet, zu Hause über LAN oder gleich an einem Gerät. Dementsprechend ist es bei dieser Einteilung nicht wichtig, über welchem Weg die Spieler zusammen spielen, sondern es wird allein durch die Anzahl der Spieler charakterisiert. Diese Spiele sind ebenfalls nicht an ein bestimmtes Genre gebunden. So kann es Action-Games, Strategiespiele, Simulatoren, Rennspiele oder, unter vielen anderen, Ego-Shooter entweder zur Gänze oder mit Multiplayerfunktion geben. Da diese Spiele mit anderen Spielern gespielt werden, kann man diese meist nicht pausieren, insbesondere gilt dies für kompetitive Spiele, bei denen zwei Teams um ein Ziel wettstreiten. Man würde ebenso wenig ein Fußballspiel oder Tennismatch pausieren können.

Beispiele bilden League of Legends*(MOBA), Unreal Tournament* (Ego-Shooter), Warcraft* (Strategiespiel), Fortnite* (Arena-Shooter) oder CounterStrike* (Ego-Shooter) Bei Jüngeren sind Minecraft*(Simulator), Animal Crossing* (Simulator), FIFA* (Simulator) und Mario Kart* (Rennspiel) beliebt.

MMO („massively multiplayer online game")

Hierbei handelt es sich um eine erwähnenswerte Untergruppe von Multiplayerspielen. Diese sind lediglich online spielbar und zeichnen sich durch ihre hohe Spielerzahl aus, die gleichzeitig spielen. Dabei werden von den Entwicklern mehrere große Server zur Verfügung gestellt, auf denen man sich jederzeit mit dem eigenen Account verbinden kann. Diese Funktion erlaubt es, dass keine accountspezifischen Daten auf einem Gerät gespeichert werden. Die meisten dieser Spiele sind nur mit kostenpflichtigen monatlichen Abos spielbar. Das wohl bekannteste Beispiel ist bestimmt World of Warcraft* (MMO-RPG) und Eve Online* (MMO-Strategiespiel).

4.3 Auswirkungen von Gaming

Videospiele jeglicher Art werden schnell kritisiert und in Schubladen gesteckt. Vor allem die negativen Auswirkungen, wie eine angebliche höhere Gewaltbereitschaft, finden sich oft medial aufgepusht und sorgen regelmäßig für Schlagzeilen. Im Zuge dieses Buches sollen keine populistischen Meinungen widergespiegelt werden, sondern es soll sachlich aufgezeigt werden, welche Auswirkungen mit Studien belegbar sind. Hierzu zählen sowohl positive als auch negative Begleiterscheinungen von digitalen Spielen. Grundsätzlich kann man auch hier sagen: Die Menge macht das Gift. Eine kritische und reflektierte Auseinandersetzung von Pädagogen, Eltern, Kindern und Jugendlichen ist wichtig und notwendig. Oft fühlen sich Jugendliche unverstanden, wenn Eltern (Online-)Spiele über einen Kamm scheren und wahllos kritisieren, ohne sich mit diesen tatsächlich auseinanderzusetzen. Eine eingehende Auseinandersetzung mit einem Spiel durch die Eltern ist eine wichtige Grundlage, um eine Bewertung abgeben zu können und mit Jugendlichen eine respektvolle Gesprächsbasis zu finden. Trotz Altersbeschränkungen sollten Eltern ihre Kinder und Jugendlichen niemals unreflektiert mit Spiele-Apps und Konsolen- oder PC-Spielen allein lassen.

Positive Auswirkungen von Gaming

Computerspiele können das Hirnvolumen in bestimmten Bereich gezielt trainiert.

Um mit einigen Vorurteilen und Klischees aufzuräumen, wird mit den positiven Auswirkungen begonnen. Diese sind ebenfalls zahlreich und großteils unbekannt. Laut einer deutschen Studie der Max-Planck-Gesellschaft aus dem Jahr 2013 konnte belegt werden, dass Computerspiele das Hirnvolumen in bestimmten Bereich gezielt trainiert. Darunter fallen die Gehirnregionen, die für räumliche Orientierung, Gedächtnisbildung, strategisches Denken sowie Feinmotorik verantwortlich sind (Kühn et al., 2014). Der Einsatz von bekannten und speziellen Spielen in der Rehabilitation von hirngeschädigten und motorisch betroffenen Personen ist weitgehend unbekannt. Auch der immer häufigere Einsatz von Seniorenspielen und zur Demenzprävention und -stabilisierung ist weitgehend unbekannt. Aber auch für Kinder und Jugendliche sowie Erwachsene gibt es positive Auswirkungen von digitalen Spielen.

Rehabilitation
Spiele, die in der Reha oder zur Verbesserung der Gesundheit eingesetzt werden, sind immer beliebtere Maßnahmen, um die Motivation der Patienten und Klienten zu steigern. Diese Art der Spiele wird als „Serious Games", „Health Games", „Gamifikation" oder als „Exergames" (eine Wortkonstruktion aus „Exercise" und „Games") bezeichnet. Besonders in der Rehabilitation ist es notwendig, Übungen sehr oft zu wiederholen. Hier bieten die Spiele eine willkommene Abwechslung, eine deutsche Studie sieht darin „ein großes Potenzial" (Wiemeyer, 2010). Auch zehn Jahre später schreibt eine Studie hierzu: „Potenzial ist allerdings erst in Umrissen erkennbar und die Entfaltungsmöglichkeiten sind kaum ausgeschöpft" (Tolks et al., 2020). Laut Prof. Dr. Breitlauch, der Hochschule Düsseldorf, fördern Videospiele die Hand-Auge-Koordination, Geschicklichkeit, Kombinationsfähigkeit, Kreativität sowie Kooperations- und Teamfähigkeit (Krüger-Brand, 2013). Oft werden Spiele mit technischen Geräten unterstützt, wie zum Beispiel mit dem Armeo Spring*: Mit diesem werden neurologisch betroffene Patienten von Schlaganfällen, Lähmungen, Tumoren oder Multipler Sklerose behandelt. Ein weiteres Beispiel ist Gabarello*, eine schweizerische Gangorthese für die Rehabilitation von gehbehinderten Personen. „Zum Teil lassen sich deutlich überlegene Wirkungen

von Computerspielen zu herkömmlichen Therapieansätzen feststellen", betonte auch Breitlauch. Dies sei an einer Reihe von Spielen bereits nachgewiesen (Krüger-Brand, 2013). Auch im Bereich der Prävention, also von vorbeugenden gesundheitsförderlichen Maßnahmen, sehen Ärzte, Forscher und Therapeuten großes Potenzial von digitalen Spielen. Hier stehen vor allem die „Exergames", also die Fitness fördernde Spiele im Vordergrund. Eine gute Einweisung und regelmäßige Kontrollen sind jedoch trotzdem notwendig. Vor allem die Wii° bietet bereits viele Varianten an, die zu mehr sportlicher Betätigung anregen. Viele Plattformen bieten zudem kognitiv anregende Spiele an.

Einsatz bei demenziell erkrankten Personen

„Serious games" bieten demenziell erkrankten Personen und Personen mit kognitiven Beeinträchtigungen sowie als präventive Maßnahme eine große Bandbreite an abwechslungsreichen Spielen. So können Alltagssituationen wie Einkaufen und Kochen virtuell simuliert werden. „Forscher wollen so auch die Früherkennung von Demenz ermöglichen und den Verlust kognitiver Fähigkeiten entgegenwirken" (Urwyler & Chesham, 2015). Als Beispiel kann hier die Spielekonsole memoreBox° genannt werden. Sie ist speziell für Personen mit demenziellen Erkrankungen und M. Parkinson entwickelt worden, um motorische und kognitive Funktionen zu verbessern. So kann man zum Beispiel ein Motorrad steuern, Briefe austragen und kegeln. Ein weiteres Beispiel ist das Tablet und die App digitAAL° aus Graz. Diese bietet verschiedene Trainingsmöglichkeiten für eine verbesserte Mobilität, Kraft, Konzentration und Wahrnehmungsfähigkeit. Serious games können in diesem Bereich jedoch immer nur als Ergänzung zu medizinischen und therapeutischen Therapien gesehen werden.

Teilhabe von Menschen mit Behinderungen

Für viele (junge) Menschen mit Behinderungen sind Games eine Möglichkeit, am sozialen Leben teilzuhaben. Vor einigen Jahren war dies noch so gut wie unmöglich, besonders für blinde oder taube Jugendliche. Viele Spiele inkludieren eine barrierefreie Teilhabe, das Problembewusstsein seitens der Hersteller wächst, und die Zahl der barrierefreien Spiele steigt jährlich an. Auch die Zahl der Modifizierungen durch eine Audioausgabe, visuelle Optionen zur vereinfachten Darstellung, Spracheingabe und speziell konzipierten Mäusen und Controllern wächst stetig an. Internetseiten wie www.unstoppablegamer.com, ablegamers.org oder audiogames.net empfehlen Spiele und Möglichkeiten der Teilhabe.

Verbesserung der Wahrnehmung

Digitale Spiele erhöhen unter anderem die Raumwahrnehmung oder räumliche Orientierung. Man benötigt sie beim Lesen, Rechnen und Schreiben und für die Orientierung von Gegenständen und Personen in der Raumlage. Probleme bei der räumlichen Orientierung machen sich bei Kindern und Jugendlichen zum Beispiel in Form einer Legasthenie bemerkbar (Dyscaculis, 2020). Gerade Puzzlespiele eignen sich, um die räumliche Wahrnehmung zu schulen, aber auch andere Spiele fördern das räumliche Verständnis durch die dreidimensionalen virtuellen Welten. Laut einer Studie im Journal „*Current Directions in Psychological Science*" der Association for Psychological Science erhöhen besonders Action-Games die Wahrnehmungsgeschwindigkeit (Dye et al., 2010). Darunter versteht man die Geschwindigkeit, in der Sinneseindrücke im Gehirn verarbeitet werden. Des Weiteren fördert Gaming die visuelle Wahrnehmung durch die Fähigkeit, Kontraste besser wahrzunehmen. Das ist eine der ersten Fähigkeiten, die mit steigendem Alter schwächer werden und die gerade beim Sehen in der Nacht benötigt wird. Auch das Erkennen mehrerer Objekte zur gleichen Zeit wird gefördert (Handwerk, 2009). So wurden mit dem Gaming-Publisher Ubisoft* speziell für schwachsichtige Kinder digitale Spiele konzipiert, um die Augen zu trainieren (Amblyotech, 2021). Eine Studie der University of Rochester beschreibt ebenfalls Verbesserungen der Wahrnehmung durch digitale Spiele, insbesondere bei Actionspielen. Durch das rasche Reagieren auf Hindernisse und Feinde werden die Sinne geschult und die Reaktionen verbessert (Green, Pouget et al., 2010).

Förderung von strategischem Denken und der Problemlösung

Digitale Spiele stellen Kinder und Jugendliche immer wieder vor neue Herausforderungen, indem Rätsel gelöst, Hindernisse überwunden und Strategien überlegt werden müssen, um ein Level oder ein Ziel zu erreichen. Besonders Strategie- und Puzzlespiele fördern diese Fähigkeiten. Eine Studie der Berliner Charité zur Gehirnstruktur von Jugendlichen kam zum Ergebnis, dass „moderat jugendliche Vielspieler, die nicht süchtig sind, über ein größeres lokales Hirnvolumen und auch über mehr Hirnrinde verfügen als die vergleichbare Altersgruppe. Vor allem Bereiche im vorderen Kortex, die für strategisches Planen, Aufmerksamkeit und Arbeitsgedächtnis zuständig sind, waren danach deutlich ausgeprägter" (Krüger-Brand, 2013). Laut einer amerikanischen Langzeitstudie fördern Videospiele die Fähigkeit, Probleme zu lösen. Gerade bei Rollenspielen konnte eine Verbesserung der Problemlösungsstrategien und der schulischen Leistungen festgestellt werden (Bowen, 2014).

Förderung der Aufmerksamkeit

Digitale Spiele können sich positiv auf die Aufmerksamkeit und Fokussierung auf eine bestimmte Tätigkeit auswirken. Ein Review aus dem Jahr 2020 legt nahe, dass Gamification positive Auswirkungen auf kognitive Funktionen hat und zudem ADHS-Symptomatiken reduzieren kann (Peñuelas-Calvo et al., 2020). In weiteren Studien konnte gezeigt werden, dass spielende Kinder und Jugendliche im Alter von 7 bis 22 Jahren ihre Aufmerksamkeit besser kontrollieren können und dadurch schneller und korrekter auf Aufgaben reagieren (Dye et al., 2009b). Ein schweizer Forschungsteam konnte diese Aussagen bestätigen: „Wer regelmäßig Ego-Shooter spielt, schneidet bei Aufmerksamkeitstests besser ab." Besonders fordernde Testungen konnten teilweise nur von Gamern geschafft werden. Die Autoren testeten auch den Einfluss von Games auf Nicht-Gamer. Diese konnten sich nach vierwöchigem regelmäßigem Spielen ebenfalls steigern. Diese Erkenntnisse wurden bei Testungen der Aufmerksamkeit in einem Genfer Labor gewonnen und zeigen laut den Autoren zum Beispiel auch Vorteile im Alltag, wie eine geringere Gefahr von Verkehrsunfällen. Dies sei ein „unerwarteter positiver Effekt von Ego-Shooter bzw. Third-Person-Shooter" (Hitier, 2020).

> „Wer regelmäßig Ego-Shooter spielt, schneidet bei Aufmerksamkeitstests besser ab" (Hitier, 2020).

Förderung der Kreativität

Die Michigan State University besagt, dass digitale Spiele die Kreativität von Kindern und Jugendlichen fördern. Linda Jackson, Professorin für Psychologie und Studienautorin, beschreibt eine evidenzbasierte Relation zwischen dem Verwenden neuer Technologien und Kreativität. Die Studie untersuchte 500 12-jährige Jungen und Mädchen und beschrieb eine Verbindung von Videospielen und Kreativität beim Malen und Schreiben von Geschichten (Michigan State University, 2011).

Förderung der Fremdsprachenkenntnisse

Nicht nur Sprachlern-Apps wie Busuu* und Duolingo* können den Wortschatz in einer fremden Sprache erweitern. Viele Spiele gibt es nur auf Englisch, oder sie werden von Jugendlichen standardmäßig auf Englisch gespielt. Auch so können der Wortschatz und das Verständnis für die Grammatik gefördert werden.

Förderung der Auge-Hand-Koordination

Spiele fördern die motorischen Fähigkeiten. Durch die schnellere Verarbeitung im Gehirn wird auch die Koordination zwischen den Augen und den Händen bei der Steuerung der Maus oder eines Controllers gefördert. Eine Studie aus Boston zeigte auf, dass Chirurgen, die regelmäßig (Online-) Games spielten, um 27 % schneller waren und 38 % weniger Fehler machten bei Simulationsübungen als Nicht-Gamer (Rosser et al., 2007).

Bedenkliche Auswirkungen von Gaming

Natürlich haben Spiele und gerade (Online-) Games auch negative Auswirkungen auf die Gesundheit und das Verhalten. Zu beachten ist hier immer der zeitliche Aspekt. Von einer Stunde in der Woche oder 10 Minuten täglich werden Sie keine negativen Auswirkungen zu erwarten haben. Mehr zu den empfohlenen Spielzeiten finden Sie im achten Kapitel.

Suchtpotenzial

2019 wurde die Sucht nach Videospielen als „Gaming Disorder" von der WHO als offizielle Krankheit eingestuft. Jedoch kann nicht pauschal geurteilt werden, ab wann man als süchtig gilt. Die deutsche DAK-Studie stuft 15,4 % der Jugendlichen im Alter von 12 bis 17 Jahren als Risiko-Gamer, also potenziell suchtgefährdet ein, 3,3 % der Befragten werden als abhängig eingestuft (forsa, 2019). Ein besonderes Sucht- oder Abhängigkeitspotenzial wird den MMORPG- und MOBA-Spielen, also den Online-Multiplayer-Rollenspielen zugesprochen. Zu diesen zählen unter anderen World of Warcraft[*], League of Legends[*] und The Elders Scrolls Online[*]. Die Ursache für die Suchtanfälligkeit von spielenden Jugendlichen liegt im Belohnungssystem der Spiele, dem hohen Spaßfaktor und dem Entfliehen aus der Realität. Auch das Erschaffen eines eigenen Charakters spricht viele Jugendliche an, da das Thema gerade in der Pubertät sehr aktuell ist (Pollak, 2019). Insbesondere Personen mit psychischen Problemen, wie Depressionen, (sozialen) Phobien, neigen zu einer Abhängigkeit (Tortolero et al., 2014). Laut der chinesischen Forscherin und Psychiaterin Zhao Min ist es wichtig, nicht nur die Auswirkungen von Computerspielsucht zu erforschen, sondern auch die Ursachen hierfür. Besonders der schulische Leistungsdruck und der Stressabbau desselben sind häufig genannte Gründe für eine Spielsucht. Die chinesische Regierung hat aufgrund der enormen Zunahme computerspielsüchtiger Jugendlicher eine tägliche Begrenzung der Online-Gamingzeit bei Minderjährigen auf 1,5 Stunden festgesetzt und eine nächtliche Sperrstunde für Online-Games eingeführt. Ähnliche gesetzliche Regelungen gibt es ebenfalls in Südkorea. Die technische Umsetzung ist allerdings sehr schwierig (Hitier, 2020).

Mehr zum Thema Sucht, deren Kriterien und Hintergründe finden sie im 1. Kapitel.

> 2019 wurde „Gaming Disorder" von der WHO als offizielle Krankheit eingestuft.

Schulische Leistungen

Bevor man sich mit den Auswirkungen von Gaming auf die schulischen Leistungen von Jugendlichen beschäftigt, ist es wichtig zu verstehen, welche Faktoren generell die schulische Leistung beeinflussen. Hierbei ist der wichtigste Faktor die Schulbildung der Eltern, dies konnte in mehreren Studien nachgewiesen werden. Auch Wohlstand und Migrationshintergrund spielen eine Rolle, allerdings eine verhältnismäßig geringe im Vergleich zur Bildung der Eltern. Weitere Faktoren sind die kognitiven Fähigkeiten einer Person sowie die Einstellung zur Schule selbst. Es zeigt sich laut dem Psychologen Thomas Mössle ein schwacher bis mittlerer Einfluss von gewalttätigen Spielen oder Filmen auf die schulische Leistung. Er sieht hierbei eine gegenseitige Verstärkung der Persönlichkeit eines Menschen und des Gamings und nicht eine allgemein gültige Wirkung von Gaming auf die schulische Leistung (Mössle, 2013). Eine Metaanalyse unter 100.000 Jugendlichen konnte keinen Zusammenhang zwischen schlechteren Schulleistungen und Gaming feststellen (Ferguson, 2015).

Anders die Ergebnisse einer britischen Studie: Hier wurden Jungen nach dem Zufallsprinzip entweder eine oder keine Spielekonsole zur Verfügung gestellt. Die Autoren bewerteten anschließend nach vier Monaten die Unterschiede in den schulischen Leistungen der Kinder. Es zeigte sich, dass die Gruppe mit der Konsole niedrigere Lese- und Schreibfähigkeiten besaß und häufiger akademische Probleme in der Schule hatte als die Gruppe ohne Konsole. Dies korrelierte mit der verbrachten Zeit an der Konsole nach der Schule. So wurden schulische Aktivitäten oder Sport zugunsten der Konsole vernachlässigt (Weis & Cerankosky, 2010).

Body Mass Index

Eine britische Studie aus dem Jahr 2020 konnte eine Korrelation zwischen Videospielen und dem Gewicht bei Kindern und Jugendlichen feststellen

(Goodman et al., 2020). Es wurden über 16.000 Kinder über einen langen Zeitraum beobachtet, beginnend im Alter von 5 Jahren, mit 7 Jahren und abschließend mit 14 Jahren. Es zeigte sich, dass jene Kinder, die schon früh Videospiele spielten, im Vergleich zu jenen, die dies nicht taten, einen höheren Body Mass Index (BMI) hatten. Dies wird unter anderem auch auf den erhöhten Konsum von zuckerhaltigen Getränken und unregelmäßigen Schlafenszeiten zurückgeführt. Ein Review ebenfalls aus dem Jahr 2020 zeigte, dass circa die Hälfte der Studien eine Korrelation herstellen konnte (Kracht et al., 2020). Es zeigt sich also, dass eine Korrelation grundsätzlich möglich ist, diese aber von weiteren Einflussfaktoren wie der Dauer des Spielens und der weiteren Freizeitbeschäftigungen wie Spielen im Freien, Sport und der Ernährung abhängig ist.

Sozialverhalten

Bei einer Metaanalyse aus dem Jahr 2015 konnte kein Zusammenhang zwischen Gaming und dem Sozialverhalten bei über 100.000 Jugendlichen gefunden werden (Ferguson, 2015).

Laut dem Psychiater Dr. Mader verarmen die sozialen Kompetenzen, wenn man stundenlang online ist. „Obwohl die Betroffenen das selbst nicht so sehen. Sie fühlen sich nicht isoliert. Denn die Spiele vermitteln neben dem Gefühl der Stärke auch Gruppenzugehörigkeit. So gut wie in allen Spielen geht es darum, sich mit anderen zusammenzuschließen, gemeinsam etwas zu machen und dadurch eine Art Gemeinschaftserlebnis aufzubauen" (Pollak, 2019). Hier muss man natürlich die klare Grenze ziehen zwischen mäßigem Konsum von Games und extensivem, stundenlangem Spielen. Bei einer Metaanalyse aus dem Jahr 2015 konnte kein Zusammenhang zwischen Gaming und dem Sozialverhalten bei über 100.000 Jugendlichen gefunden werden (Ferguson, 2015). Eine weitere Studie sieht sogar einen positiven Effekt auf das Sozialverhalten und die Lebenszufriedenheit. Sie hatten zudem weniger emotionale Probleme oder Anzeichen einer Hyperaktivität. Allerdings nur, solange sich das Spielen zeitlich im Rahmen hielt. Hierbei wurde das Spielen von einer Stunde pro Tag als gut bewertet, ab drei Stunden täglich als problematisch. Die Studie wurde in Großbritannien mit über 5000 Jugendlichen im Alter von 10 bis 15 Jahren durchgeführt (Przybylski, 2014).

Physische Auswirkungen

Zu den Auswirkungen auf die Motorik zählen unter anderem das Karpaltunnelsyndrom, der „Gamerdaumen" sowie der „Smartphonenacken". Weitere motorische Auswirkungen finden Sie im ersten Kapitel. Das Karpaltunnelsyndrom betrifft übermäßig häufig Spieler an Konsolen oder dem PC. Dabei wird ein Nerv im Handgelenk ständig gereizt und entzündet sich durch den Druck im Gelenk. Der Schmerz kann sich bis zum Ellenbogen oder der Schulter hinaufziehen und Taubheitsgefühle auslösen. Mittlerweile finden sich viele Anleitungen auf YouTube und in Gamingforen zu Vermeidung von Karpaltunnelsyndromen. Das deutet auf die Häufigkeit dieses Phänomens hin.

Unter dem „Gamerdaumen" versteht man Arthritis in der Hand, insbesondere im Daumengrundgelenk. Arthrititiden sind Entzündungen in den Gelenken, die zu Arthrosen, also dauerhaften Abnutzungserscheinungen führen können. Diese treten üblicherweise mit dem Alter auf. Durch die starke Belastung beim Spielen am Smartphone oder an Konsolen werden die Hand- und vor allem die Daumengelenke stark belastet. Dadurch kommt es zu Schmerzen aufgrund der Überbelastung in diesem Bereich und in weiterer Folge. Im schlimmsten Fall sind die Abnutzungen irreparabel. Mittlerweile gibt es schon eigene Daumenmanschetten zum Schutz vor Schweiß und Überlastung auf einschlägigen Gamerseiten zu bestellen. Aus therapeutischer Sicht sind diese Produkte jedoch wenig sinnvoll.

Auch Verspannungen der Wirbelsäule, insbesondere im Nacken, sind eine Folge von übermäßigem Gaming. Das richtige Sitzen am PC oder der Konsole sind wichtige Maßnahmen zur Vorbeugung langfristiger Wirbelsäulenveränderungen.

„Game Sickness" oder „Motion Sickness"

Darunter versteht man eine Erkrankung, die laut Studien rund 10–50 % der Spieler zumindest zeitweise betrifft. Ähnlich wie bei einer Reisekrankheit kommt es zu Schwindel, Unruhe, Übelkeit und Kopfschmerzen. Grund ist eine Fehlreaktion des Gehirns: Das Auge nimmt Bewegungen auf einem Bildschirm wahr, der Körper liefert aber keine dementsprechenden Signale. Wegen dieser widersprüchlichen Signale denkt das Gehirn, es sei vergiftet oder halluziniere. Dies wiederum führt zu den Abwehrreaktionen wie Übelkeit und Schwindel. Abhilfe sollen Pausen, vermehrtes Licht im Raum, ein größerer Abstand zum Bildschirm und leichte Medikamente schaffen (Qualls, 2020).

Gewaltbereitschaft und Aggression

Eines der am weitesten verbreiteten Klischees und Vorurteile betrifft die Steigerung der Gewaltbereitschaft und die Zunahme von aggressivem Verhalten aufgrund von (Online-)Gaming. Gewaltdarstellungen sind in Medien wie Film und Fernsehen üblich und werden nicht in diesem Ausmaß kritisiert. Im Unterschied zu Filmen und Serien werden Gewalthandlungen in Videospielen aktiv gefordert und gefördert. Durch die technischen Fortschritte wird auch die Darstellung von Gewalt immer realistischer, vor allem bei den Ego-Shootern, bei denen die Spieler aus der Ich-Perspektive Gewalt anwenden. Spiele, die aus der dritten Perspektive heraus gespielt werden, stehen deutlich weniger in der Kritik. In der Forschung wird das Thema sehr kontrovers diskutiert. Eine aktuelle Langzeitstudie aus dem Jahr 2021 aus den USA hat Kinder und Jugendliche über 10 Jahre lang in ihrer Entwicklung begleitet und das Gewalt- und Aggressionspotenzial verfolgt. Hierfür wurden zu Beginn der Studie die Jugendlichen im Alter von 10–13 Jahren in drei Gruppen aufgeteilt: diejenigen, die gewaltvolle Spiele bevorzugen (orig. „high initial violance", 4 % der Teilnehmer), diejenigen die moderat gewaltvolle Spiele bevorzugen („moderate", 23 % der Teilnehmer) und diejenigen, die gering gewaltvollen oder gewaltlose Spiele bevorzugen („low increasers", 73 % der Teilnehmer). Es konnte über alle Teilnehmer keine Zunahme des Gewalt- oder Aggressionspotenzials über die 10 Jahre festgestellt werden. Die Teilnehmer mit einer Bevorzugung von hoch oder moderat gewaltvollen Spielen zeigten zudem einen kurvenförmigen Verlauf. Das heißt sie spielten mal mehr mal weniger Videospiele. Die Gruppe der Jugendlichen, die zu Beginn der Studie gering gewalttätige Spiele oder gewaltlose Spiele bevorzugten, tendieren nach 10 Jahren leicht zu gewaltvollen Spielen (Coyne & Stockdale, 2021). Diese Studie sorgte für mediales Aufsehen und wurde in vielen Tageszeitungen erwähnt. Andere Studien, wie zum Beispiel „Effects of Violent Video Games on Aggressive Cognition and Aggressive Behavior", ebenfalls aus dem Jahr 2021, kommen nach einmaliger Testung zum Ergebnis, dass Jungen nach dem Spielen von brutalen Videospielen eher zu gewalttätigem Verhalten neigen. Allerdings war die Stichprobe mit 300 Kindern relativ klein, es wurde nur in einer einmaligen Situation getestet, und das Verhalten war nur kurz feststellbar (Zhang et al., 2021). Eine weitere aktuelle Studie mit rund 800 Jugendlichen konnte keine Erhöhung des Aggressivitätspotenzials durch brutale Videospiele feststellen. Es zeigte sich jedoch, dass Jugendliche sich mit denjenigen anfreunden, die eine ähnliche Neigung zu aggressiven Videospielen haben. Die Studie kommt zum Ergebnis, dass Bedenken hinsichtlich der Einflüsse von gewalttätigen Spielen nicht berechtigt sind (Verheijen et al., 2021). Der Gehirnforscher Dr. Hüther erklärt, warum sich gerade die Diskussion um Jungen dreht: „Wegen ihrer schwächeren Konstitution begeistern sich schon Jungs für alles, was ihnen Erfolg, Status und Geltung verschaffen könnte. Sie suchen daher nur mit mehr Vehemenz nach Halt und Bedeutung in dieser Welt. Sie müssen ihre Rolle erst finden. Väter sind hier besonders wichtige Bezugspersonen für Jungen" (Schaaf, 2009). Aktuelle Thesen und Forschungsansätze gehen vermehrt in die Richtung, dass aggressives Verhalten und Gewaltbereitschaft unabhängig von gewalttätigen Spielen ist. Jedoch wird diskutiert, ob bereits Jugendliche, die bereits zuvor schon aggressives oder gewalttätiges Verhalten zeigten, eher zu solchen Videospielen neigen. Besonders der unreflektierte Umgang mit Gewalt, eine geringere Medienkompetenz sowie das Fehlen einer Begleitung durch Eltern oder Pädagogen stellt eine Gefährdung der Jugendlichen dar.

Finanzielle Probleme

Finanzielle Schwierigkeiten stellen ein eher geringes Problem für die meisten Kinder und Jugendlichen dar. Nichtsdestotrotz sollte dieser Punkt nicht außer Acht gelassen werden. Oft sind die Spiele-Apps an sich kostenlos, locken dann aber mit teilweise teuren Käufen für Erleichterungen oder raschere Erfolge, In-Game-Währungen und Extras. In manchen Fällen werden so auch (unabsichtlich) monatliche Abos abgeschlossen. Besonders Kinder können kostenpflichtige Abos kaum von Werbung oder dem eigentlichen Spiel unterscheiden. Derzeit gibt es laut Verbraucherzentrale keine verpflichtenden, einheitlichen und einfach erkennbaren Informationen, ob ein Spiel In-App-Käufe enthält oder nicht. Bezahlt werden solche Käufe meist über die Kreditkarte, die oftmals im App Store hinterlegt ist, oder über die Telefonrechnung (deutsche Verbraucherzentrale, 2019). Die Ausgaben für Spiele selber sind eher gering, von den 12- bis 17-jährigen Befragten der forsa-Umfrage 2019 gab nur knapp die Hälfte an, Geld für Spiele oder Lizenzen gezahlt zu haben. Allerdings konnte eine deutliche Zunahme an (unabsichtlichen) In-App-Käufen von 8 % im Jahr 2018 auf 13 % im Jahr 2020 verzeichnet werden. Am häufigsten wurden Verbesserungen oder Erleichterungen in Spielen erkauft (forsa, 2019). 2021 schaffte es ein siebenjähriger Junge aus Deutschland in die Schlagzeilen. Er hat beim Spiel Brawl Stars* über 2700€ an In-App-Käufen verspielt (Kronen Zeitung, 2021). Achten Sie daher auf einen geeigneten Kinderschutz in der App und sperren Sie Käufe durch Drittanbieter.

Aktuelle Thesen und Forschungsansätze gehen vermehrt in die Richtung, dass aggressives Verhalten und Gewaltbereitschaft unabhängig von gewalttätigen Spielen ist.

4.4 Welche Spiele sind für wen geeignet?

Die Abb. 4.2 zeigt die Verteilung der Altersfreigaben von Computer- und Konsolenspielen aus dem Jahr 2020. Insgesamt wurden 1453 Spiele geprüft.

Die beliebtesten Games der Jugendlichen

Sucht man gezielt nach Umfragen und Statistiken zu den beliebtesten Spielen von Kindern und Jugendlichen, findet man für 2020 folgende Zahlen:

Bei einer deutschen Umfrage von April 2020 wurden Jugendliche im Alter von 12 bis 19 Jahren gefragt, welche Computer-, Konsolen-, Online-, Tablet- oder Smartphonespiele sie am liebsten spielen. Wie in der Abb. 4.3 ersichtlich wurden folgende Spiele am häufigsten genannt:

Minecraft*
24 % der befragten Jugendlichen spielen Minecraft*. Besonders die Jüngeren unter den Befragten (12–15 Jahre) spielen besonders gern Minecraft*

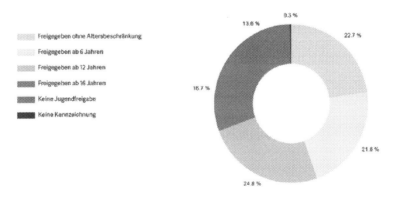

Abb. 4.2 Verteilung der Spielefreigaben (Head of the Classification Department/complaints Unterhaltungssoftware Selbstkontrolle 2020)

Liebste Computer-, Konsolen-, Tablet- und Smartphonespiele 2020
– Rang 1 bis 3, bis zu drei Nennungen –

	12–13 Jahre	14–15 Jahre	16–17 Jahre	18–19 Jahre
Rang 1	„Minecraft" 23 %	„Fortnite" 22 %	„Minecraft " 14 %	„FIFA" 13 %
Rang 2	„Fortnite" 17 %	„Minecraft" 19 %	„GTA - Grand Theft Auto" 11 %	„Call of Duty" 12 %
Rang 3	„FIFA" 11 %	„FIFA" 14 %	„Call of Duty" 10 %	„GTA - Grand Theft Auto" 11 %

	Haupt-/Realschule	Gymnasium
Rang 1	„Minecraft" 20 %	„Minecraft" 12 %
Rang 2	„Fortnite" 18 %	„FIFA" 11 %
Rang 3	„FIFA" / „GTA - Grand Theft Auto" 12 %	„Fortnite" 9 %

Abb. 4.3 Die liebsten Computer-, Konsolen-, Tablet- und Smartphonespiele von Jugendlichen im Jahr 2020 (Feierabend, Rathgeb et al., 2020)

(Weidenbach, 2020a, b). Das Spiel wurde 2009 entwickelt und 2014 für 2,5 Milliarden US$ an Microsoft® verkauft. Es ist derzeit das meistverkaufte Videospiel aller Zeiten. Bekanntheit erlangte es vor allem über Social-Media-Plattformen wie YouTube® und Facebook®. Ziel des Spieles ist das Bauen von Konstruktionen in einer dreidimensionalen Welt mit würfelförmigen Blöcken. Die virtuelle Welt ist frei erkundbar, es können Werkzeuge und Ressourcen gesammelt werden. Zudem kann man in verschiedenen Modi (Kreativmodus, Überlebensmodus, Abenteuermodus, Hardcoremodus und Zuschauermodus) gegen Monster kämpfen. Das Spiel kann sowohl allein als auch mit Freunden gemeinsam gespielt werden. Für Kinder und Jugendliche sind das Schaffen einer eigenen Welt, das Verbessern der Ressourcen und Produktionsmittel, die einfache Darstellung und der Werkzeuggebrauch besonders interessant. Manche Institutionen und pädagogischen Einrichtungen, wie zum Beispiel schwedische Schulen, sprechen sich stark für das Spielen von Minecraft® aus. Dabei sollte man beachten, dass das Spiel erst ab 6 Jahren freigegeben ist, und es sollte auch danach von Eltern begleitet werden. Minecraft® selbst bietet keine Anleitung oder Erklärungen an. Für Kinder im Grundschulalter eignet sich der Kreativ- oder Abenteuermodus. Hier können Kinder kreativ sein, es werden Problemlösungsstrategien gefordert und die Frustrationstoleranz gefördert. Der Hardcore- oder Überlebensmodus ist deutlich mehr auf Angriffe und Gegner ausgelegt und sollte daher erst ab 10 Jahren gespielt werden. Durch das Konstruieren sind keine automatischen Zeitlimits gegeben, wie zum Beispiel das Erreichen eines Levels. Daher ist die Spieldauer nur sehr schwer einzuschätzen und sollte auf jeden Fall zeitlich begrenzt werden. Zudem sollte unbedingt auf die Kinderschutzfunktionen des Spiels geachtet werden; test.de stuft deren Datenschutz und die In-App-Käufe als „inakzeptabel" und die AGBs als „sehr deutlich mangelhaft" ein. Die Inhalte und die enthaltene Werbung werden als „angemessen" eingestuft (Stiftung Warentest, 2019).

> Für Kinder und Jugendliche ist das Schaffen einer eigenen Welt, das Verbessern der Spielfigur, die einfache Darstellung und der Werkzeuggebrauch besonders interessant.

Fortnite®

23 % der befragten Jugendlichen spielen am liebsten Fortnite®, auch hier wieder eher die Jüngeren zwischen 12 und 15 Jahren (Weidenbach, 2020a, b). Fortnite® wird als Kooperations-Survival-Spiel oder als Arena-Shooter eingestuft und ist erst ab 12 Jahren freigegeben. Man spielt grundsätzlich online, entweder allein, mit Freunden oder in Teams. Das Spiel startet für alle Mitspieler gleich: Man strandet auf einer verlassenen Insel und muss dort überleben und sich gegenüber Gegenspielern durchsetzen. Durch das Sammeln von Material und Werkzeugen können Häuser und Forts gebaut werden. Gewonnen hat der Spieler oder das Team, das am längsten auf der Insel überlebt. Die grafische Darstellung ist kindlich aufbereitet, um zu gewinnen ist Waffengebrauch jedoch unerlässlich. In-App-Käufe können die Situation eines Spielers deutlich verbessern, daher ist der Reiz groß, diese zu kaufen. Durch die ständige Spannung und Bedrohung im Spiel ist es nicht für Kinder unter 12 Jahren geeignet und sollte auch dann von Eltern begleitet werden. Zusätzlich wird empfohlen, die Einstellungen anzupassen, Fortnite® bietet Kindersicherungen an. Stiftung Warentest stuft die Inhalte des Spiels, die sichere Nutzung und den Datenschutz als „inakzeptabel" ein. Der Druck, Ausrüstungen zu kaufen, wird als sehr stark eingestuft. Werbung und In-App-Käufe werden als „angemessen" beurteilt. Insgesamt bekommt das Spiel das Fazit „inakzeptabel" (Stiftung Warentest, 2019).

FIFA®

Platz 3 der beliebtesten Spiele geht mit 17 % der Jugendlichen an FIFA. Besonders die Älteren zwischen 16 und 19 Jahren spielen gerne FIFA® (Weidenbach, 2020a, b). Dabei handelt es sich um ein bekanntes

Fußballsimulationsspiel, das bereits in vielen verschiedenen Ausführungen besteht und mit allen Konsolen sowie am PC spielbar ist. Auch hier können In-App-Käufe getätigt werden. 2020 gab es einen medialen Aufschrei, nachdem EA Games, der Hersteller von FIFA®, in einem britischen Kinderspielkatalog eine Schritt-für-Schritt-Anleitung für den Kauf von In-App-Produkten gestaltet hat (Hartmann, 2020). Die aktuelle Version hat eine Altersfreigabe ab sechs Jahren (USK 2020) trotz der sehr umstrittenen glücksspielartigen Loot-Boxen. Grundsätzlich sind Sportsimulationsspiele auch für Kinder und Jugendliche geeignet. Aufgrund der In-App-Käufe und der ungeregelten Spielzeit sollte man jedoch als Eltern das Spiel begleiten und Medienkompetenzen schon früh fördern.

Call of Duty® und GTA®
Beide Spiele belegen zusammen den vierten Platz. 9 % der Jugendlichen, hier insbesondere die Älteren zwischen 16 und 19 Jahren, spielen diese regelmäßig (Weidenbach, 2020a, b). Call of Duty® ist ein Ego-Shooter, der seit 2003 in verschiedenen Ausführungen auf dem Markt ist. Die ersten Versionen spielten szenisch im zweiten Weltkrieg, die neueren sind in zeitgenössischen oder futuristischen Welten angesiedelt. Ziel ist es, die gegnerische Mannschaft oder die vorprogrammierten Bots mit Waffengewalt zu besiegen. Alle Versionen haben eine Altersfreigabe von 18 Jahren, trotzdem ist die Beliebtheit bei Jugendlichen ungebrochen. Gerade die aktuelle Version „Modern Warfare" und „Black Ops Cold War" sind sehr realistisch dargestellt, die Kriegsszenen und der Waffengebrauch sind sehr intensiv und brutal dargestellt (Achilles 2020). Matthias Reitzig, Redakteur von dem Spieleratgeber NRW (2021) schreibt hierzu: „Viele Szenen wirken so, als hätte man gerade in einen Bericht des Fernsehsenders CNN hinein geschaltet, der die neuesten „embedded" Informationen aus einem der Krisengebiete dieser Welt sendet. Und diese Art der Inszenierung ist es dann auch, die das Spiel absolut ungeeignet für Kinder und Jugendliche macht. Die Gewaltdarstellung ist im Rahmen des Gezeigten noch moderat gehalten. So wird auf die Darstellung von Blut oder abgetrennten Leichenteilen verzichtet, jedoch ist es die Umsetzung der Thematik, die trotzdem äußerst hart und realistisch wirkt."

GTA® ist seit 1997 zu einer der erfolgreichsten (Online-)Gamingreihen geworden. 2013 erschien die mittlerweile 9. Version mit „Grand Theft Auto V", alle Versionen haben eine Altersfreigabe ab 18 Jahre. Die Versionen unterscheiden sich nicht grundlegend: Haupthandlung ist ein meist männlicher Protagonist aus einer amerikanischen Großstadt, der eine Vielzahl von kriminellen Handlungen begeht. Als Spieler kann man sich in der virtuellen Stadt frei bewegen und Entscheidungen treffen und Missionen erfüllen. Die Spiele stehen jedoch sehr in der Kritik, da ethnische Gruppen klischeehaft dargestellt und kriminelle Handlungen sowie Gewalt heroisiert werden. Auch Folterszenen, Alkohol- und Drogenexzesse und der Umgang mit Sexualität und Frauen bringen GTA˚ viel Kritik ein. Kadir Yilanci vom Spieleratgeber NRW (2021) schreibt zu GTA V˚ Folgendes: „Allerdings sind es besonders die Darstellungen von Gewalt und sexualisierten Inhalten, die eine Altersfreigabe ab 18 Jahren mehr als rechtfertigen. Die Protagonisten sind allesamt sehr überspitzt dargestellt und könnten besonders bei jüngeren Spielern als Identifikationsfiguren falsche Werte vermitteln. Es benötigt [!] einer gewissen Reife innerhalb der Reflexion, um die satirischen Überspitzungen richtig einordnen zu können." Gewalt ist ein grundsätzliches Jahrtausende altes gesellschaftliches Problem und nicht auf digitale Medien zurückführbar. Allerdings führen einige dieser Spiele zu einer Verstärkung der Problematik bei dafür anfälligen Personengruppen.

Zusammenfassend kann man nach umfassender Recherche feststellen, dass auf allen gängigen seriösen Medien und Spieleplattformen vom Kauf für Jugendliche dringend abgeraten wird.

Auch das Onlinemagazin PC-Welt und Stiftung Warentest befassen sich regelmäßig mit den Game Charts. Folgende Liste ist eine Aufzählung besonders beliebter Spiele und Apps bei Kindern und Jugendlichen (PC Games, 2021; Stiftung Warentest, 2019):

Beliebteste Spiele ab 6 Jahren

Animal Crossing˚
Hierbei handelt es sich um eine Spielreihe für Nintendo˚, Smartphones und die Wii˚. In Echtzeit (eine Stunde im Spiel ist eine reale Stunde) müssen verschiedene selbstgewählte Aufgaben in einem Dorf mit sprechenden Tieren erfüllt werden. Es gibt keine fortlaufende Handlung, kein festgelegtes Spielende bzw. Spielziel oder verpflichtende Aufgaben. Das Spiel ist grafisch einfach und kindlich gestaltet, baut keinerlei Druck auf und ist gewaltfrei. Kinder brauchen jedoch eine gute Lesefähigkeit, da das Spiel sehr textlastig ist.

Pokemon Go˚
Pokemon Go˚ ist eine Art Sammelspiel für das Smartphone, in dem man im Freien anhand von „augmented reality" (die reale Smartphonekamera wird mit virtuellen Figuren verbunden) Pokemons˚ fängt. Die Standortdaten sind hierfür die ganze Zeit über erforderlich. In einer „Arena" kann man

anschließend seine gesammelten Pokemons° gegen andere Spieler antreten lassen. Durch In-App-Käufe kann man sich auch hier Vorteile verschaffen. Das Spiel hat keine Altersbeschränkung, der Spieleratgeber NRW rät jedoch folgendes: „Es wird die Fähigkeit gefordert, Kaufanreizen standzuhalten, die eigene Spielzeit kritisch zu reflektieren, sich im Kontakt mit Fremden vorsichtig zu verhalten, den Wert von Daten zu erkennen und sicher im Straßenverkehr zu agieren. Bei Kindern unter 12 Jahren können diese Fähigkeiten noch nicht ausreichend vorhanden sein." Stiftung Warentest (2019) gibt dem Spiel das Fazit „bedenklich", dies vor allem aufgrund des Datenschutzes und der Mängel in den AGBS. Die Inhalte, In-App-Käufe und die Werbung seien für Kinder „angemessen".

Clash of Clans°
Clash of Clans° oder Clash Royal° sind MMO-Strategiespiele für das Smartphone und zählen seit 2012 zu den umsatzstärksten Apps. Es ist eine Kombination aus einem Aufbauspiel und einem Echtzeitkampfstrategiespiel. Es kann allein oder im Multiplayermodus gespielt werden. Optisch ist es comichaft und farbenfroh gestaltet, was gerade Kinder anzieht. Es müssen Häuser und Städte gebaut und weiterentwickelt werden, um hierfür genug Ressourcen zu sammeln, müssen andere Dörfer angegriffen werden. Es gibt kein Spielziel. Clash Royal° ist eine Erweiterung des Spiels, in der in einer festgelegten Zeit möglichst viele gegnerische Befestigungen zerstören werden müssen, um zu gewinnen. In diesem Spiel können Stunden oder Tage vergehen, bis ein Haus erbaut ist. Zahlt man allerdings Freischaltungen in Form von In-App-Käufen, geht dies wesentlich schneller. Das Spiel hat im App-Store eine Altersfreigabe ab 6 Jahren, die Entwicklerfirma Supercell° empfiehlt in ihren AGBs jedoch ein Mindestalter von 13 bis 14 Jahren, bis 18 Jahre ist die Nutzung nur unter Einverständnis der Eltern erlaubt. Stiftung Warentest (2019) bewertet beide Spiele mit einem „inakzeptabel". Sowohl die Inhalte als auch die In-App-Käufe und der Datenschutz seien nicht kindergerecht. Zudem wurden rechtsextreme Nutzernamen gefunden. Der Spieleratgeber NRW (2013) empfiehlt das Spiel ab 10 Jahren. Aufgrund der häufigen Push-Benachrichtigungen wird man animiert, möglichst oft online zu sein. Der soziale Druck und die Zeitinvestition sind daher sehr hoch.

Subnautica: Below Zero°
Subnautica ist ein Singleplayer-, Survival- und Abenteuerspiel für den PC, Playstation°, Xbox° und Nintendo°. Man spielt in der Ich-Perspektive in einer offenen virtuellen Unterwasserwelt, in der man überleben muss und

Aufgaben zu erfüllen hat. Das Spiel hat eine Altersfreigabe ab 6 Jahre. Das Spiel basiert nicht auf Gewalt, das Erkunden und Entdecken stehen im Vordergrund. Aufgrund der Tauchsequenzen, die doch recht gruselig werden können ist es jedoch weniger für Kinder geeignet. Eine engmaschige Begleitung ist jedenfalls erforderlich.

Angry Birds 2°

Der Erfolg von Angry Birds° ist seit Jahren ungebrochen, besonders Kinder lieben das bunte Spiel mit den Vögeln. Mittlerweile gibt es schon Filme und kurze Videos zu Angry Bird°. Die Spiele-App ist ein Geschicklichkeitsspiel ohne Altersfreigabe. Das Prinzip ist sehr einfach und wird intuitiv und schnell verstanden: Man muss versuchen, so viele Vögel wie möglich abzuschießen. Besonders in der Kritik steht die Werbung, die kaum vom Spiel zu unterscheiden ist, wobei das Sehen dieser Werbung sogar belohnt wird (t-online 2019). Auch Stiftung Warentest (2019) stuft die In-App-Käufe und die Werbung als „inakzeptabel" ein, der Datenschutz und die sichere Nutzung seien „bedenklich", die Inhalte jedoch „angemessen". Eine Begleitung und gute Medienkompetenz im Bezug auf Werbung und In-App-Käufe ist unbedingt notwendig.

Candy Crush°

Hierbei handelt es sich um ein Puzzle für PCs und das Smartphone, das seit 2012 auf dem Markt ist und regelmäßig in den Spiele-Charts vertreten ist. Das Spiel ist ein klassisches Gelegenheitsspiel, in dem man versucht, möglichst viele Süßigkeiten zum Platzen zu bringen, um ein Level abzuschließen. Es gibt keine offizielle Altersfreigabe, es ist gewaltfrei und nur als Einzelspielermodus verfügbar. Problematisch auch hier sind der Anreiz von In-App-Käufen, der Datenschutz, die Werbung und die Zeitintensität. Die App ist auf den Kauf von „Erleichterungen" oder Hilfen und eine intensive Nutzung ausgelegt, für Grundschulkinder ist es zudem noch sehr anspruchsvoll gestaltet aufgrund der Niveausteuerung der Levels. Stiftung Warentests (2019) stuft die App als „inakzeptabel" ein, insbesondere aufgrund des Datenschutzes und der In-App-Käufe. Die Inhalte werden als „angemessen", die Werbung als „bedenklich" bewertet.

Beliebte Spiele ab 12 Jahren:

Final Fantasy°

Final Fantasy° ist eine Rollenspielserie für den PC und Smartphones. Je nach Variante spielt man als Einzelspieler oder im Kooperations- sowie

Onlinemodus. Mittlerweile gibt es eine TV-Serie, Bücher und Animations-
filme basierend auf dem Spiel. Man muss Aufgaben in einer virtuellen Welt
erfüllen, die in eine Handlungsgeschichte eingebettet sind. Kämpfe stehen
nicht direkt im Vordergrund, jedoch finden sich viele emotional-tragische
Szenen sowie politische Aspekte, die das Spiel eher für ältere Jugendliche
interessant machen. Der Spieleratgeber NRW stuft das Spiel pädagogisch ab
14 Jahren ein (Scholz, 2021).

Star Wars: Knights of the Old Republic
Das Spiel wird mit KotOR abgekürzt und ist ein Rollenspiel für den PC,
Smartphone und der XBox. Es kann entweder im Singleplayer-Online-
modus oder als Multiplayer-Online-Game (MMO) gespielt werden.
Der Spieler wird durch eine offene, virtuelle Welt geführt und muss auf
Aufgaben und Missionen erfüllen. Durch die Interaktion mit anderen
computerbasierten Spielfiguren wird der Handlungshintergrund nach und
nach erklärt. Das Spiel ist ab 12 Jahren freigegeben und dem Spielerat-
geber NRW zu urteilen auch ab diesem Alter pädagogisch vertretbar. Die
Gewaltdarstellungen sind „mild" und stehen nicht im Vordergrund des
Spiels. Allerdings erfordert es einen hohen Leseaufwand, und die Rätsel sind
oft kompliziert zu lösen. Deshalb eignet es sich auch gut für ältere Spieler
(Lang, 2021).

World of Warcraft
WoW, wie das Spiel geläufig genannt wird, ist das erfolgreichste Onlinerollenspiel (MMORPG) der Welt, das seit 2004 auf dem Markt ist und seitdem mehrere Verkaufsrekorde gebrochen hat. WoW kann man durch ein
monatliches Abo spielen, eine einmalige Kaufvariante existiert nicht. Es
kann nur am PC und im Multiplayer-Onlinemodus gespielt werden. Jeder
Spieler hat die Möglichkeit, seinen eigenen Charakter zu erstellen, das Ziel
des Spiels ist es, seinen Charakter weiterzuentwickeln. Man kann sich frei
in der virtuellen Welt bewegen und Missionen erfüllen, zu denen auch das
Besiegen von anderen Spielern zählt. Die offizielle Altersfreigabe der USK
und PEGI liegt bei 12 Jahren, laut Spieleratgeber der NRW ist dieses Alter
gerechtfertigt. Es bietet sowohl für Jungen als auch für Mädchen interessante
Aspekte, das Spiel hat klare Regeln und Strukturen. Kritisiert werden der
sehr hohe zeitliche Aufwand und das monatliche Abo (einmalig 40 € und
monatlich 13 €). Eltern und Pädagogen sollten das Spielen jedoch engmaschig betreuen (Spieleratgeber NRW, 2021).
    Eine Liste mit vielen beliebten Spiele-Apps und ihrem Unbedenklich-
keitsvergleich von Stiftung Warentest finden Sie unter test.de/Multimedia/

Tests/Spiele-Apps im Test. Es ist dringend geboten, sich regelmäßig über Kinder- und Jugendfreigaben, Risiken bezüglich Datenschutz, Werbung und In-App-Käufen zu informieren.

4.5   E-Sport

Was versteht man unter E-Sport?

E-Sport oder auch elektronischer Sport bezeichnet den sportlichen Wettkampf mit Videospielen. Meisten werden diese in Teams und in verschiedenen Disziplinen gespielt. Meistens werden hier Online-Ego-Shooter, Online-Arena-Shooter und MOBAs, wie Counter Strike*, Fortnite* und League of Legends* gespielt. Seine Anfänge hat der E-Sport in privaten LAN-Partys, also Zusammenkünften von Freunden, die gemeinsam ein Videospiel spielen. Dies ist nun zu einer Massenbewegung geworden, bei denen Tausende bis Millionen Menschen in Stadien und über Live-Übertragungen professionellen Videospielern zusehen, wie diese um ein Preisgeld spielen. Professionelle E-Gamer werden auch Pro-Gamer genannt und verdienen je nach Erfolg bis zu 230.000 € pro Jahr, ohne dass Merchandising, Werbeverträge und Preisgelder mit eingerechnet sind. Seit Mitte der 2010er-Jahre wird E-Sport immer verbreiteter auch bei Amateuren, in Deutschland gibt es mehrere eingetragene E-Sport-Vereine. Viele dieser Vereine fördern auch die Entwicklung von Medienkompetenzen und digitaler Bildung und sind in der Erwachsenen- und Seniorenbildung tätig. Daher verfügt E-Sport über ein großes Potenzial für die Gesellschaft (game, 2020). Offiziell wird E-Sport in den meisten europäischen Ländern nicht als Sportart anerkannt, obwohl viele Eigenschaften von sportlichen Disziplinen vorliegen und E-Sport als Denksport kategorisiert wird. In meisten asiatischen Ländern, Brasilien, Bulgarien, UK, in den USA und Schweden ist E-Sport allerdings eine anerkannte Sportart.

> E-Sport oder auch elektronischer Sport bezeichnet den sportlichen Wettkampf mit Videospielen.

Berufswunsch E-Sportler

Viele Jugendliche haben daher den Berufswunsch, E-Sportler zu werden. Der Beruf genießt einen ähnlichen Status wie YouTuber oder Influencer.

Kinder und Jugendliche verbringen zumeist viel Zeit damit, ihren Vorbildern zuzusehen und sich Tipps für ihre eigene spielerische Weiterentwicklung zu holen.

Was tun, wenn das eigene Kind E-Sportler werden möchte?
Interessieren Sie sich erstmal für den Berufswunsch Ihres Kindes und fragen Sie genau nach, wie sich Ihr Kind das vorstellt. Wenn Sie diesen Wunsch abtun, verschlechtern Sie die Gesprächsbasis zwischen Ihnen und Ihrem Kind. Ihr Kind wird sich unverstanden und allein gelassen fühlen.

Oft ist ein erster Berufswunsch noch sehr vage und die Vorstellung von der Tätigkeit an sich sehr romantisiert. Informieren Sie sich gemeinsam mit Ihrem Kind über die tatsächlichen Aufgaben und Tätigkeiten, besonders abseits vom Spielen an sich. Oft sind sich Kinder und Jugendliche nicht bewusst, welche Aufgaben und aufwendigen Nebentätigkeiten, wie Reisen, Verträge abschließen, Fanbetreuung, Werbung drehen etc. dahinter stehen. Ein weiterer Tipp ist, sich über ähnliche Berufe, wie Game-Entwickler, Grafik-Designer, Game-Designer oder Game-Producer zu informieren. Mittlerweile bieten viele Hochschulen und Universitäten Lehrgänge und Studien in diese Richtung an. Diese Berufe werden aktuell als besonders zukunftsträchtig gehandelt.

4.6 Tipps für Eltern

Rund 75 % der befragten Jugendlichen in einer deutschen Umfrage unterhalten sich regelmäßig mit Freunden über Videospiele. Somit zählt Gaming zu einer „gemeinsamen kulturellen Erfahrung" und ist im Alltag der Kinder und Jugendlichen angekommen (Kaufmann 2020). Verbote bringen daher wenig und werden nicht nur auf vehementen Widerstand stoßen, sie können sich auch sozial nachteilig auf die Jugendlichen auswirken. Der österreichische Psychiater und Suchtexperte Roland Mader rät ebenfalls von Verboten ab: „Das halten wir nicht für sinnvoll. Unsere Strategie ist es gerade, mit den Kindern in Kontakt zu bleiben, sich mit ihnen hinzusetzen, an der virtuellen Welt teilzuhaben und sie nicht durch Verbote noch mehr zu isolieren. Denn das Alleinsein beim Spielen ist ja gerade ein Merkmal der Sucht" (Pollak, 2019). Viel wichtiger ist es, auf die Kinder einzugehen.

> Videospiele zählen zu einer „gemeinsamen kulturellen Erfahrung" (Kaufmann, 2020).

Datenschutz beachten

Achten Sie bei jeder neuen App und jedem Spiel, gleich auf welchem Gerät, auf den Datenschutz. Vermeiden Sie die Weitergabe von Standortdaten, persönlichen Daten wie Mailadressen, Wohnortdaten oder Kreditkartennummern.

Spielzeiten festlegen

Legen Sie mit Ihrem Kind gemeinsam genaue Spielzeiten fest und halten Sie diese konsequent ein. Einige Empfehlungen zu Nutzungszeiten von digitalen Geräten finden Sie im siebten Kapitel.

Prüfen der Altersfreigabe

Auf allen Konsolen- bzw. PC-Spielen finden Sie die USK oder PEGI-Altersangabe. Bei Apps in App Stores finden Sie ebenfalls eine Empfehlung. Zusätzlich können Sie sich bei Onlinemagazinen und Spielempfehlungen sowie Webseiten des Konsumentenschutzes über die empfohlenen pädagogischen Altersfreigaben informieren. Diese weichen oft von den USK-Empfehlungen ab und bieten eine gute Richtlinie. Spieleforen sind keine geeignete Informationsquelle. Erlauben Sie nicht automatisch jedes Spiel, das für das Alter Ihres Kindes oder Jugendlichen freigegeben ist. Die emotionale, soziale und psychische Entwicklung jedes Kindes ist unterschiedlich und sollte beachtet werden. Manche Kinder und Jugendlichen sind von der persönlichen Entwicklung durchaus fähig, Videospiele reflektiert zu spielen. Andere im gleichen Alter sind weit davon entfernt. Versuchen Sie daher auch, eine individuelle Einschätzung zu treffen.

Das Spielen begleiten

Je jünger Ihr Kind ist, desto engmaschiger sollte es beim Spielen begleitet werden. Setzen Sie sich mal daneben und beobachten Sie sowohl Inhalt und Werbung des Spiels als auch die Reaktionen und das Verhalten Ihres Kindes. Sprechen Sie regelmäßig über die Spiele, die Ihr Kind oder Jugendlicher spielt, und setzen Sie sich aktiv damit auseinander. Auch Jugendliche benötigen Begleitung und sollten auf keinen Fall allein gelassen werden.

Kostenfallen vermeiden

Prüfen Sie Spiele und Apps schon im Vorhinein, ob diese In-App-Käufe ermöglichen. Zusätzlich können in den meisten Apps In-App-Käufe durch Kinderschutzmaßnahmen inklusive einer Sperre für Kosten eingestellt werden. Prüfen Sie regelmäßige Ihre Kreditkarten- und Telefonrechnungen.

Interesse zeigen

Probieren Sie die Spiele Ihres Kindes selber aus und lassen Sie sich diese von Ihrem Kind oder Jugendlichen erklären. So erhalten Sie ein besseres Bild von den Spielen und zeigen Ihrem Kind, dass Sie sich für ihn/für sie interessieren.

Differenzieren

Man muss beim Videospielen auch differenzieren, um welches Spiel es sich handelt. Spielt man ein „Teamspiel", wie zum Beispiel ein E-Sport-Game mit einem Ziel und einem anderen Team, handelt es sich um einen Ego-Shooter, der zur reinen Unterhaltung dient, ein Strategiespiel, bei dem man Städte aufbaut, oder ein Lernspiel mit Mehrwert für den Nutzer? Alles diese Videogames haben ihre eigene Legitimität, nicht alle von diesen haben jedoch auch Teambuilding-Elemente, obwohl die meisten im Multiplayer-modus spielbar sind. Daher ist es auch wichtig, in diesem Bereich eine Differenzierung vorzunehmen.

Literatur

Achilles, P. (2020). *Call of Duty Modern Warfare - Das ist die Altersfreigabe.* https://praxistipps.chip.de/call-of-duty-modern-warfare-warzone-das-ist-die-altersfreigabe_118383.

Amblyotech. (2021). *Product description.* https://web.archive.org/web/20150623192217/http://www.amblyotech.com/product.html.

Amon, A. (8. März 2021). „Kein Medium ist so interaktiv wie Games und kann uns deshalb so gut Empathie lehren". *Der Standard.* https://www.derstandard.at/story/2000124759240/kein-medium-ist-so-interaktiv-wie-games-und-kann-uns#Echobox=1615223707.

Bowen, L. (2014). *Video game play may provide learning, health, social benefits, review finds.* https://www.apa.org/monitor/2014/02/video-game.

Coyne, S. M., & Stockdale, L. (2021). Growing up with grand theft auto: A 10-year study of longitudinal growth of violent video game play in adolescents. *Cyberpsychology, Behavior and Social Networking, 24*(1), 11–16. https://doi.org/10.1089/cyber.2020.0049.

deutsche Verbraucherzentrale. (2019). In-game- und in-app-käufe: Wenn virtueller spielspaß teuer wird. https://www.verbraucherzentrale.de/wissen/digitale-welt/apps-und-software/ingame-und-inappkaeufe-wenn-virtueller-spielspass-teuer-wird-12941.

Dye, M. W. G., Green, C. S., & Bavelier, D. (2009a). The development of attention skills in action video game players. *Neuropsychologia, 47*(8–9), 1780–1789 https://doi.org/10.1016/j.neuropsychologia.2009.02.002.

Dye, M. W. G., Green, C. S., & Bavelier, D. (2009b). Increasing speed of processing with action video games. *Current Directions in Psychological Science, 18*(6), 321–326. https://doi.org/10.1111/j.1467-8721.2009.01660.x.

Dyscalculis. (2020). *Spiele zur Verbesserung der Raumwahrnehmung.* https://www.legasthenie.at/spiele-raumwahrnehmung/.

Feierabend, S., Rathgeb, T., Kheredmand H., & Glöckler S. (2020). *JIM-Studie 2020.* Hg. v. Medienpädagogischer Forschungsverbund Südwest (mpfs).

Ferguson, C. J. (2015). Do angry birds make for angry children? A meta-analysis of video game influences on children's and adolescents' aggression, mental health, prosocial behavior, and academic performance. *Perspectives on Psychological Science: A Journal of the Association for Psychological Science, 10*(5), 646–666. https://doi.org/10.1177/1745691615592234

forsa Politik- und Sozialforschung. (2019). Geld für games – wenn computerspiel zum glücksspiel wird. https://www.dak.de/dak/download/computerspiel-sucht-2103404.pdf

forsa Politik- und Sozialforschung. (2019). *Geld für Games – wenn Computerspiel zum Glücksspiel wird. Geld für Games – wenn Computerspiel zum Glücksspiel wird Ergebnisse einer repräsentativen Befragung von Kindern und Jugendlichen im Alter von 12 bis 17 Jahren.* Hg. v. DAK-Gesundheit.

game. (2020). *Jahresreport der deutschen Games-Branche 2020.* https://www.game.de/wp-content/uploads/2020/08/game-Jahresreport-2020.pdf.

Goodman, W., Jackson, S., McFerran, E., Purves, R., Redpath, I., & Beeken, R. (2020). Association of video game use with body mass index and other energy-balance behaviors in children. *Jama Pediatrics, 174*, 563–572.

Green, C. S., Pouget, A., & Bavelier, D. (2010). Improved probabilistic inference as a general learning mechanism with action video games. *Current Biology, 20*(17), 1573–1579. https://doi.org/10.1016/j.cub.2010.07.040.

Handwerk, B. (2009). *Video games improve vision, study says.* https://www.nationalgeographic.com/science/2009/03/news-video-games-vision-correction-sight-medicine/.

Hartmann, M. (2020). *Shitstorm wegen FIFA-Werbung für Kinder.* https://www.spieletipps.de/n_46942/.

Heinz, D. (2021). *Pokemon Go unter der pädagogischen Lupe.* https://www.spieleratgeber-nrw.de/Pokemon-Go-unter-der-padagogischen-Lupe.4770.de.1.html.

Hitier, R. (2020). *Smarte Kids? Kinder und digitale Medien.* arte.

Kaufmann, D. (2020). *Umfrage: Videospiele steigern offenbar die Empathie und fördern die Lesekompetenz.* https://www.play3.de/2020/08/16/studie-videospiele-steigern-die-empathie-und-foerdern-die-lesekompetenz/.

Kracht, C. L., Joseph, E. D., & Staiano, A. E. (2020). Video games, obesity, and children. *Current Obesity Reports, 9*(1), 1–14. https://doi.org/10.1007/s13679-020-00368-z

Kronen Zeitung (9. Februar 2021). Teure In-App-Käufe - Bub verspielt 2700 € mit Handy der Mutter. https://www.krone.at/2338458.

Krüger-Brand, H. (2013) Serious Games: Spiel dich gesund. *Deutsche Ärtzeblatt, 2013*(4), 126–128. https://www.aerzteblatt.de/pdf.asp?id=134181.

Kühn, S., Gleich, T., Lorenz, R. C., Lindenberger, U., & Gallinat, J. (2014). Playing super Mario induces structural brain plasticity: Gray matter changes resulting from training with a commercial video game. *Molecular Psychiatry, 19*(2), 265–271. https://doi.org/10.1038/mp.2013.120

Lang, L. (2021). *Star wars - Knights of the old republic.* https://www.spieleratgeber-nrw.de/Star-Wars-Knights-of-the-Old-Republic.5727.de.1.html.

Michigan State University. (2011). *Video game playing tied to creativity.* https://msutoday.msu.edu/news/2011/video-game-playing-tied-to-creativity/.

Mössle, T. (2013). *Welchen Auswirkungen haben Computerspiele und Co.? Neue Medien und Schulleistung.*

Mössle as Head of Classification Department/complaints Unterhaltungssoftware Selbstkontrolle (2020). Verteilung der Freigaben. https://usk.de/jahres-statistik-2020/

mpfs. (2020). *JIM Studie 2020.* https://www.mpfs.de/fileadmin/files/Studien/JIM/2020/JIM-Studie-2020_Web_final.pdf.

PC Games. (2021). Aktuell beliebte games. *PC Games.* https://www.pcgames.de/Spiele/Alle/Alle/Top/Immer/2/?minAge=12.

Peñuelas-Calvo, I., Jiang-Lin, L. K., Girela-Serrano, B., Delgado-Gomez, D., Navarro-Jimenez, R., Baca-Garcia, E., &Porras-Segovia, A. (2020). *Video games for the assessment and treatment of attention-deficit/hyperactivity disorder: Asystematic review. European Child & Adolescent Psychiatry,* 1–16. https://doi.org/10.1007/s00787-020-01557-w

Pollak, K. (2019). Psychiater: "fortnite", "wow" und "counter-strike" haben hohes suchtpotenzial. DER STANDARD.https://www.derstandard.at/story/2000103899879/psychiater-fortnite-wow-und-counter-strike-haben-hohes-suchtpotenzialVerbraucherzentrale.de. (2019). In-game- und in-app-käufe: Wenn virtueller spielspaß teuer wird | verbraucherzentrale.De.https://www.verbraucherzentrale.de/wissen/digitale-welt/apps-und-software/ingame-und-inappkaeufe-wenn-virtuellerspielspass-teuer-wird-12941

Przybylski, A. K. (2014). Electronic gaming and psychosocial adjustment. *Pediatrics, 134*(3). https://doi.org/10.1542/peds.2013-4021

Qualls, E. (2020). *Video games and motion sickness.* https://www.lifewire.com/video-games-and-motion-sickness-3562484.

Reitzig, M. (2021). *Call of duty: Modern warfare.* https://www.spieleratgeber-nrw.de/Call-of-Duty-4--Modern-Warfare.1514.de.1.html.

Rosser, J. C., Lynch, P. J., Cuddihy, L., Gentile, D. A., Klonsky, J., & Merrell, R. (2007). The impact of video games on training surgeons in the 21st century.

Archives of Surgery (Chicago, Ill.: 1960), 142(2), 181–6, discusssion 186. https://doi.org/10.1001/archsurg.142.2.181.

Schaaf, J. (2. November 2009). „Das Wichtigste wäre ein richtig guter Vater". *Frankfurter Allgemeine Zeitung.* https://www.faz.net/aktuell/gesellschaft/jugend-schreibt/hirnforscher-huether-ueber-jungs-das-wichtigste-waere-ein-richtig-guter-vater-1867114-p3.html.

Scholz, L. (2021). *Final Fantasy XV.* https://www.spieleratgeber-nrw.de/Final-Fantasy-XV.4934.de.1.html.

Spieleratgeber NRW. (2013). *Clash of clans.* https://www.spieleratgeber-nrw.de/Clash-of-Clans.3786.de.1.html

Spieleratgeber NRW. (2021). *World of warcraft.* https://www.spieleratgeber-nrw.de/World-of-Warcraft-WoW.920.de.1.html.

Stiftung Warentest. (2019). Spiele Apps 10/2019. https://www.test.de/Spiele-Apps-im-Test-Alles-andere-als-kindgerecht-5197290-5522152/.

Tolks, D., Lampert, C., Dadaczynski, K., Maslon, E., Paulus, P., & Sailer, M. (2020). Spielerische Ansätze in Prävention und Gesundheitsförderung: Serious Games und Gamification [Game-based approaches to prevention and health promotion: Serious games and gamification]. *Bundesgesundheitsblatt, Gesundheitsforschung, Gesundheitsschutz, 63*(6), 698–707. https://doi.org/10.1007/s00103-020-03156-1

t-online. (2019). *Welche Spiele-Apps für Kinder geeignet sind und welche nicht.* https://www.t-online.de/leben/familie/schulkind-und-jugendliche/id_83625598/apps-diese-handy-spiele-sind-fuer-kinder-geeignet-diese-nicht.html.

Tortolero, S. R., Peskin, M. F., Baumler, E. R., Cuccaro, P. M., Elliott, M. N., Davies, S. L., Lewis, T. H., Banspach, S. W., Kanouse, D. E., & Schuster, M. A. (2014). Daily violent video game playing and depression in preadolescent youth. *Cyberpsychology, Behavior and Social Networking, 17*(9), 609–615. https://doi.org/10.1089/cyber.2014.0091

Urwyler, P., & Chesham, A. (2015). „Serious Games" für Demenzpatienten: mehr als eine Spielerei. *Hell Im Kopf, 163,* 22–23. https://www.unibe.ch/unibe/portal/content/e796/e800/e10902/e277579/e311887/files311914/up_163_s_24_urwyler_chesham_ger.pdf.

Usk. (2020). *Jahresstatistik 2020.* https://usk.de/jahresstatistik-2020/.

Verheijen, G. P., Burk, W. J., Stoltz, S. E. M. J., van den Berg, Y. H. M., & Cillessen, A. H. N. (2021). A longitudinal social network perspective on adolescents' exposure to violent video games and aggression. *Cyberpsychology, Behavior and Social Networking, 24*(1), 24–31. https://doi.org/10.1089/cyber.2019.0776

Weidenbach, B. (2020a). *Welche Computer-, Konsolen-, Online-, Tablet- oder Handyspiele spielst Du am liebsten?* https://de.statista.com/statistik/daten/studie/498678/umfrage/beliebteste-games-bei-jugendlichen-im-alter-von-12-bis-13-jahren/.

Weidenbach, B. (2020b). *Wie häufig spielst Du Computer-, Konsolen-, Tablet- und Smartphonespiele?* https://de.statista.com/statistik/daten/studie/498685/umfrage/nutzungshaeufigkeit-von-games-pc-und-konsole-durch-jugendliche/.

Weis, R., & Cerankosky, B. C. (2010). Effects of video-game ownership on young boys' academic and behavioral functioning: A randomized, controlled study. *Psychological Science, 21*(4), 463–470. https://doi.org/10.1177/0956797610362670

Wiemeyer, J. (2010). Gesundheit auf dem Spiel? Serious Games in Prävention und Rehabilitation. *Deutsche Zeitschrift für Sportmedizin, 61*, 252–257. https://www.germanjournalsportsmedicine.com/fileadmin/content/archiv2010/heft11/spomed_11_2010_pdfe/uebersicht_Wiemayer_final_bg.pdf.

Zeit Online. (2020). *Jugendliche verbringen deutlich mehr Zeit mit Computerspielen.* https://www.zeit.de/wissen/gesundheit/2020-07/covid-19-jugendliche-computerspiele-studie-mediensucht.

Zhang, Q., Cao, Y., & Tian, J. (2021). Effects of violent video games on aggressive cognition and aggressive behavior. *Cyberpsychology, Behavior and Social Networking, 24*(1), 5–10. https://doi.org/10.1089/cyber.2019.0676

5

Gesellschaftliche Folgen von digitalen Medien

„Die jungen Leute hören nicht mehr auf ihre Eltern. Das Ende der Welt ist nahe" (Gilfert, 2019).

5.1 Auswirkungen digitaler Medien auf die Gesellschaft

Seit über 2000 Jahren kritisieren Generationen die „aktuellen" Jugendlichen. In einer Keilschrift, die über 2000 Jahre alt ist, steht „Unsere Jugend ist heruntergekommen und zuchtlos. Die jungen Leute hören nicht mehr auf ihre Eltern. Das Ende der Welt ist nahe." Rund 1000 Jahre alt ist folgende Aussage auf einer babylonischen Tontafel: „Die heutige Jugend ist von Grund auf verdorben, sie ist böse, gottlos und faul. Sie wird niemals so sein wie die Jugend vorher und es wird ihr niemals gelingen, unsere Kultur zu erhalten." Jünger ist die Aussage von Aristoteles, der gesagt haben soll: „Wenn ich die junge Generation anschaue, verzweifle ich an der Zukunft der Zivilisation." Sehr viel jünger, nämlich aus dem Jahr 2010, findet man in einem offiziellen Paper des deutschen Dienstleistungsreportes folgende Sätze: „Zusätzlich bemängeln unsere Gesellschaft und die Wirtschaft eine allgemeine Abnahme von Wert- und Moralvorstellungen, sowie fehlende soziale und personale Kompetenzen" sowie „Fehlende Disziplin, mangelnde Leistungsbereitschaft, geringe Belastbarkeit – die Azubis machen unseren Unternehmen Sorgen" (Gilfert, 2019). Die Jugend wurde grundsätzlich abgewertet, heutzutage erkennt man dies besonders am Umgang mit digitalen Medien und deren Auswirkungen. Doch ist dem wirklich so oder

K. Habermann, *Eltern-Guide Social Media*, https://doi.org/10.1007/978-3-662-63532-2_5

folgen ältere Generationen nur dem Beispiel ihrer vorangehenden? Einen Teil dieser Aussagen haben Sie bereits in der Einleitung gelesen. In diesem Kapitel sollen die wissenschaftlich belegten Auswirkungen auf unsere Gesellschaft und das Verhalten von Jugendlichen dargestellt werden.

Unbestritten ist, dass digitale Medien einen Einfluss auf das Verhalten von allen Personen, unabhängig von ihrem Alter, haben. Das war bei technologischen Fortschritten immer schon so. Dass jedoch digitale Medien, Gaming und Social-Media-Plattformen nicht spurlos an den Jugendlichen vorbeigehen, ist mittlerweile unter Experten unumstritten. Dass diese Auswirkungen nicht nur positiv sind, auch.

Die Autoren Rath und Prommer schreiben in einem Aufsatz für das Sammelwerk „*Verlorene Werte? Medien und die Entwicklung von Ethik und Moral*", dass Jugendliche sehr wohl ihre Werte und Moralvorstellungen haben. Denn auch die Auseinandersetzung mit digitalen Medien unterliegt den gleichen Entwicklungsbedingungen wie die restliche kognitive Entwicklung. Sie dient dabei der Identitätsfindung, denn sie bieten „einen breit angelegten sozialen Wertekonsens", an denen sich Jugendliche orientieren können. Daher verwundert es nicht, dass Jugendliche sich an ihrer Peer Group sowie Medieninhalten orientieren. Klassische Orientierungshilfen wie die Familie und kirchliche Institutionen verlieren teilweise und werden durch digitale Medien ersetzt. „Die Identität des Menschen ist nach den klassischen wie auch nach den neueren sozialwissenschaftlichen Identitätstheorien durch die Gesellschaft und die Auseinandersetzung mit den Mitgliedern dieser Gesellschaft bestimmt. Die Medien stellen dabei Identifikationsangebote zur Verfügung, die die Angebotsvielfalt unterschiedlicher, auch medial vermittelter Lebenswelten und sozialer Realitäten früherer Generationen bei Weitem übersteigen." Aufgrund dieser unterschiedlichen Sichtweisen auf die Identität eines Menschen, die im Internet zu finden sind, haben Jugendliche heutzutage viel mehr Chancen, ihre persönliche Identität zu finden und zu erkennen, dass es viele verschiedene Arten eines Selbstbildes auf der Welt gibt. Daraus schlussfolgern Rath und Prommer, dass sich Jugendliche ihre eigene Orientierung schaffen. Dabei bedienen sie sich kultureller, sozialer und ethischer Weltorientierungen und basteln sich so ihre ganz persönliche Identität, die dann wiederum sozial anerkannt ist (Rath & Prommer, 2008). In der Abb. 5.1 sind die wöchentlich genutzten Nachrichtenquellen 2020 ersichtlich.

Aufgrund der Pandemie erkennt man eine deutliche Verlagerung der Kommunikation vom persönlichen in den digitalen Bereich. Vor 2020 konnte man zwar auch schon eine Tendenz in Richtung digitaler Kommunikation erkennen, der persönliche Kontakt blieb jedoch immer

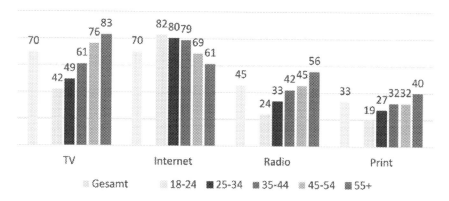

Abb. 5.1 „Wöchentlich genutzte Nachrichtenquellen 2020 (nach Alter, in Prozent)"
(Hölig und Hasebrink, 2020)

die erste Wahl. Selbst Jugendliche trafen sich lieber persönlich als virtuell, trotz der Tatsache, dass das Smartphone in vielen Umfragen und Studien bei Jugendlichen hauptsächlich als Kommunikationsmittel eingesetzt wird. Das erkennt man auch am Nutzungsverhalten von Messengerdiensten wie WhatsApp®, Signal® oder der Facebook® Messenger, die bei den meisten Umfragen immer als die wichtigsten Apps angegeben werden. Digitale Kommunikationsmittel erleichtern es auch, mit anderen Menschen in Kontakt zu bleiben. Dieser Kontakt findet heutzutage vermehrt auf unterschiedlichen Ebenen statt: über Messengerdienste, Social-Media-Plattformen, Telefonate und persönlich. In vielen Umfragen ist der Umstand, dass persönliche Treffen nicht oder nur sehr eingeschränkt möglich sind, die größte Einschränkung seit Beginn der Pandemie. Trotzdem wird der Trend hin zu virtuellen Kommunikationsmitteln auch nach der Krise nicht verschwinden. Denn schon vor der Pandemie kamen Begriffe wie „Phubbing" auf. Der Begriff setzt sich aus den Wörtern „to snub" also jemanden vor den Kopf stoßen, und „phone" zusammen. Darunter versteht man konkret, wenn sich eine Person während eines persönlichen Gesprächs mit ihrem Smartphone beschäftigt, statt sich auf den Gesprächspartner zu konzentrieren. Es ist nicht nur unhöflich und respektlos, es verschlechtert auch die Beziehung zum Gegenüber. Trotzdem machen es viele Menschen mittlerweile ganz unbewusst. Laut einer chinesischen Studie steht Phubbing im Zusammenhang mit einer geringeren Zufriedenheit in der Beziehung, einem geringeren allgemeinen Wohlbefinden, und das wiederum erhöht die Wahrscheinlichkeit, an Depressionen zu erkranken (Wang et al., 2017). Ein weiterer Aspekt bei der virtuellen Kommunikation sind Voice-Assistenten, also digitale Sprachassistenten wie Siri®, Google Assistant® oder

Alexa®. Ein Bericht der Universität Luzern aus dem Jahr 2021 zeigt auf, dass schon knapp die Hälfte der Schweizer Bevölkerung Sprachassistenten verwendet. Verwendet werden diese zu 30 % für Käufe von Lebensmitteln und Kleidungsstücken, ansonsten werden Informationen erfragt, wie zum Beispiel nach dem Wetter, Navigieranweisungen gestellt oder Befehle wie Anrufe erteilt. Nicht nur in Smartphones sind solche Assistenten eingebaut, sondern auch in Lautsprechern, TV-Geräten oder Autos (Hofstetter, 2021). Das System von Sprachassistenten ist denkbar einfach, man sagt ein Codewort und dann den Befehl oder eine Frage. Dass dies sogar Papageien schaffen, wurde medial schon ausgeschlachtet. Kinder wachsen mit diesen Systemen auf und lernen schnell, sie zu bedienen. Gesellschaftlich wichtig ist diese Entwicklung vor allem unter folgendem Aspekt. Derzeit sind (fast) alle am Markt erhältlichen Assistenten standardmäßig mit einer weiblichen Stimme ausgestattet und haben zum Teil auch weibliche Namen. Bei den meisten ist eine männliche Variante erst gar nicht verfügbar. Dass Kinder lernen, einer weiblichen Stimme Befehle zu geben – ohne Höflichkeitsausdrücke zu verwenden, ist bedenklich. In manchen kritischen Berichten und Aufsätzen werden die Sprachassistenten als modernes Dienstmädchen bezeichnet. Der Ausdruck kommt ursprünglich vom dänischen Professor Hogler Schulze: „Die digitalen Dienstmädchen in der heutigen Welt festigen und verewigen Geschlechterhierarchien, Ungleichbehandlung und Ausbeutung." Weibliche Stimmen wirken freundlicher als männliche, und sie werden von den meisten Menschen akustisch besser verstanden. Zudem werden diese Sprachassistenten großteils von Männern programmiert, was darauf hindeuten könnte, dass diese besonders Frauen als Assistenten wahrnehmen (blueshepard, 2019). Eine Studie aus dem Jahr 2017 zeigte auf, wie sich die Sprachassistenten bei Beschimpfungen, sexuell übergriffigen Aussagen und Belästigungen verhielten: „verspielt, unverständlich, entschuldigend oder sich bedankend". Erste Auswirkungen zeigten sich bereits. Laut dem Bericht der Donau Universität Krems schrieb eine Mutter an den damaligen CEO von Amazon®. Ihr Tochter Alexa würde in der Schule wie eine „Dienerin" behandelt werden. So konnte festgestellt werden, dass der Name seit Einführung des Produktes von Platz 32 auf Platz 90 der registrieren Babynamen fiel (everydAI, 2020). Sogar die United Nations (UN) kritisierten die aktuelle Situation. In diesem Bericht ist zu lesen, dass Millionen Menschen sich daran gewöhnen, Assistenten mit weiblicher Stimme herumzukommandieren, die „unterwürfig, gehorsam und stets höflich" reagieren, selbst wenn sie beleidigt werden (Aouf, 2019).

> Aufgrund der Pandemie erkennt man eine deutliche Verlagerung der Kommunikation vom persönlichen in den digitalen Bereich.

Auch das Konsum- und Kaufverhalten verlagern sich zunehmend in die digitale Welt, man spricht in diesem Zusammenhang vom Handel 4.0. Die Corona-Pandemie hat diese Entwicklung extrem gepusht. Dass dadurch kleine Händler und Geschäfte in den Innenstädten verschwinden, wird häufig mit einem schlechten Gewissen in Kauf genommen. Der Marktführer in Sachen Onlinehandel Amazon® gibt viel Geld aus, um den Kaufprozess vom Sofa aus zu vereinfachen und so Kunden an sich zu binden. So kann man zu Beispiel über den Sprachassistenten Alexa® über ein simples „Ja" einen Kaufabschluss tätigen oder über einen Knopfdruck des Dash-Buttons Waschmittel und Co. sofort nachbestellen. Zudem gehen Forscher wie der Professor für Marktforschung Scott Galloway davon aus, dass bald künstliche Intelligenz schon vor einer manuellen Bestellung weiß, was wir wann wollen, und den Kauf für uns erledigt. Erst durch die Möglichkeit, mit anderen Kunden in Echtzeit in Kontakt zu stehen, zum Beispiel über Onlinebewertungen und Rezensionen, fand sich eine neue Berufsgruppe: die Influencer. Sie sind die Vermarkter des digitalen Zeitalters mit persönlichem Touch. Genau wie in einem lokalen Geschäft ist die Beratung wichtig für die Kaufentscheidung. Nun verlagert sich diese vermehrt ins Internet (Richter, 2018).

Ein weiterer Aspekt ist der damit zusammenhängende Bewegungsmangel. Wenn man auf dem Sofa mit einem Klick einkaufen kann, ist dies deutlich komfortabler als im Geschäft und zudem wetterunabhängig. Der anhaltende Bewegungsmangel der westlichen Bevölkerung verursacht jährlich Kosten in Milliardenhöhe für das Gesundheitssystem. Mit den Auswirkungen auf die Umwelt haben sich ebenfalls schon einige Studien und nationale Untersuchungen beschäftigt. So schreibt zum Beispiel das deutsche Umweltbundesamt in einem Bericht aus dem Jahr 2018, dass derzeit keine seriösen Vorhersagen bezüglich der konkreten Umwelteffekte möglich sind. Diese hängen von vielen verschiedenen Rahmenbedingung ab, wie dem Fortschritt in der Energie- und Rohstoffeffizienz, zukünftigen Verhaltensmustern, der weiteren Entwicklung seitens des Angebotes und der Regulierung der Digitalisierung (Kahlenborn et al., 2018).

Digital Diversity ist eine der wirklich positiven Auswirkungen digitaler Medien auf die Gesellschaft. Darunter versteht man die digitale Inklusion. Laut Bundeszentrale für politische Bildung ist die Inklusion die „gleichberechtigte Teilhabe aller an allen gesellschaftlichen Bereichen". So kann Inklusion mit digitalen Medien ermöglicht werden und in einer digitalen Gesellschaft (Bundeszentrale für politische Bildung, 2016). Diversität bedeutet Vielfalt und wird für die Forderung nach Gleichstellung, Chancengleichheit und Antidiskriminierung verwendet. Es geht um soziale, ethnische, kulturelle, aber auch alters- und geschlechtsbezogene Vielfalt, die in unserer Gesellschaft vorhanden ist. Die Teilhabe an dieser und die Chancengleichheit sind jedoch immer noch nicht selbstverständlich. Durch digitale Medien wird versucht, sich einer Chancengleichheit anzunähern, vor allem in Bereichen wie Wissensbereitstellung und sozialer Vernetzung. Digitale Medien können eine große Ressource für Menschen sein. So haben auch Minderheiten, Randgruppen und Personen mit einer Erkrankung und besonderen Bedürfnissen leichter, sich in die Gesellschaft einzufügen. „So sind Sprachsteuerungen für blinde oder bewegungseingeschränkte Menschen eine unfassbare Erleichterung ihres Alltages. Digitale Medien können für schwer betroffene Kinder ein ‚Fenster zur Welt' sein, durch dass sie sich ohne Einschränkungen austauschen können, Wissen erwerben und Spiele nutzen können." Ein weiteres Beispiel sind Apps, die es autistischen Kindern erleichtern, menschliche Emotionen zu erkennen und so stressfreier am Alltag teilhaben zu können (Habermann, 2020). Bereits im Kapitel „Gaming" wurden Möglichkeiten aufgezeigt, wie auch körperlich beeinträchtigte Menschen einen Zugang zu diesen Medien finden und so am gesellschaftlichen Leben teilhaben können.

> Digital Diversity ist die Inklusion in der Gesellschaft mit und durch digitale Medien.

Sehr ähnlich, aber in negative Richtung geht das Phänomen Digital Divide oder Digital Gab. Dieses ist erstmalig in den 1990ern mit dem Aufstieg des Technologiebooms aufgekommen. Es beschreibt die soziologische Hypothese, dass es zu (verstärkten) Chancenungleichheiten aufgrund der Verbreitung oder Nutzung digitaler Medien kommen kann. Begründet wird dies mit der Tatsache, dass nicht alle Bevölkerungsgruppen den gleichen Zugang zu Informationen haben und diese nutzen können. So verteilt sich zum Beispiel die Kompetenz, wertvolle Informationen im Internet zu finden, ungleich. Das hängt nicht nur von sozialen Faktoren ab, sondern ist auch regional bzw. national sehr unterschiedlich. So stehen nur 5 % der Menschen südlich der Sahara eine Telefonverbindung zur Verfügung, während diese Zahlen in westlichen und östlichen Ländern bei nahezu 100 % liegen. Wenngleich dieses Phänomen für Personen in westlichen Ländern von akuter Bedeutung ist, so sollte es doch ein internationales Anliegen sein, Wissen und Bildung allen Personen zu ermöglichen.

Auf die Auswirkungen im politischen Bereich wird in weiterer Folge des Kapitels eingegangen.

Studien zu den gesellschaftlichen Folgen und dem Verhalten von Jugendlichen

Grundsätzlich ist es sehr schwierig, Studien zu diesem Thema durchzuführen da, die Auswirkungen auf die Gesellschaft von vielen Einflussfaktoren abhängen. Aufgrund dessen sind keine allgemeinen Aussagen hinsichtlich der isolierten Ursachen und Wirkungsweisen von digitalen Medien möglich. Hier sollen trotzdem zwei Studien kurz vorgestellt werden, die thematisch passen, allerdings jeweils nur Teilaspekte beleuchten.

Schon vor über 10 Jahren haben sich Forscher in Neuseeland mit dem Thema Empathiefähigkeit im Zusammenhang mit digitalen Medien beschäftigt. In der Studie „Adolescent screen time and attachment to parents and peers" von Richards und Kollegen wurden über 4000 Jugendliche im Alter von 14 und 15 Jahren befragt. Es zeigte sich, dass Jugendliche, je mehr Screentime sie angaben, desto weniger Empathie ihren Eltern und Vertrauenspersonen gegenüber zeigten (Richards et al., 2010).

Eine deutsche Studie beschäftigt sich mit den gesellschaftspolitischen Auswirkungen sozialer Medien. Für diese Untersuchung wurden Jugendliche im Alter von 12 bis 16 Jahren befragt und anschließend nach ihren „Ebenen der moralischen Argumentation" eingeteilt. Diese wurden von Lawrence Kohlberg in drei Stufen und drei Perspektiven eingeteilt: die präkonventionelle Moral (Strafangst und Strategie finden aus einer individuellen Perspektive), die konventionelle Moral („goldene Regeln" und „Recht und Ordnung" aus der sozialen Perspektive) und der postkonventionellen Moral (Menschenrechte, universelle Prinzipien aus der gesellschaftsübergreifenden Perspektive). In der Auswertung zeigte sich, dass sich Jugendliche in einer Übergangsphase zwischen präkonventioneller und konventioneller Moral befinden. Das bedeutet, dass die Wirkung von digitalen Medien auf die

Entwicklung von Werten und die Moralvorstellungen bei Jugendlichen eine wichtige Rolle einnehmen. Zugleich zeigt sich, dass Jugendliche durchaus reflektiert und kritisch mit dieser Wirkung umgehen (Rath & Prommer, 2008).

Das Schweizer Jugendbarometer 2020 zeigte auf, dass sich immer mehr junge Menschen im Alter zwischen 16 und 25 Jahren für Politik interessieren. So sei es „in", demonstrieren zugehen, 22 % der befragten Jugendlichen sind aktive Demonstranten, 36 % sind der Meinung, dass „diese Veranstaltungen im Trend liegen". Das widerspricht der Meinung, dass sich Jugendliche nicht für Politik interessieren. Die Autoren sehen das größte politische Engagement seit Beginn der jährlichen Studien 2010. Vor allem Themen wie Gleichberechtigung und Umwelt bzw. Nachhaltigkeit sind Jugendlichen besonders wichtig. Dabei spielen Social-Media-Plattformen eine große Rolle, durch sie entsteht ein Austausch unter Gleichgesinnten, und die Vernetzung ist deutlich leichter als früher.

> Themen wie Gleichberechtigung und Umweltschutz sind Jugendlichen besonders wichtig.

5.2 Fake News und Verschwörungserzählungen

Eng verbunden mit dem Thema Hass im Netz sind Fake News, also Falschmeldungen in sozialen Netzwerken. Fake News haben einen großen Einfluss auf die politische Meinung. Fake News, Hoaxe und Verschwörungstheorien kann man unter dem Begriff „mediale Desinformationen" zusammenfassen. Die Europäische Union schreibt in einem Bericht zum Thema Medienkompetenz, dass „die Bürgerinnen und Bürger in der neuen Medienlandschaft mit Informationen überflutet werden und möglicherweise Probleme damit haben, die Nachrichten zu verstehen und korrekte Informationen und zuverlässige Nachrichtenquellen sowie hochwertige Inhalte im Allgemeinen zu finden" (Rat der Europäischen Union, 2020). In der Abb. 5.2 ist das Vertrauen in Nachrichten, die auf sozialen Netzwerken im Umlauf sind, ersichtlich. Die Angaben sind nach Alter geordnet und in Prozent angegeben.

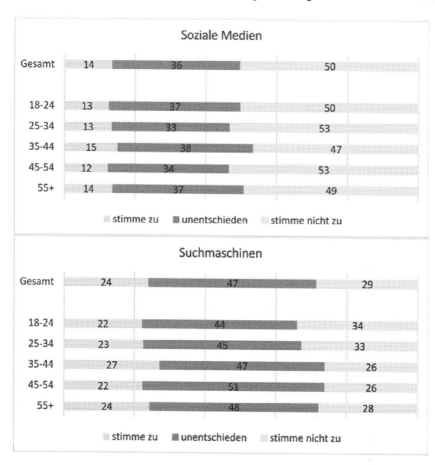

Abb. 5.2 Vertrauen in Nachrichten in sozialen Medien und Suchmaschinen 2020 (nach Alter, in Prozent) (Hölig und Hasebrink, 2020)

Was sind Verschwörungserzählungen, Fake News, Hoax und Social Bots?

Verschwörungstheorien

Verschwörungserzählungen gibt es seit hunderten von Jahren, allerdings war es nie so leicht wie heutzutage, sie zu verbreiten. „Eine Verschwörungserzählung ist eine Annahme darüber, dass als mächtig wahrgenommene Einzelpersonen oder eine Gruppe von Menschen wichtige Ereignisse in der Welt beeinflussen und damit der Bevölkerung gezielt schaden, während sie diese über ihre Ziele im Dunkeln lassen" (Nocun & Lamberty, 2020).

Nocun und Lamberty vermeiden das Wort „Theorie", da eine Theorie methodisch überprüfbar ist. Dieses Merkmal weisen Verschwörungserzählungen nicht auf. Verschwörungserzählungen sind vereinfacht gesagt Vermutungen über eine Verschwörung. Das Ziel einer Verschwörung ist immer das Schaden von anderen Menschen. Verschwörungstheoretiker vereinfachen komplexe Zusammenhängen, um sie „verständlicher" zu machen. Hierbei werden immer Realität und erfundene Fakten vermischt. In der Realität von Verschwörungstheoretikern gibt es nur „gut" und „böse". Die Guten sind die Opfer, die Bösen die Verschwörer, die einen Profit aus einer bestimmten Situation ziehen.

> Es ist „schlichtweg menschlich", dass wir interessante, alternative Geschichten faszinierend finden (boja, 2020).

Verschwörungserzählungen haben meistens folgende Merkmale:

* Es gibt keine Zufälle: Alles wird im Geheimen von den „Bösen" ist geplant.
* Nichts ist so wie es scheint: Die Wahrheit erfahren die „Guten" nicht, hinter allem stecken Verschwörer.
* Alle sind miteinander verbunden: Institutionen, Unternehmen, Staaten und Personen arbeiten im Geheimen zusammen.

Man kann Verschwörungstheorien auch nach ihrer Gefährlichkeit einstufen (boja, 2020; Bundeszentrale für politische Bildung, 2020):

* Ungefährlich: Viele Verschwörungstheorien sind für die meisten Menschen harmlos und ungefährlich, wie zum Beispiel: „Die Mondlandung gab es gar nicht.", „Die Erde ist eine Scheibe" oder auch „Michael Jackson lebt."
* Gefährlich: Einige Theorien stellen jedoch eine Gefährdung für die Allgemeinheit dar. Hierzu zählen zum Beispiel: „Impfen löst Autismus aus." Dies hat zur Folge, dass viele Personen skeptisch werden und dadurch das Allgemeinwohl gefährden. Impfungen schützen nicht nur einen selbst, sondern hindern viele Krankheiten daran, sich auszubreiten. Auch viele extremistische Gruppierungen nutzen Angst, um Anhänger für ihre Ideologie zu finden. Grundsätzlich sind Anhänger rechter Parteien empfänglicher für Verschwörungstheorien.

* Angst verursachend: Einige Verschwörungstheorien sollen Menschen gezielt Angst machen. Hierzu zählt zum Beispiel: „Die Welt wird 2020 untergehen."

Gerade in Krisenzeiten ist kaum ein Mensch davor geschützt, einer Verschwörungserzählung anzuhängen. Krisen bedeuten immer Unsicherheiten, und das Internet wirkt wie ein „Katalysator". Die Informationen sind sehr leicht zugänglich, Verschwörungstheorien sind auf allen Social-Media-Plattformen verbreitet und nur noch sehr schwer von Nachrichten zu unterscheiden. Christian Carbon, Professor für Wahrnehmungspsychologie, schreibt: „Es ist „schlichtweg menschlich", dass wir interessante, alternative Geschichten faszinierend finden" (boja, 2020).

QAnon und #pizzagate
Einer der aktuellsten Verschwörungserzählungen ist #pizzagate und damit zusammengehörig die Gruppe QAnon. Der Hashtag „pizzagate" ging während der Präsidentschaftswahl in den USA im November 2016 viral. So wurde behauptet, dass sich in einer Pizzeria in Washington ein Kinderpornografiering befinde, in dem Hilary Clinton, damals Präsidentschaftskandidatin der Demokraten, verwickelt sei. Daraufhin versuchte Anfang Dezember ein bewaffneter Mann, diese vermeintlichen Kinder zu befreien. Ein Jahr später im Oktober 2017 wurde die Verschwörungstheorie von einem anonymen Nutzer (QAnon) in Social-Media-Plattformen aufgegriffen und erweitert. QAnon ist seit 2017 aktiv, das Q steht hierbei für die oberste Sicherheitsfreigabe bei amerikanischen Geheimdiensten. Der anonyme Nutzer schaffte es schnell, mit seinen Verschwörungserzählungen eine Gemeinschaft in Amerika aufzubauen, die seinen Ausführungen Glauben schenkt. Hauptthese der Gemeinschaft ist der Glaube an eine weltweit agierende Elite, die Kinder entführt, um aus ihrem Blut eine Substanz herzustellen, um sich so zu verjüngen. Der ehemalige US-Präsident Trump ist hierbei eine Art Vorbild, weil er versucht, gegen diese Elite zu kämpfen. Laut Wikipedia gehen Experten in den USA, aber auch in Deutschland davon aus, dass QAnon eine schwere, aktuelle Gefahr für die repräsentative Demokratie sei (Wikipedia, 2021). Hier zeigt sich ganz deutlich, wozu Social-Media-Plattformen imstande sind. Laut Renée Doresta, einer Forscherin des Stanford Internet Observatory, wurde Nutzern der Hashtag gezeigt, die zuvor nach diesem Begriff gesucht hatten (Orlowski, 2020).

Die Pandemie als Verstärker

Seit Beginn der Corona-Pandemie 2020 werden Social-Media-Plattformen von Fake News und Verschwörungserzählungen regelrecht überflutet. Menschen behaupten, das Virus existiere gar nicht, oder andere, das Virus gebe es schon seit Jahren. Auch die Erzählung, das Virus hänge mit dem Ausbau von 5G-Sendemasten zusammen, verbreitet sich auf Social-Media-Plattformen. Das ging so weit, dass ganze Sendemasten angezündet worden sind. Weitere Fake News und Erzählungen rund um die Pandemie betreffen unbelegte Behandlungsmethoden, wie das Trinken von Unmengen Wasser oder die Verwendung von Desinfektionsmittel als Prävention. Auch der deutsche Hashtag #plandemie zählt zu diesen Beispielen. Unwissenheit, Verschwörungserzählungen und Fake News schüren existenzielle Ängste. Diese Ängste und Sorgen um die Gesundheit, den Arbeitsplatz und die Erhaltung seines Lebensstandards und Hobbys treiben Nutzer von Social-Media-Plattformen auf immer radikalere Seiten und in Foren und verleiten zum Konsumieren von deren Inhalten auf diversen Plattformen.

> Seit Beginn der Corona-Pandemie 2020 werden Social-Media-Plattformen von Fake News und Verschwörungserzählungen regelrecht überflutet.

Fake News

Das Wort „Fake" kommt aus dem Englischen und bedeutet Fälschung oder Täuschung, Fake News sind daher gezielte Falsch- und Fehlinformationen, die meistens auf Social-Media-Plattformen verbreitet werden. Es kann sich hierbei um Texte, Videos, Bilder und Meinungen handeln. Sie gehen von Privatpersonen oder Gruppierungen aus oder werden in Auftrag gegeben. Gründe hierfür sind vielfältig: politische Beeinflussung, wirtschaftliche Ziele oder auch persönliche Vorteile. Bei der Verbreitung von Fake News spielen einerseits Algorithmen von Social-Media-Plattformen eine große Rolle, andererseits das Teilen von Informationen durch Unternehmen oder Privatpersonen sowie Social Bots. Dadurch erhöhen sich die Reichweite und Sichtbarkeit erheblich (Bendel, 2019; digitalguide Ionos, 2020). Social-Media-Plattformen bevorzugen falsche Nachrichten, da die Wahrscheinlichkeit höher ist, dass der Nutzer am Bildschirm hängen bleibt (Orlowski, 2020). Im deutschsprachigen Raum wird seit einiger Zeit das Wort „Lügenpresse" verwendet. Es ist heutzutage sehr schwer, Fake News von überprüften Nachrichten zu unterscheiden und somit den Echtheitsgehalt zu ermitteln.

Konkrete Falschnachrichten und ihre Quellen zu anderen als den vier Beispielthemen

„Hast du zu anderen Themen als den eben genannten schon einmal ‚Fake News' gehört oder gesehen? Und welche waren das? Und wo hast du diese ‚Fake News' gehört oder gesehen?" (Mehrfachnennungen)

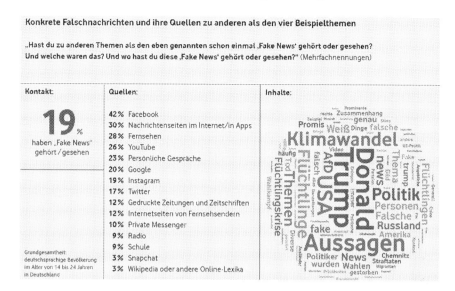

Kontakt:	Quellen:	Inhalte:
19% haben „Fake News" gehört / gesehen	42 % Facebook 30 % Nachrichtenseiten im Internet/in Apps 28 % Fernsehen 26 % YouTube 23 % Persönliche Gespräche 20 % Google 19 % Instagram 17 % Twitter 12 % Gedruckte Zeitungen und Zeitschriften 12 % Internetseiten von Fernsehsendern 10 % Private Messenger 9 % Radio 9 % Schule 3 % Snapchat 3 % Wikipedia oder andere Online-Lexika	

Grundgesamtheit: deutschsprachige Bevölkerung im Alter von 14 bis 24 Jahren in Deutschland

Abb. 5.3 Konkrete Falschnachrichten und ihre Quellen zu anderen als den vier Beispielthemen (Thies, 2019)

Die Tabelle der Abb. 5.3 zeigt, auf welchen Plattformen die befragten Jugendlichen im Alter von 14 bis 24 Jahren schon einmal Fake News gesehen oder gehört haben. Auffällig ist hierbei, dass die überwiegende Mehrheit auf Social-Media-Plattformen mit Fake News in Berührung gekommen ist. Klassische Medien wie Nachrichtensendungen, gedruckte Zeitungen und Radio finden sich im Gegensatz dazu sehr weit unten in der Liste. Dieses Phänomen ist der enormen Reichweite durch teils unreflektiertes und unrecherchiertes Teilen von Inhalten auf Social-Media-Plattformen geschuldet.

Man kann verschiedene Arten von Fake News unterscheiden:

* Gezielte Desinformation: Hier werden Meldungen, die jemandem persönlich einen Vorteil verschaffen, auf Social-Media-Plattformen gestreut. Die Inhalte polarisieren meistens und zielen auf eine leicht empfängliche Zielgruppe ab.
* Falsche Überschriften: Zum Generieren von Aufmerksamkeit werden Texte mit erfundenen Sachverhalten verfasst. Oft sind diese Überschriften reißerisch und übertrieben. Man nennt diese auch „Clickbait Headlines". Hier ist das Ziel, dass man hinklickt und dem Link folgt. Oftmals stecken sehr viel Werbung und ein unzusammenhängender Inhalt dahinter.

* Virale Posts: Aufgrund der enormen Fülle an Meldungen auf Social-Media-Plattformen ist das Überprüfen jeder einzelnen Nachricht kaum möglich. Viele Posts werden mit Hashtags versehen, um eine breitere mediale Aufmerksamkeit zu erwirken und damit mehr Likes, Shares und Follower generiert werden. Je beliebter ein Post ist, desto häufiger wird er auf Social-Media-Plattformen angezeigt. Ungeachtet des Wahrheits-gehaltes.

* Satire: Satire versucht, auf gesellschaftliche Probleme aufmerksam zu machen, und nutzt die schnelle mediale Verbreitung. Oft jedoch wird ein solcher Beitrag nicht als Satire erkannt, sondern für die Wahrheit gehalten.

Die meisten Social-Media-Plattformen wie Facebook®, YouTube® und Twitter® haben mittlerweile bessere Kontrollmaßnahmen getroffen. YouTube® zeigt zu bestimmten Themen und Videos ein Banner an, der vor Fake News warnen soll (Abb. 5.4). Als weiteres Beispiel kann hier der Twitter®-Account von Donald Trump genannt werden (Abb. 5.5). Dieser wurde zuerst mit Warnhinweisen zu möglicherweise irreführenden und falschen Aussagen versehen und Anfang 2021 komplett gesperrt. Begründet hat Twitter® diesen Schritt mit Falschmeldungen, offensichtlichen Unwahr-heiten und der Gefahr einer weiteren Anstiftung zu Gewalt. Facebook® arbeitet mit über 50 unabhängigen Faktencheck-Organisationen zusammen, um Falschmeldungen mit Hinweisen zu versehen und schwächer zu ver-breiten. Auch YouTube® warnt seine Nutzer vor möglichen Falsch-informationen durch ein Banner bei der Suche nach bestimmten Themen

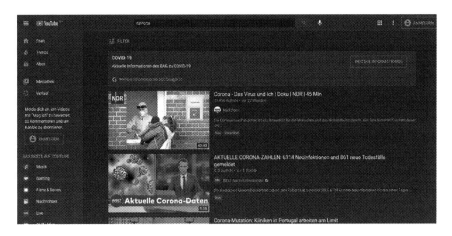

Abb. 5.4 „YouTube"

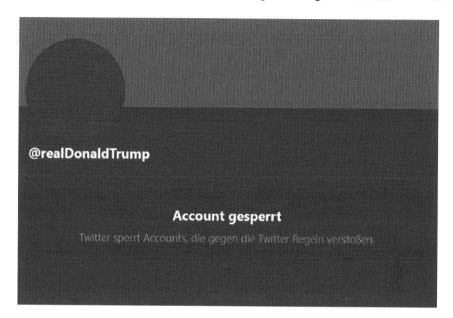

Abb. 5.5 Sperre des Twitter-Accounts von Donald Trump

und droht mit Löschung von nachgewiesenen Falschmeldungen. Auch die EU veröffentlichte 2020 neue Leitlinien zur Bekämpfung von Desinformation im Internet. Diese Maßnahmen sollen helfen, Fake News, Verschwörungstheorien und weitere Desinformationen zu vermeiden. Aufgrund der hohen Anzahl von Falschmeldungen ist das jedoch beinahe unmöglich. Medienkompetenz und das dauerhafte Infragestellen von Informationen auf Social-Media-Plattformen sind daher gerade für Jugendliche wichtig.

Deepfake

Das Wort Deepfake setzt sich aus den Wörtern „Deep Learning" und „Fake" zusammen. Deepfakes sind mithilfe von künstlicher Intelligenz gefälschte oder veränderte Videos oder Audiodateien. So können zum Beispiel Gesichter in Videos vertauscht werden oder einer Person Worte in den Mund gelegt werden, die diese niemals gesagt hat. Manche dieser Deepfake-Methoden funktionieren mittlerweile in Echtzeit und wirken sehr authentisch. Angewendet können Deepfakes für Satire und Unterhaltung werden, aber auch für Desinformation, Propaganda und Diskreditierung von Personen (Litzel, 2020). Deepfakes wirken derart realistisch, dass sie oft nicht mehr von der Originalaufnahme zu unterscheiden sind, der

Wahrheitsgehalt einer Information oder eines Videos ist für den Nutzer nicht mehr einzuschätzen. Für manche Experten sind sie die größte Herausforderung der nächsten Jahrzehnte.

Hoax

Hoaxe sind absichtliche Falschnachrichten im Internet. Darunter fallen einerseits harmlose Scherzmeldungen und Kettenbriefe, andererseits auch „Horrormeldungen" oder gefakte Fotos, zum Beispiel von misshandelten Tieren oder Kindern (saferinternet, 2020). Weitere Erscheinungsformen sind Virenmeldungen, Malware-Mails und andere „Warnungen", die oftmals auch tatsächliche Viren und Schadsoftware im Anhang mitsenden. Ein weiterer Aspekt sind „Glücksbriefe", Gewinnspiele, Schneeballsysteme und erfundene Petitionen. Im Unterschied zu Fake News werden diese Informationen meistens über Messengerdienste wie WhatsApp® oder per Mail verbreitet. Ziel ist es, Personen zu täuschen.

Die TU Berlin veröffentlicht einige Hinweise, woran man Hoaxe erkennen kann (Ziemann, 2021):

* Der Empfänger wird aufgefordert, die „Warnung" oder die Meldung, die Mail, die Nachricht etc. weiterzuleiten.
* Der Betreff enthält meistens Begriffe „Virus", „Warnung" oder Ähnliches.
* Die Auswirkungen werden sehr dramatisch dargestellt und beinhalten Informationen, die technisch außerhalb der Realität liegen, zum Beispiel wird gewarnt, dass ein Virus Hardware beschädigt, was allerdings nicht möglich ist.
* Häufig wird als Ursprung ein bekanntes Unternehmen genannt, um die Glaubwürdigkeit zu verbessern.
* Oft finden sich zeitliche Angaben wie „gestern", „letzte Woche" oder „am Dienstag", die keinen Bezug zu einem bestimmten Datum haben können.

> Hoaxe sind absichtliche Falschnachrichten im Internet.

Social Bots

Social Bots sind Programme, die in vorbestimmten Zeiträumen automatisch Beiträge auf Social-Media-Plattformen veröffentlichen. Weitere Funktionen sind das automatische Kommentieren, Liken und Teilen von Beiträgen, um eine höhere Aufmerksamkeit zu generieren. Des Weiteren können Social Bots mit Nutzern interaktiv chatten und gefälschte Rezensionen erstellen. Anwendungsgebiete sind nicht nur Social-Media-Beiträge, sondern auch die Bewerbung von Produkten (zum Beispiel durch gefälschte Rezensionen auf Amazon®), aber auch das Generieren von politischer Aufmerksamkeit für eine Partei oder Person. Social Bots wirken auf den ersten Blick wie normale Profile oder Nutzer und sind daher gerade für Privatpersonen kaum zu erkennen. Hauptziel ist es, Beiträge und Produkte durch eine hohe Reichweite möglichst glaubwürdig erscheinen zu lassen. Aufgrund ihrer manipulierenden Wirkung, vor allem im Bereich Produktmarketing und Politik, sind sie auch so gefährlich. Social Bots sind auf den meisten Plattformen nicht erlaubt und werden von diesen isoliert (Peters, 2019; Bendel, 2019).

Fake News und Jugendliche

Laut einer Umfrage aus dem Jahr 2019 informierten sich Jugendliche im Alter von 18 bis 24 Jahren großteils über Social-Media-Plattformen (Abb. 5.6), etwa zu gleichen Teilen bei Instagram®, Facebook® und YouTube® (Suhr, 2019). Der Trend hat sich über Jahre in Richtung Social-Media-Plattformen entwickelt. Doch gerade während der Corona-Krise

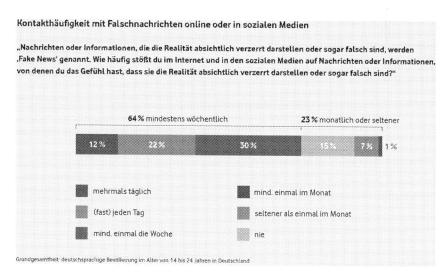

Abb. 5.6 Kontakthäufigkeit mit Falschnachrichten online oder in sozialen Medien (Thies, 2019)

zeigte sich eine deutliche Trendumkehr in Richtung klassischer Medien, wie aus einer Umfrage im Sommer 2020 bei 11- bis 20-jährigen Jugendlichen hervorgeht. Über 60 % informierten sich über die aktuelle Situation über das Fernsehen. Das Fernsehen war auch die Hauptquelle für Nachrichten zu Ausgangsbeschränkungen (33 %). Zudem erhob die Umfrage, auf welcher Plattform die meisten Falschmeldungen gesehen wurden. Hier führte mit 45 % Instagram®, knapp gefolgt von TikTok® (42 %) und YouTube® (35 %). Das „schlechte" Ergebnis für Facebook® ist wahrscheinlich auf die geringere Nutzung von Facebook® unter Jugendlichen zurückzuführen (Digitaler Kompass, 2020). Die Grafik „Kontakthäufigkeit mit Falsch-nachrichten online oder in sozialen Medien" zeigt die Häufigkeit, mit der Jugendliche mit verzerrten Nachrichten oder Falschnachrichten konfrontiert wurden. So kamen die Befragten mindestens einmal die Woche mit Fake News in Berührung. Hierbei muss man beachten, dass sich diese Zahlen nur auf die erkannten Falschnachrichten beziehen. Die Dunkelziffer ist wahr-scheinlich weitaus höher.

Die JIM-Studie 2020 (Abb. 5.7) zeigt auf, dass schon jeder dritte Jugend-liche auf Social-Media-Plattformen Fake News gesehen hat. Besonders junge Menschen im Alter von 12 bis 13 Jahren haben Fake News wahrgenommen (45 %). Ein weiterer Faktor ist eine formal niedrige Bildung, hier haben 42 % bereits Fake News gelesen. Auch Verschwörungstheorien kommen vermehrt bei Jugendlichen an. 43 % der befragten 12- bis 19-Jährigen sind damit schon in Berührung gekommen. Besonders auffallend: Gerade sehr junge Menschen sehen häufig Verschwörungstheorien im Internet: Knapp 60 % der 12- und 13-Jährigen gaben an, solche im Internet gesehen zu haben (Feierabend et al., 2020). Das sollte sowohl Eltern als auch der Gesellschaft zu denken geben. Junge Menschen sind leicht manipulierbar und noch sehr formbar in ihren Vorstellungen und Werten.

Laut einem Bericht der deutschen Presseagentur aus dem Jahr 2020 verlieren Jugendliche zunehmend das Interesse an klassischen Nach-richten. Die meisten Nutzer kommen durch Social-Media-Plattformen zwangsläufig in Berührung mit Nachrichten und fühlen sich dadurch aus-reichend informiert. Allerdings zeigt sich auch, dass das Misstrauen gegen-über solchen Nachrichten wächst. Laut der deutschen Presseagentur liegt das an einer „Entkopplung" zwischen Nachrichten und qualitativen journalistischen Quellen. Die Dominanz von sozialen Medien im Alltag der jungen Nutzerinnen und Nutzer hat Auswirkungen auf ihr Verständnis von Nachrichten und ihre Vorstellung von Journalismus." Normative Annahmen und Vorstellungen über Nachrichten werden demnach in der Schule und im Elternhaus vermittelt. Ein 16-jähriger Schüler aus Hamburg schreibt

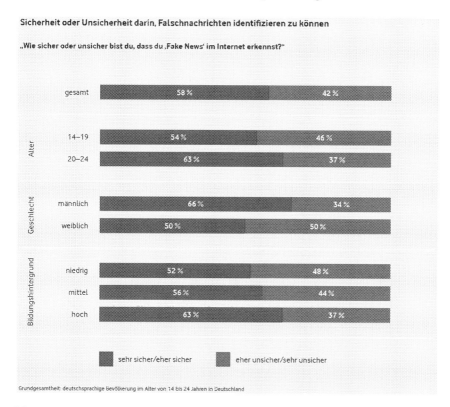

Abb. 5.7 Sicherheit oder Unsicherheit darin, Falschnachrichten identifizieren zu können (Thies, 2019)

während eines Projektes zum Thema Nachrichten Folgendes: „Für mich macht das auch keinen großen Unterschied, von wem das kommt. Hauptsache der Inhalt stimmt, also wie es geschrieben ist und auch Bilder oder Videos sind oft auch sehr ausschlaggebend für mich" (Wunderlich, 2020). Diese Aussage zeigt deutlich, wie leicht Jugendliche auf Social-Media-Plattformen beeinflussbar sind. Das hat auch mit der Gehirnstruktur von Menschen zu tun, laut Dr. Spitzer (2019): Gehirne arbeiten nicht logisch, sondern assoziativ. So werden Zusammenhänge generiert, die objektiv nicht stimmen. Er nennt hierfür ein Beispiel: Der Satz „Herr X ist nicht pädophil" ist an sich nicht unwahr. Das menschliche Gehirn wird sich aber mit der Zeit nicht mehr an die Verneinung erinnern, sondern an den Herrn X und das Wort pädophil oder aber auch an „irgendwas mit Kinderschänder". Auf diese Weise verbreiten sich Gerüchte und (unabsichtliche) Falschmeldungen. Ein weiterer Faktor ist die automatisch erhöhte Aufmerksamkeit, wenn es sich um reißerische, unerwartete und leicht zu verstehende Meldungen handelt. Besonders Kinder und Jugendliche verfügen über noch nicht über eine ausgereifte Kritikfähigkeit gegenüber den verschiedensten Quellen und „saugen" viele Informationen ungefiltert auf. Zudem wird es auch für Erwachsene immer schwerer, zwischen einer seriösen und einer unseriösen Quelle zu unterscheiden. Man sollte auch immer im Hinterkopf haben, dass Aufmerksamkeit das Geschäftsmodell von Internetfirmen wie Google®, Facebook®, TikTok® und Co. ist. Je mehr Zeit man am Bildschirm verbringt, desto mehr Werbung wird man konsumieren. Und je reißerischer die Beiträge, Videos, Posts und Schlagzeilen sind, umso eher bleibt man auf der Plattform und schafft so Screentime für die Plattformen.

> Die meisten Nutzer kommen durch Social-Media-Plattformen zwangsläufig in Berührung mit Nachrichten und fühlen sich dadurch ausreichend informiert.

5.3   Auswirkungen auf die Politik

> „Wir sind vom Informationszeitalter ins Desinformationszeitalter übergangen" (Orlowski, 2020).

Fake News, Verschwörungserzählungen, Social Bots haben eine erhebliche Wirkung auf unsere Gesellschaft und somit auf die Politik. Die Wirkung ist am einfachsten mit Beispielen zu erklären. So hat zum Beispiel Facebook® ein Experiment durchgeführt, bei dem Nutzer unterschwellige Anreize auf den Facebook®-Seiten sahen. So wurde getestet, ob dadurch mehr Personen an den Midterm Elections in den USA teilnahmen; das hat tatsächlich funktioniert. Im Ergebnis zeigte sich also, dass Social-Media-Plattformen das Verhalten und die Emotionen von Nutzern beeinflussen können, ohne dass diese davon etwas merken. Laut dem amerikanischen Psychologen Dr. Haidt, muss man sich Social Media Feeds so vorstellen: Jeder Nutzer hat seine komplette eigene Welt. Er vergleicht dies mit der „Truman Show", jeder hat „seine eigene Realität und seine eigenen Fakten." Mit der Zeit hat man das Gefühl, dass alle einem zustimmen, denn alle im Feed vertreten die gleiche Meinung wie man selbst. „Ist dieses Stadium erst einmal erreicht, sei man sehr leicht manipulierbar" folgert Roger McNamee, ein Investor. Rashida Richardson, Director of Policy Research, beschreibt den Einfluss von Social Media auf die Politik wie folgt: „Wir bewegen uns auf unterschiedlichen Wahrheitsebenen, und wenn das im großen Maßstab passiert, ist auf Information kein Verlass mehr" (Orlowski, 2020). Ein besonders bekanntes Beispiel ist hier die Formulierung, die häufig von Donald Trump genutzt wird. Er bezeichnet klassische Medien als „Fake News" und ist der Meinung, diese verbreiten „alternative Fakten" (orig. „alternative facts"). Ein weitaus dramatisches Beispiel sind die Lynchmorde in Indien aufgrund einer Falschnachricht, die über WhatsApp® geteilt worden ist. Auch in Sri Lanka und Myanmar kam es immer wieder zu blutigen Ausschreitungen (Höflinger, 2018). Die Folgen der Verbreitung von Fake News, Verschwörungserzählungen und Co. sind schwerwiegend für die Gesellschaft, denn sie erhöhen politische, soziale und religiöse Spannungen. Laut Yuval Harari haben falsche Geschichten eine wichtige soziologische Funktion: Sie binden Menschen stärker aneinander als die Wahrheit. Man kann zum Beispiel durch das Annehmen (auch falscher) Aussagen die Loyalität zu einer Gruppe bekunden. „Wenn Sie Macht wollen, werden Sie irgendwann damit beginnen müssen, Fiktionen zu verbreiten. Wenn Sie die Wahrheit über die Menschen erfahren wollen, frei von allen Fiktionen, dann werden Sie irgendwann auf Macht verzichten müssen." Die Wahrheit hat laut Harari oft die Uneinigkeit von Menschen zur Folge, während die Macht meist mit Fiktionen und Fake News einhergeht. Und Menschen mögen nun mal Macht und Einigkeit lieber als die Wahrheit. Er ist der Meinung, dass man Fake News deshalb nicht als Norm akzeptieren soll, eher sollte man die Komplexität von Problemen versuchen zu verstehen (Harari, 2019). Dazu sagt der Psychologe Dr. Hiat: „Wenn jeder einen Anspruch auf seine eigene Wahrheit hat, gibt es keinen Raum mehr für Kompromisse, keinen Grund mehr zusammenzufinden" (Orlowski, 2020).

Eine Studie des MIT aus dem Jahr 2018 zeigt auf, dass Falschmeldungen sich mit einer 70 % größeren Wahrscheinlichkeit verbreiten als Fakten. Zudem stieg der soziale Status jener Social-Media-Profile, je mehr „überraschende" Meldungen verbreitet wurden. Für viele Nutzer war der Wahrheitsgehalt einer Meldung weniger wichtig, zudem wurden eher schlechte Nachrichten als gute geteilt, gelikt und kommentiert. Durch dieses Verhalten wird für Fake News eine höhere Aufmerksamkeit und damit Reichweite generiert (Vosoughi et al., 2018).

Besonders Jugendliche informieren sich vermehrt über Social-Media-Plattformen, auch wenn dieser Trend 2020 zurückging, wird er laut Forschern in den nächsten Jahren nichtsdestotrotz anhalten. Daher stellen Falschmeldungen ein wachsendes Problem für unsere Gesellschaft dar. Der digitalguide von Ionos schreibt hierzu: „Zum einen lebt eine Demokratie zwar von frei zugänglichen Informationen, die dabei helfen, politische, gesellschaftliche und wirtschaftliche Zusammenhänge zu verstehen. Zum anderen fördern falsche Informationen jedoch Misstrauen und Skepsis und erschweren Diskussionen und Konfliktlösungen auf einer gemeinsamen Basis" (digitalguide Ionos, 2020).

Ein weiterer wichtiger Aspekt im Zusammenhang mit Politik sind extreme politische Meinungen und Ideologien. Im Rahmen der JIM-Studie 2020 gaben knapp 50 % der befragten Jugendlichen an, bereits Erfahrungen mit extremen politischen Ansichten gemacht zu haben. Auch hier sind die Jüngeren unter ihnen besonders betroffen: Im Alter von 12 bis 13 Jahren liegt die Zahl bei 63 % und im Alter von 14 bis 15 Jahre immer noch bei 59 % (Feierabend et al., 2020). Laut einem Artikel des Onlinemagazins Netzpolitik ist dies auch auf die Algorithmen der Social-Media-Plattformen und insbesondere YouTube® zurückzuführen. Screentime, also die Zeit, die jemand am Bildschirm verbringt und dabei potenzielle Werbung sieht, ist, wie bereits erwähnt, das Geschäftsmodell der meisten Internetunternehmen. Um nun Personen länger am Bildschirm zu halten, werden immer reißerische und überraschendere Inhalte gezeigt. YouTube® fördert dies mit der Funktion „autoplay": Hier wird nach Ablauf eines Videos automatisch ein weiteres angezeigt, das dem Thema des ursprünglichen Videos ähnlich ist, meistens jedoch kontroverser diskutiert wird. Diese Informationen werden durch einen Bericht des *Wall Street Journal* untermauert, in dem berichtet wird, dass ehemalige Mitarbeiter von YouTube® den Algorithmus als „sticky" bezeichneten. In diesem Fall kann man darunter verstehen, dass immer mehr Videos empfohlen oder automatisch abgespielt werden, um Nutzer auf YouTube® zu halten und damit mehr Geld zu verdienen. Laut den Software-Ingenieuren geht es grundsätzlich nicht um eine Radikalisierung an sich, jedoch um „sensationelle Videos" und solche, bei denen andere Nutzer schon „hängen geblieben sind" (Nicas, 2018).

> Der YouTube®-Algorithmus ist „sticky" (Nicas, 2018).

Eine großangelegte brasilianische Studie kommt zu folgendem Fazit: „Wir liefern starke Belege für Radikalisierung unter YouTube®-Nutzern sowie dafür, dass YouTubes® Empfehlungssystem das Entdecken von rechtsextremen Kanälen unterstützt, und das sogar in einem Szenario ohne Personalisierung." Deutlich wurde auch, dass die Interaktionsraten zunahmen, je radikaler ein YouTube®-Kanal ist. Dies erhöht wiederum die allgemeine Reichweite. Diese Effekte müssen nicht unbedingt von YouTube® aktiv gewollt sein, sie basieren jedoch auf deren Algorithmen und werden damit in Kauf genommen (Dobusch, 2019). Das *Wall Street Journal* beschrieb das Phänomen wie folgt: „The journal investigation found YouTube's recommendations often lead users to channels that feature conspiracy theories, partisan viewpoints and misleading videos, even when those users haven't shown interest in such content." Das *Wall Street Journal* erhebt Bedenken darüber, wie Social-Media-Plattformen Extremisten eine Stimme gibt, Fehlinformationen gestreut werden und die Nutzer in ihrer „Filterblase" nur Meinungen lesen, die zu ihrer persönlichen Einstellung passen. Im Gegensatz zu Facebook® und Twitter®, bei denen man aktiv bestimmten Accounts folgt, zeigt YouTube® unabhängig davon Videos aus den verschiedensten Quellen (Nicas, 2018). YouTube® will somit nicht direkt Radikalisierung fördern, es ist jedoch eine Konsequenz aus deren Funktionen, den automatischen Lernprozessen und der menschlichen Neugier nach Sensationen. Selbst Guillaume Chaslot, ein ehemaliger Mitarbeiter von YouTube®, zeigt sich besorgt über den Radikalisierungsalgorithmus. Er selbst habe diesen Algorithmus mitgestaltet und meint „in Bezug auf die Bildschirmzeit ist diese Polarisierung sehr effizient" (Orlowski, 2020).

Wir müssen uns im Klaren darüber sein, dass Social-Media-Plattformen für Kinder und Jugendliche wichtige Informationsplattformen sind und dass es kaum möglich sein wird, Jugendliche diese ohne gezielte Medienkompetenz zu überlassen. Eltern, Pädagogen, Lehrer und Plattformen stehen in der Verantwortung, Kinder und Jugendliche zu kritischen und reflektierten Menschen heranwachsen zu lassen. Dies stellt sicherlich eine der größten Herausforderungen der nächsten Jahre und Jahrzehnte dar.

5.4 Was kann man tun gegen Fake News, Hoaxe und Verschwörungstheorien?

Aufklären

Aufklärung und Thematisierung sollten nicht nur in der Schule erfolgen, sondern auch zu Hause. Eltern und Pädagogen sind gleichermaßen dafür verantwortlich, diese Themen anzusprechen.

Dies kann regelmäßig im Alltag erfolgen, während man Nachrichten hört oder sieht oder auch Meldungen auf Social-Media-Plattformen aufgreift und mit den Kindern und Jugendlichen darüber diskutiert.

Eine weitere Möglichkeit ist, anhand eines Rollenspiels zu versuchen, die Perspektive des/der Betroffenen von Verschwörungstheorien, Fake News oder politischer Radikalisierung einzunehmen und seine oder ihre persönlichen Gründe nachzuvollziehen. Dies kann einen empathischen und wertschätzenden Umgang mit Betroffenen fördern (boja, 2020).

Hinterfragen

Kinder und Jugendliche sollen lernen, Informationen und deren Quellen kritisch zu hinterfragen.

Dies kann durch die Kontrolle des Urhebers erfolgen. Eine geringe Anzahl an Followern deutet oft auf Social Bots hin. Auch die Kontrolle der URL ist eine einfache Möglichkeit, um falsche Seiten und Informationen schnell zu enttarnen. Weiters kann man Auszüge aus Meldungen, Texten, Posts und Nachrichten auf Google® suchen, um Falschmeldungen zu identifizieren.

Vergleichen mehrerer Quellen

Wenn ein Thema unrealistisch oder reißerisch erscheint, kann man sich aus mehreren Quellen im Internet Informationen einholen. Vor allem etablierte Printmedien oder auch bekannte Onlinemagazine sind oftmals seriöse Quellen. Wird eine Meldung auf verschiedenen Plattformen unterschiedlich wiedergegeben und fehlt die Ursprungsquelle, sollte man auf jeden Fall kritisch sein.

Gegencheck

Man kann sowohl Bilder bzw. Photos gegenchecken, indem man die umgekehrte Bildsuche auf Google® verwendet. Man lädt ein fragwürdiges Bild hoch und findet dadurch alle Quellen, die dieses verwenden. Mit dieser Funktion ist es auch möglich, manipulierte Photos zu enttarnen. Auch Videos können auf dieser Weise gesucht werden. Der Anbieter YouTube DataViewer von Amnesty International soll helfen, die Originalquelle zu finden.

Hoaxe

Zum Identifizieren von Hoaxen gibt es einige seriöse Datenbanken, wie www.hoaxsearch.com oder www.hoaxmap.org. Wichtig ist hier auch, die Nachrichten sofort zu löschen bzw. zu ignorieren, keine Anhänge zu öffnen oder weiterzuleiten.

Aktualität prüfen

Achten Sie immer darauf, von wann die Information genau ist. Ist sie vielleicht schon einige Wochen, Monate oder Jahre alt und daher nicht mehr aktuell und zutreffend? Gibt es ein genaues Datum? Informationen ohne Datumsangabe in der Quelle sind oft unseriös und sollten kritisch hinterfragt werden. Seriöse Medien schreiben in den meisten Fällen ein Datum sowie, falls vorhanden, ein Abänderungs- oder Aktualisierungsdatum zu den Beiträgen.

In der Schule behandeln

Die Themen sollten unbedingt im Rahmen der politischen Bildung im Unterricht angesprochen werden. Unterrichtsmaterial hierfür findet sich unter anderem auf saferinternet.at und vielen staatlichen Webseiten. Medienkompetenz ist laut EU eine der acht Hauptkompetenzen, die essenziell für das Leben in einer „knowledge-based society" ist. Medienkompetenz wird als notwendig angesehen, um sich selbst zu entwickeln und aktiv an der Gesellschaft und am Berufsleben teilzunehmen.

Recherche

Yuval Harari rät dazu, wenn einem eine Frage besonders wichtig erscheint, sich zu bemühen, die einschlägige wissenschaftliche Literatur zu lesen. Hierzu zählen laut Harari seriöse Artikel, Bücher von angesehen Verlagen und Schriften von Professoren renommierter Institute. Verlässliche Informationen kosten meisten Geld, während man unseriöse Nachrichten kostenlos angeboten bekommt (Harari, 2019).

Spielerische Auseinandersetzung

Eine spielerische Variante ist das Onlinerollenspiel getbadnews (https://getbadnews.de). Hier werden Jugendlichen in die Rolle von Fake-News-Verbreitern hineinversetzt und lernen deren Tricks und wie man sich davor schützen kann.

Literatur

Aouf, R. S. (24. Mai 2019). United Nations criticises voice assistants for promoting gender biases. *Dezeen*. https://www.dezeen.com/2019/05/24/united-nations-voice-assistants-gender-biases-siri-alexa/.

Bendel, O. (2019). *Definition: Fake news*. Springer Fachmedien. https://wirtschafts-lexikon.gabler.de/definition/fake-news-54245.

blueShepherd. (2019). Warum haben Sprachassistenten eine weibliche Stimme? – blueShepherd. https://www.blueshepherd.de/warum-haben-sprachassistenten-eine-weibliche-stimme/.

boja. (2020). Beratungsstelle Extremismus. https://www.beratungsstelleextremismus. at/.

Bundeszentrale für politische Bildung. (2016). (Digitale) Inklusion. Bundeszentrale für politische Bildung. https://m.bpb.de/lernen/digitale-bildung/werkstatt/219792/ digitale-inklusion.

Bundeszentrale für politische Bildung. (13. Juli 2020). Verschwörungstheorien. Bundeszentrale für politische Bildung. https://www.bpb.de/nachschlagen/lexika/ lexikon-in-einfacher-sprache/312781/verschwoerungstheorien.

Digitaler Kompass. (2020). Corona Report: Jugend & Medien & Fakes. https:// www.digitalerkompass.at/corona-report-jugend-und-medien/.

digitalguide Ionos (2020). Was sind Fake News? https://www.ionos.de/digitalguide/ online-marketing/social-media/was-sind-fake-news/.

Dobusch, L. (2019). Radikalisierung durch YouTube? Großzahlige Studie zur Empfehlung rechtsextremer Inhalte. netzpolitik.org. https://netzpolitik. org/2019/radikalisierung-durch-youtube-grosszahlige-studie-zur-empfehlung-rechtsextremer-inhalte/.

everydAI. (2020). Das Problem der Feminisierung digitaler Sprachassistenzen – everydAI. https://imbstudent.donau-uni.ac.at/everydai/feminisierung-von-sprach-assistenzen/.

Feierabend, S., Rathgeb, T., Kheredmand, H., & Glöckler, S. (2020). *JIM Studie 2020*. Medienpädagogischer Forschungsverbund Südwest.

Gilfert, A. (2019). 5000 Jahre Kritik an Jugendlichen – Eine sichere Konstante in Gesellschaft und Arbeitswelt. https://bildungswissenschaftler.de/5000-jahre-kritik-an-jugendlichen-eine-sichere-konstante-in-der-gesellschaft-und-arbeits-welt/.

Habermann, K. (2020). *Eltern-Guide Digitalkultur: Alternativen zu Smartphone, Spielkonsole & Co.* (1. Aufl. 2020). Springer. https://doi.org/10.1007/978-3-662-61370-2.

Harari, Y. N. (2019). *21 Lektionen für das 21. Jahrhundert* (A. Wirthensohn, Trans.) (7., durchgesehene Aufl.). Beck.

Hölig, S., & Hasebrink, U. (2020). *Reuters Institute Digital News Report 2020 – Ergebnisse für Deutschland. Unter Mitarbeit von Julia Behre.* Verlag Hans-Bredow-Institut, Juni 2020 (Arbeitspapiere des Hans-Bredow-Instituts | Projekt-ergebnisse Nr. 50)

Höflinger, L. (July 4 2018). Fake News und ihre Folgen: Ein Gerücht, 23 Tote. *DER SPIEGEL.* https://www.spiegel.de/netzwelt/web/indien-selbstjustiz-wegen-whatsapp-geruecht-mindestens-23-tote-a-1216602.html.

Hofstetter, R. (2021). *„Voice First Barometer"-Studie 2020 erschienen.* https://www. unilu.ch/news/voice-first-barometer-studie-2020-erschienen-5714/.

Kahlenborn, W., Keppner, B., Uhle, C., Richter, S., & Jetzke, T. (2018). Konsum 4.0: Wie Digitalisierung den Konsum verändert. https://www.umweltbundesamt. de/sites/default/files/medien/1410/publikationen/fachbroschuere_konsum_4.0_ barrierefrei_190322.pdf.

Litzel, N. (25. March 2020). Was ist ein Deepfake? *BigData-Insider*. https://www.bigdata-insider.de/was-ist-ein-deepfake-a-915237/.

Nicas, J. (7 February 2018). How YouTube drives people to the internet's darkest corners. *The Wall Street Journal*. https://www.wsj.com/articles/how-youtube-drives-viewers-to-the-internets-darkest-corners-1518020478.

Nocun, K., & Lamberty, P. (2020). *Fake Facts: Wie Verschwörungstheorien unser Denken bestimmen* (Originalausgabe). Quadriga.

Orlowski, J. (Director). (2020). *The social dilemma*. Netflix.

Peters, M. (2019). Social Bots: Was ist das? Einfach erklärt. https://praxistipps.chip.de/social-bots-was-ist-das-einfach-erklaert_96529.

Rat der Europäischen Union. (2020). Schlussfolgerungen des Rates zur Medienkompetenz in einer sich ständig wandelnden Welt. https://eur-lex.europa.eu/legal-content/DE/TXT/PDF/?uri=CELEX:52020XG0609(04)&from=EN.

Rath, P. (2008). *Alltag, Medien und Kultur: Band 4. Jugendliche Wertkompetenz im Umgang mit Medien* (J. Gottberg, & E. Prommer, Hrsg.). UVK.

Richards, R., McGee, R., Williams, S., Welch, D., & Hancox, R. (2010). Adolescent screen time and attachment to parents and peers. *Archives of Pediatrics & Adolescent Medicine, 164*(3), 258–262. https://doi.org/10.1001/archpediatrics.2009.280.

Richter, R. (2018). Wie die digitale transformation das kaufverhalten verändert. https://mindforce.de/collaboration/kaufverhalten-digitale-transformation/

Saferinternet.at. (2020). HOAX – was ist das? https://www.saferinternet.at/faq/viren-spam-und-co/hoax-was-ist-das/.

Spitzer, M. (2019). *Die Smartphone-Epidemie: Gefahren für Gesundheit, Bildung und Gesellschaft*. Klett-Cotta.

Thies, L. (2019). *Alles auf dem Schirm. Wie sich junge Menschen in Deutschland zu politischen Themen informieren*. Hg. v. Vodafone Stiftung Deutschland GmbH.

Vosoughi, S., Roy, D., & Aral, S. (2018). The spread of true and false news online. *Science (New York, N.Y.), 359*(6380), 1146–1151. https://doi.org/10.1126/science.aap9559.

Wang, X., Xie, X., Wang, Y., Wang, P., & Lei, L. (2017). Partner phubbing and depression among married Chinese adults: The roles of relationship satisfaction and relationship length. *Personality and Individual Differences, 110*, 12–17. https://doi.org/10.1016/j.paid.2017.01.014

Wikipedia. (2021). *QAnon*. https://de.wikipedia.org/wiki/QAnon.

Wunderlich, L. (2020). Junge Menschen: Verständnis von Nachrichten & Journalismus. https://innovation.dpa.com/2020/10/07/junge-menschen-nachrichten-journalismus/.

Ziemann, F. (2021). Hoax-Info Service. https://hoax-info.tubit.tu-berlin.de/hoax/.

6

Onlinehandel

6.1 Vor- und Nachteile des Onlinehandels

Der Onlinehandel nimmt rasant zu, nicht nur, aber auch wegen der Corona-Pandemie. Die Vorteile liegen klar auf der Hand: Warteschlangen lassen sich vermeiden, Preise und Bewertungen sind einfacher vergleichbar als im Laden, und man muss nicht einmal das Haus verlassen. Zudem sind Onlineshops immer geöffnet, was man von lokalen Geschäften im Jahr 2020 und 2021 nicht immer behaupten kann. Der Onlinehandel konnte im zweiten Quartal 2020 seinen Umsatz um 16,5 % steigern. Dies geht einerseits auf den seit Jahren andauernden Trend in Richtung Onlinehandel zurück, andererseits kaufen auch Personen online, die es vor der Pandemie nicht getan haben. Die Flexibilität und Bequemlichkeit stehen besonders im Vordergrund (Engels, 2020).

Eine Schweizer Umfrage unter Onlinehändlern spiegelt den Boom gerade in der Corona-Krise wider; so hätten manche Händler eine Umsatzsteigerung im Onlinegeschäft von über 1500 % gehabt. Vor allem die Bereiche Lebensmittel (+75 %) und Heimwerken/Garten (+92 %) profitieren im Lockdown Anfang 2020 stark (Punkt4, 2020).

Laut einer deutschen Studie aus dem Jahr 2020 kaufen neun von zehn Jugendlichen im Alter von 16 bis 18 Jahren im Internet ein. Im Durchschnitt wurden 77 Euro im Monat für Onlineshopping ausgegeben, 42 % mehr als noch 2019 (Horizont Online, 2020). Eine weitere Studie aus dem Jahr 2020 hat ergeben, dass knapp 90 % der befragten 14- bis 21-jährigen Jugendlichen online shoppen. 8,8 % der befragten Jugendlichen würden

K. Habermann, *Eltern-Guide Social Media,* https://doi.org/10.1007/978-3-662-63532-2_6

gerne online shoppen, ihnen fehlt jedoch eine passende Zahlungsmöglich-
keit wie Kredit- oder Bankkarte. Nur 2,2 % kaufen nicht online, weil sie
es nicht möchten. Die meisten Befragten kaufen auch mehrmals im Monat
online ein (Engels, 2020).

Vorteile

> Onlineshops sind bequem, zeitsparend und ermöglichen einen guten Vergleich.

Die meisten Personen können eine Vielzahl von Vorteilen des Onlinehandels aufzählen (Abb. 6.1). Es geht einfach und schnell, die Shops haben
immer geöffnet, und man kann sich in Ruhe und stressfrei die Produkte
ansehen. Ein weiterer großer Vorteil ist die Vergleichbarkeit. So können

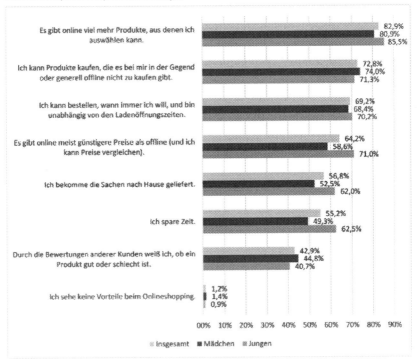

Abbildung 2-3: Vorteile des Onlineshoppings
Anteil der Befragten im Alter von 14 bis 21 Jahren, die einen entsprechenden Vorteil im Online- gegenüber dem Offline-Kauf sehen, in Prozent (Mehrfachnennungen

Abb. 6.1 Vorteile des Onlineshoppings (Engels, 2020)

einzelne Produkte in unterschiedlichen Shops preislich verglichen werden. Viele Onlineshops bieten günstigere Preise an als der stationäre Handel. Das liegt an den Kostenersparnissen für das Personal und die Geschäftsräume. Diese Preisreduktion wird oft an den Kunden weitergegeben. Auch das Vergleichen von Bewertungen ist online einfacher: Man muss keinem Verkäufer vertrauen, sondern sieht sich Testberichte und Erfahrungen auf verschieden Plattformen an. Zudem werden die Produkte meist kostenfrei nach Hause geliefert, und man spart sich mühsame Wege und Warteschlangen in den Geschäften. Das Bezahlen ist auf verschiedene Arten möglich: Ob mit Kredit- oder Bankkarte, Sofortüberweisung, Online-Finanzdienstleistern wie PayPal® oder per Rechnung. Der Kunde hat deutlich mehr Optionen als im stationären Handel. Zudem hat der Kunde den Vorteil, zwischen verschiedenen Versandoptionen zu wählen: entweder Express oder Standardversand, kostenfreie Rückgabe oder Abholung in einem nahegelegenen Geschäft. Ein weiterer wichtiger Vorteil ist der Zugang zum weltweiten Handel, man ist nicht auf die Auswahl lokaler Geschäfte beschränkt. Vor allem für Jugendliche ist das ein ausschlaggebender Vorteil des Onlinehandels.

Laut einer Studie aus dem Jahr 2020 unter Jugendlichen im Alter von 14–21 Jahren wird Onlineshopping mit vielen Vorteilen verbunden. Nur knapp 1 % der Befragten gaben an, Onlineshopping als nicht vorteilhaft zu empfinden. Vor allem die größere Auswahl ist Jugendlichen besonders wichtig. Zudem können online viele Produkte erworben werden, die im stationären Handel nicht in jeder Region verfügbar sind. Mehr als die Hälfte der befragten Jugendlichen meinen, dass es online bessere Angebote und Preise gibt. Zudem wurden die Lieferung nach Hause und die Zeitersparnis als große Vorteile von Onlinehandel angegeben (Engels, 2020).

Nachteile

> Gefälschte Onlineshops werden immer mehr und sind immer schwerer von seriösen zu unterscheiden.

Doch Onlineshopping hat nicht nur Vorteile, sondern auch einige Nachteile (Abb. 6.2). Bei einigen Aspekten kann der stationäre Handel punkten: Laut einer Umfrage im Jahr 2020 gaben 16 % der befragten Personen die fehlende individuelle Beratung als größten Nachteil des Onlinehandels an. Persönliche Beratung hat gerade bei größeren Anschaffungen einen sehr

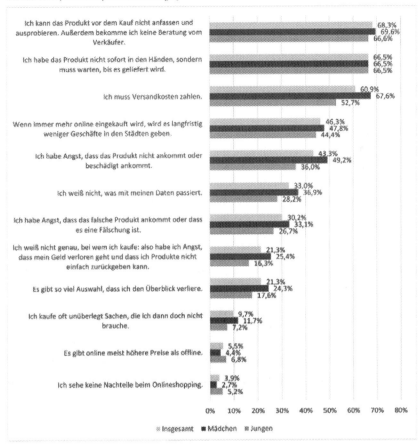

Abb. 6.2 Nachteile des Onlineshoppings (Engels, 2020)

hohen Stellenwert, der durch Chat-Boxen nicht zu ersetzen ist. Zudem beklagen 14 % der Befragten den fehlenden persönlichen Kontakt zu Mitarbeiterinnen. Unklar ist in dieser Statistik die genaue Abgrenzung dieser zwei erwähnten Aspekte. Auch den Preis- und Produktvergleich sowie die verständliche Information zu den Produkten sehen 12 % als Schwachpunkt des reinen Onlinehandels an (Ahrens, 2020).

Der Onlinehandel bietet jedoch auch weit größere Problematiken: So ist das Vertrauen in einen Shop die Grundvoraussetzung für einen Kauf. Gefälschte Onlineshops werden immer mehr und sind immer schwerer von seriösen zu unterscheiden. Gütesiegel wie Trusted Shops® können sehr leicht gefälscht werden. Auch Bewertungen zu einzelnen Shops sind sehr leicht zu erstellen und somit zu fälschen. Einige Betrugsseiten haben sich darauf spezialisiert, die Onlineshops großer Hersteller nachzustellen, und bieten teure Markenprodukte erstaunlich günstig an. Laut einer Umfrage aus dem Jahr 2018 geben 82 % der Befragten im Alter von 14–30 Jahre an, einen sogenannten Fake-Shop zu erkennen, in der Altersklasse der 30–49-Jährigen immerhin noch 73 % (Poleshova, 2018). Die Zahlen einer Untersuchung des ARD-Kriminalreports aus dem gleichen Jahr zeigt jedoch, dass rund 4,4 Millionen Deutsche Opfer von Fake-Shops wurden (Horizont Online, 2018). Gefälschte Shops stehlen nicht nur das bezahlte Geld, sondern oftmals auch die Kredit- oder Bankkartendaten sowie die weiteren personenbezogenen Daten wie Name, Adresse, Mailadresse und Telefonnummer, um diese anschließend weiterzuverkaufen. Wie Sie sich und Ihre Familie davor schützen können, lesen Sie in weiterer Folge in diesem Kapitel.

Ein weiterer Nachteil von Onlineshops ist das oft mühselige und teilweise auch kostenpflichtige Rücksenden der Ware, falls diese nicht den Erwartungen entspricht. Laut einer Schätzung aus dem Jahr 2018 wurden in Deutschland rund eine halbe Milliarde Artikel wieder retourniert, dies hat auch eine erhebliche Umweltbelastung zur Folge (Statistika Research Department, 2019). Im Jahr 2020 wurden über der Hälfte der versendeten Waren wieder zurückgeschickt: Deutschland liegt mit 56 % auf dem europäischen Spitzenplatz. Besonders Modeartikel und Schuhe wurden wieder retourniert. Laut den Händlern wird 55 % der retournierten Ware vernichtet oder recycelt (Poleshova, 2020). Laut einer Meldung der NZZ wollen Deutschland und Frankreich künftig ein Gesetz erlassen, das die Vernichtung der Ware verbieten soll. Grund ist die hohe Umweltbelastung (Ziegert, 2020).

Ein weiterer Nachteil bei Onlineshops ist die Kommunikation bei Umtausch oder Reklamationen. Einige Onlineshops sind telefonisch oder per Mail nur schwer oder kostenpflichtig zu erreichen. Ein Anruf ist zudem meist mit einer langen Zeit in der Warteschleife verbunden und kostet den Kunden Zeit und Nerven.

Ein – meist verschmerzbarer – Nachteil ist die Zeitverzögerung, bis die Waren beim Kunden ist. Während man im stationären Handel die Ware gleich mitnehmen kann, muss man bei einer Onlinebestellung einige Zeit darauf warten. Oft hängt die Wartezeit von den investierten Kosten ab: Wählt man einen schnelleren Versand, kostet dies zusätzlich.

In der bereits erwähnten Umfrage aus dem Jahr 2020 von Jugendlichen im Alter von 14 bis 21 Jahren wurden folgende Nachteile genannt (Abb. 6.2): Am häufigsten kritisieren Jugendliche, dass man ein Produkt vorab nicht testen oder anfassen kann und die Beratung eines Verkäufers fehlt. Jugendliche nutzen als Kompensation zu 20 % Beratungen in Chat-Boxen und waren damit in 95 % der Fälle zufrieden. Die Wartezeit und ein kostenpflichtiger Versand sind für viele auch ein Nachteil des Online-handels. Nur knapp die Hälfte der Befragten fürchtet, dass es aufgrund von Onlinehandel zukünftig in den Städten weniger lokale Geschäfte geben wird. Hierbei sei anzumerken, dass laut einer Prognose des IFH aus dem Jahr 2020 sich die Zahl der stationären Geschäfte bis 2030 um rund ein Viertel verringern wird. Diese Sorge scheint daher nicht unberechtigt zu sein. Nur ein Drittel der Befragten hat hingegen datenschutzrechtliche Bedenken, dennoch kaufen Jugendliche sehr viel online ein. Diese Dis-krepanz wird „privacy paradox" genannt (Engels, 2020).

> „Privacy paradox" beschreibt die Diskrepanz zwischen den datenschutzrecht-lichen Bedenken und dem Kaufverhalten (Engels, 2020).

Kaufverhalten und Social Media

In einer Umfrage unter Jugendlichen im Alter von 14 bis 21 Jahren gaben 81 % der Befragten an, vor allem auf bekannten Verkaufsplattformen wie Amazon®, Google Play® oder dem Apple® AppStore Waren zu beziehen (Engels, 2020, Abb. 6.3). Die hohen Zahlen bei den beiden genannten App Stores lassen sich auf kostenpflichtige (Gaming-)Apps, angebotene Filme und Serien sowie Hörbücher zurückführen. Wie bereits im 4. Kapitel

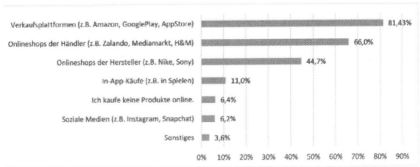

Abbildung 2-2: Onlineshop-Arten

Anteil der Befragten im Alter von 14 bis 21 Jahren, die beim Onlineshopping Produkte bei dem jeweiligen Onlineshop-Format kaufen, in Prozent (Mehrfachnennungen)

Verkaufsplattformen (z.B. Amazon, GooglePlay, AppStore)	81,43%
Onlineshops der Händler (z.B. Zalando, Mediamarkt, H&M)	66,0%
Onlineshops der Hersteller (z.B. Nike, Sony)	44,7%
In-App-Käufe (z.B. in Spielen)	11,0%
Ich kaufe keine Produkte online.	6,4%
Soziale Medien (z.B. Instagram, Snapchat)	6,2%
Sonstiges	3,6%

Abb. 6.3 Arten von Onlineshops (Engels, 2020)

beschrieben spielen Games eine wichtige Rolle im Alltag der Jugendlichen, und viele sind bereit, hierfür Geld auszugeben. Amazon® und eBay® rangieren jährlich in den Top 3 der beliebtesten Kaufplattformen, sie sind schnell, zuverlässig, und das Angebot ist beinahe unbegrenzt. Hier unterscheidet sich das Kaufverhalten der Jugendlichen kaum von dem anderer Altersgruppen. Die Umfrage ergab weiter, dass Händler wie Zalando oder Mediamarkt mit 66 % auf den zweiten Platz liegen. Nur 44 % der Befragten bestellt gern direkt beim Hersteller selbst (Engels, 2020).

Die Postbank-Studie 2020 befragte 1000 Jugendliche im Alter von 16 bis 18 Jahren unter anderem zu ihrem Online-Kaufverhalten. Hier zeigte sich, dass besonders Mädchen ihr Kaufverhalten an Werbung und Empfehlungen von Influencern adaptieren. Knapp 50 % haben bereits ein Produkt aufgrund der Werbung eines Influencers gekauft, bei den Jungen ist es knapp ein Drittel der Befragten (Menzel, 2020). Eine etwas ältere Umfrage aus dem Jahr 2013 kam zum Ergebnis, dass rund 40 % der Jugendlichen Social-Media-Plattformen nutzen, um sich über Marken und Produkte zu informieren. Die Hälfte der Nutzer von Social-Media-Plattformen gaben weiters an, dass Empfehlungen von Freunden in den Netzwerken bei ihnen Aufmerksamkeit erzeugt, und rund 17 % haben aufgrund solcher Empfehlungen ein Produkt gekauft (Bitkom, 2013). Der Social-Media-Atlas 2020 zeigt folgendes Bild: 20 % der Befragten ab 16 Jahren haben bereits aufgrund einer Werbung oder eines Posts auf Social-Media-Plattformen ein Produkt gekauft, allein 17 % davon nur aufgrund einer Werbung auf der Plattform Instagram®. Somit haben Social-Media-Plattformen gegenüber klassischen Medien wie dem Fernsehen rasant aufgeholt. YouTuber® haben bereits jeden fünften Deutschen ab 16 Jahren zu einem Kauf bewegt (Heintze, 2020). Zu den Gründen für den Kauf aufgrund einer Empfehlung eines Influencers gehören Rabatte, wenn man über diese bestellt, und die Inspiration zu Produkten, die man eigentlich nicht brauchen würde. „Wie wichtig Instagram® als Werbekanal geworden ist, zeigt die Entwicklung der Werbekunden weltweit. Im März 2017 waren es 1 Millionen Werbekunden, und 6 Monate später sind es bereits 2 Millionen Werbekunden. Gleiches gilt für die Entwicklung der Instagram®-Unternehmensprofile. Seit Juni 2017 wurden weitere 10 Millionen Unternehmensprofile angelegt oder umgewandelt" (Firsching, 2020).

Durch die steigenden Zahlen der Onlinezeiten von Jugendlichen wird die Werbung auf Social-Media-Plattformen immer lukrativer, wie die oben genannten Zahlen zeigen. Ganze Marketing- und Consultingfirmen haben sich auf die Werbung für die Generation Y und Z (die derzeitigen Jugendlichen) spezialisiert. Sie geben Unternehmen Tipps und Hilfestellungen, wie sie ihre Werbung am besten platzieren. Dies erfolgt ausschließlich über Social-Media-Plattformen durch ständige Präsenz, Videos, Fotos, Influencer und Posts – am besten nachhaltig und umweltfreundlich – sollen Jugendliche zum Kauf der Produkte motiviert werden. Die Werbemaßnahmen sind auf die Zielgruppe perfekt ausgelegt, Fotos und Videos inszeniert und teilweise gar nicht als Werbung erkennbar. Hier wird von Kindern und Jugendlichen nicht nur eine gute Medienkompetenz verlangt, sondern auch finanzielle Kompetenzen. Einige Tipps und Hinweise erhalten Sie am Ende dieses Kapitels.

6.2   Rechtliche Grundlagen

Auch beim Onlineshopping wird zwischen dem Händler und dem Käufer ein Vertrag abgeschlossen. Das ist bei Kindern und Jugendlichen rechtlich jedoch nur bedingt möglich. Grundsätzlich wird der Jugendschutz rechtlich von allen Ländern, teilweise auch Bundesländern bzw. Kantonen, anders geregelt. Manche Bereiche sind jedoch in den meisten Ländern sehr ähnlich oder gleich. In diesem Abschnitt werden die rechtlichen Grundzüge dargestellt. Dies soll als erste Einschätzungsgrundlage dienen, ist jedoch keine detaillierte juristische Information. Bitte informieren Sie sich daher, welche rechtlichen Bestimmungen in Ihrer Region genau gelten.

Deutschland
Die Verbraucherzentrale Niedersachsen nennt folgende Information zum Thema Kinder bzw. Jugendliche und Kaufverträge auf ihrer Webseite (Verbraucherzentrale Niedersachsen, 2020):

* Verträge mit Kindern unter 7 Jahren sind rechtlich nicht gültig. Sie können das Ausmaß ihrer Handlungen noch nicht abschätzen, sie sind daher nicht geschäftsfähig.
* Zwischen 7 und 18 Jahren können Jugendliche nur „rechtlich vorteilhafte" Geschäfte abschließen. Unter „rechtlich vorteilhaft" versteht man ein Geschäft, das nur Rechte für Minderjährige hat und keine Pflichten, also eine (finanzielle) Gegenleistung. Erlaubt sind daher Schenkungen, aber keine Käufe.
* Für alle anderen Verträgen müssen die Eltern ihr (schriftliches) Einverständnis geben. Möchte also ein Kind oder Jugendlicher einen Vertrag abschließen, der mit Pflichten verbunden ist (zum Beispiel in Form einer

Zahlung), braucht es die Einwilligung der Eltern. Diese kann auch nachträglich erfolgen.

* Taschengeldparagraf: Eine Ausnahme stellt der Taschengeldparagraf dar. Wenn ein Minderjähriger ein einmaliges Geschäft mit seinem Taschengeld abschließen möchte, ist das rechtlich erlaubt. Dies gilt nicht für wiederkehrende Zahlungen wie Abos oder Handy- bzw. Fitnesscenterverträge.

Österreich

In Österreich gelten teils ähnliche gesetzliche Grundlagen. Das Bundesministerium für Digitalisierung und Wirtschaftsstandort veröffentlicht folgende Gesetzeslage (Ministerium für Digitalisierung und Wirtschaftsstandort, 2021):

* Kinder unter 7 Jahren: Kinder unter 7 Jahren sind geschäftsunfähig. Sie können keine Verträge abschließen, auch Schenkungsverträge sind rechtlich nicht möglich.
  Ausnahme Taschengeldgeschäfte: Kleine Anschaffungen des täglichen Lebens wie Nahrungsmittel sind erlaubt, Geschäfte im Internet wie In-App-Käufe hingegen nicht.
* Unmündige Minderjährige (7–14 Jahre): In diesem Alter sind Jugendliche beschränkt geschäftsfähig. Das heißt, sie können wie oben Taschengeldgeschäfte abschließen. Wenn ein Vertrag darüber hinausgeht, ist die (stillschweigende) Zustimmung der Eltern erforderlich. Diese kann vor oder nach Vertragsabschluss gegeben werden, ohne eine Zustimmung ist der Vertrag ungültig. Schenkungsverträge sind ab diesem Alter ebenfalls erlaubt, solange sie keine Pflichten mit sich bringen. Die Schenkung eines Haustiers wäre eine langfristige Verpflichtung und benötigt somit die Zustimmung der Eltern.
* Mündige Minderjährige (14–18 Jahre): Auch hier sind Jugendliche nur beschränkt geschäftsfähig. Allerdings dürfen sie kleinere Arbeiten gegen Bezahlung verrichten. Sie dürfen über das erworbene Eigentum grundsätzlich frei verfügen.

Schweiz

Auch in der Schweiz sind Personen unter 18 Jahren nur beschränkt handlungsfähig. Der Schweizer Konsumentenschutz fasst die Regelungen wie folgt zusammen (Stiftung für Konsumentenschutz, 2021):

* Kinder und Jugendliche bis 18 Jahre benötigen für den Abschluss eines (Kauf-)Vertrages die Einwilligung ihrer Eltern. Diese kann vor oder nach Vertragsabschluss erfolgen und kann auch stillschweigend erfolgen.
* Ohne Einwilligung der Eltern: Stimmen die Eltern einem Vertrag nicht zu, ist das Geschäft ungültig, und es wird so behandelt, als wäre es nie abgeschlossen worden.
* Ausnahme unentgeltliche Verträge: Hierunter fallen zum Beispiel Schenkungen. Diese bedürfen keiner Einwilligung der Eltern.
* Taschengeldumfang: Eine weitere Ausnahme sind Verträge, die von „urteilsfähigen" Jugendlichen, die über ein Taschengeld oder Lohn verfügen, abgeschlossen werden. Hierfür ist ebenfalls keine Zustimmung der Eltern erforderlich.

6.3 Verantwortungsvoller Umgang

Die heutige Welt verlangt Kindern und Jugendlichen viel ab in Sachen Medien- und Finanzkompetenz. Viele Studien ergaben allerdings, dass die Unsicherheiten und Fehlinformationen in diesem Bereich immer noch groß sind. Eltern und Pädagogen sind daher in der Pflicht, die Entwicklung der Jugendlichen zu begleiten.

Taschengeld

Kinder und Jugendliche haben kein gesetzliches Recht auf Taschengeld. Trotzdem ist es sinnvoll, dass Kinder ab dem Alter von 5 bis 6 Jahren ihr erstes Taschengeld bekommen. Taschengeld vermittelt den Kindern nicht nur ein Gefühl von Selbstständigkeit, es ist auch der Grundstein für die Finanzkompetenz. Aktuelle Erhebungen zeigen, das Jugendliche und junge Erwachsene große Lücken beim Thema Finanzwissen haben (Wüthrich, 2020). Wissensvermittlung und frühe Prävention sind von großer Bedeutung, um im späteren Leben Schulden zu vermeiden. Die Wirtschaftswissenschaftlerin Barbara Kettl-Römer sieht Taschengeld als wichtig für Kinder und Jugendliche an: „Den richtigen Umgang mit Geld kann man nur lernen, wenn man damit umgehen darf" (Markert, 2016). Viele Experten empfehlen das erste Taschengeld mit Schuleintritt. Bis zum Alter von 10 Jahren sollte man Taschengeld wöchentlich auszahlen, danach monatlich. Wichtig ist auch, Taschengeld pünktlich zu bezahlen und nicht als Belohnung oder Bestrafung einzusetzen.

Folgende Tabelle ist eine Empfehlung des deutschen Jugendamtes aus dem Jahr 2021:

Alter	Taschengeld
Unter 6 Jahre	0,50–1 EUR/Woche
6 Jahre	1–1,5 EUR/Woche
7 Jahre	1,50–2 EUR/Woche
8 Jahre	2–2,50 EUR/Woche
9 Jahre	2,50–3 EUR/Woche
10 Jahre	16–18,50 EUR/Monat
11 Jahre	18,50–21 EUR/Monat
12 Jahre	21–23,50 EUR/Monat
13 Jahre	23,50–26 EUR/Monat
14 Jahre	26–31 EUR/Monat
15 Jahre	31–39 EUR/Monat
16 Jahre	39–47 EUR/Monat
17 Jahre	47–63 EUR/Monat
18 Jahre und älter	63–79 EUR/Monat

Umgang mit materiellen Wünschen

Kinder und Jugendliche leben heutzutage in einer materiell gut ausgestatteten Welt. Laut der Familientherapeutin Felicitas Römer entwickeln sich bescheidene Kinder oft zu fordernden Jugendlichen. Dabei entwickeln Jugendliche viele Tricks und spielen mit den Ängsten der Eltern. Sätze wie „Wenn ich kein Außenseiter werden soll, dann brauche ich das neue iPhone®!" sollen ihre Eltern zu bestimmten Käufen bewegen. Römer rät daher, sich als Eltern(-teil) zuerst zu überlegen, was wirklich sinnvoll ist, und dementsprechend zu handeln (Römer, 2019). Folgende Tipps werden von den Experten wie Römer empfohlen (Broder, 2009; Habermann, 2020; Leger, 2014; Römer, 2019):

* Besprechen Sie in der Familie die Themen Konsumgesellschaft und auch das Thema Werbung/Influencer und deren Auswirkungen: Kinder und Jugendliche müssen lernen, mit Konsumverzicht umzugehen. Eine gute Medienkompetenz ist daher notwendig, um sich vor den psychologisch ausgefeilten Werbetechniken zu schützen. Das Erlernen von Konsumverzicht ist kein einfacher Schritt und sollte von den Eltern verständnisvoll begleitet werden.
* Setzen Sie Grenzen: Wenn Sie sich (mit Ihrem Partner) für einen Weg oder für oder gegen einen Produktkauf entschieden haben, bleiben Sie

dabei. Kinder und Jugendliche brauchen Grenzen, um sich daran festzu-halten. Wenn Sie Ihre Meinung immer wieder ändern, verwirrt das Ihre Kinder, und Struktur und Halt fehlen.

* Vorbildfunktion: Seien Sie sich Ihrer Wirkung als Vorbild bewusst und erklären Sie Ihren Kindern, dass auch Sie sich nicht jeden Wunsch erfüllen. Benennen Sie hierbei auch Ihre Gefühle. So lernen Kinder und Jugendliche, dass es in Ordnung ist, sich zu ärgern oder frustriert zu sein, und dass man mit diesen Gefühlen auch umgehen kann.

* Ziehen Sie sich zurück: Lernen Sie, dass Sie als Eltern(-teil) nicht für alle Wünsche und Anschaffungen Ihrer Kinder verantwortlich sind. Diese können entweder mit ihrem Taschengeld oder auch mit kleineren Ein-nahmen selbst dafür verantwortlich sein. Besonders Einzelkinder werden oftmals unbewusst von ihren Eltern verwöhnt.

* Lernen Sie, „Nein" zu sagen, und bringen Sie das Ihren Kindern bei. Nicht jeder Wunsch ist finanziell machbar oder gar sinnvoll. Lernen Sie erst selbst, konsequent zu bleiben. Erklären Sie auch Ihren Kindern, dass dies auch für Sie kein einfacher Schritt ist und welche Gründe Ihr Ver-halten hat. So lernen auch Kinder und Jugendliche, sich bewusst gegen eine unnötige Anschaffung zu entscheiden.

* Remo Largo, ein bekannter Schweizer Kinderarzt, meint, dass durch den Konsumwahn die Bedürfnisse der Kinder und Jugendlichen nicht mehr wirklich wahrgenommen werden. Oft dienen diese als Ersatz für Bezugspersonen, Freunde oder Geschwister. Er meint weiter, man müsse weniger mit den Kindern und Jugendlichen darüber sprechen, sondern erstmal mit den Eltern: über deren Kompetenzen, die Vorbildfunktion und „darüber, wie sehr sie die Kinder behindern, indem sie ihnen nicht die Erfahrungsräume bieten, die sie bräuchten".

* Stärken Sie das Selbstvertrauen Ihres Kindes. Sein sozialer Status, sein Charakter und seine Freunde sind kein Outcome seiner Spielzeuge oder seines Besitzes und machen sie oder ihn als Mensch bzw. Freund nicht aus.

* Nehmen Sie die Wünsche Ihres Kindes ernst und erwarten Sie nicht, dass diese rational sind. Kinder und Jugendliche unterscheiden noch nicht zwischen hochwertigen und wertvollen Wünschen und minderwertigen. Ihnen ist es auch nicht wichtig, ob ein Produkt pädagogisch wertvoll ist oder nicht. Als Beispiel dient oft die Barbie-Puppe: Diese wird von Pädagogen verpönt und von den Eltern oft verschwiegen, jedoch ist sie in beinahe jedem Kinderzimmer zu finden und wird kreativ im Spiel ein-gesetzt.

> Der Konsumwahn dient oft nur als Ersatz für Bezugspersonen, Freunde oder Geschwister.

Peer Pressure und Gruppenzwang

Gruppenzwang oder Peer Pressure sind unter Jugendlichen besonders stark. Die Stadt Zürich hat einige Tipps gegen Gruppenzwang besonders im finanziellen Bereich veröffentlicht (Stadt Zürich, 2021):

* Es wird immer jemanden geben, der mehr Geld zur Verfügung hat. Wenn man wegen dieser Person selbst versucht, mehr Geld auszugeben, um zum Beispiel mithalten zu können, ist man schnell in einer Schuldenspirale.
* Schulden schränken die persönliche Freiheit stark ein und schaffen Abhängigkeiten gegenüber dem Gläubiger. Versuchen Sie, so unabhängig wie möglich zu sein.
* Geschenke: Machen Sie nur Geschenke, die Sie sich auch leisten können. Statt etwas Teures zu kaufen, kann es auch gemeinsamer Tag oder etwas Selbstgemachtes wie ein Kuchen sein.
* Achten Sie bei Trends besonders darauf, ob Sie Ihnen wirklich gefallen oder nur begehrt sind, weil es „in" ist. Nicht alles, was Influencer anpreisen, ist auch wirklich sinnvoll und notwendig oder trifft tatsächlich den persönlichen Geschmack. Trends kommen und gehen auch wieder. Entscheiden Sie, wie viel Ihnen ein Trend wert ist, der in ein paar Wochen wahrscheinlich nicht mehr aktuell ist.

Ein großer Fehler: „Über Geld spricht man in Deutschland nun mal nicht gern, schon gar nicht mit Kindern" (Marker, 2016).

Fake Shops

Die Anzahl der Fake Shops nimmt dramatisch zu, gerade die Corona-Krise hat die Kriminalität im Internet verstärkt. Wie können Sie und Ihre Familie Fake Shops im Internet erkennen? Hierfür werden im Internet einige Merkmale angeführt:

* Auffällige Internetadresse: Achten Sie auf die Internetadresse in der Browserleiste. Vor allem die Endung gibt Aufschluss über die Vertrauenswürdigkeit. So sind zum Beispiel „.de", „.at", „.ch" vertrauenswürdig.

Buchstabenmischungen oder Endungen wie „.bg", „.hk", „.cn", „.info" sind für Onlineshops grundsätzlich ungewöhnlich und sollten kritisch betrachtet werden.

* Eingeschränkte Zahlungsweisen: Es werden nur Vorauskasse oder Kredit- bzw. Bankkartenzahlungen akzeptiert. Oft wird das auch erst beim letzten Bestellschritt ersichtlich. Seriöse Onlineshops bieten auch andere Zahlungsarten wie Zahlung auf Rechnung oder sichere Finanzdienstleister wie PayPal® an.

* Fehlende oder falsche Gütesiegel: Gütesiegel wie Trusted Shop® sollen Seriosität und Vertrauen schaffen. Allerdings sind diese oft nur als Bild in die Webseite eingebaut. Auf Webseiten mit einem echten Gütesiegel kann man auf dieses draufklicken und erhält somit die Bestätigung über die Echtheit.

* Wenig Kundenbewertungen und nur positive Bewertungen: Seien Sie vorsichtig bei Shops, die so gut wie keine Kundenbewertungen haben. Sie können den Shop auch googeln. Vertrauenswürdige Shops werden Sie oft finden und mit den unterschiedlichsten Bewertungen. Hat ein Onlineshop ausschließlich positive Bewertungen seiner Produkte, kann dies ebenfalls ein Anzeichen für einen Fake Shop sein. Recherchieren Sie in diesem Fall genau.

* Fehlende AGBs: Hat ein Onlineshop keine allgemeinen Geschäftsbedingungen oder sind diese von anderen Geschäften kopiert bzw. enthalten viele sprachliche Fehler, sollten Sie sehr vorsichtig sein. Ob AGBs kopiert sind, erkennen Sie daran, dass auf den ersten Seiten der Name eines anderen Onlineshops genannt wird.

* Unvollständiges oder fehlendes Impressum: Auch ein fehlendes oder falsches Impressum gibt deutliche Hinweise auf einen Fake Shop. Googeln Sie die Geschäftsadresse und den Namen des Shops. Sind die Ergebnisse unseriös oder unrealistisch oder führen diese zu einem anderen Geschäft, lassen Sie lieber die Finger davon.

* Sehr günstige Preise: Wenn Markenprodukte für die Hälfte des Herstellerpreises angeboten werden, seien Sie besonders skeptisch. Die meisten Fake Shops handeln mit unrealistisch günstigen „Schnäppchen".

* Rechtschreib- und Grammatikfehler: Enthält der Shop auffällig viele Rechtschreib- oder Grammatikfehler, sollten Sie ebenfalls genau hinschauen. Sie weisen auf eine automatische Übersetzung hin.

Finanzkompetenzen entwickeln

Wie im Punkt Taschengeld schon angemerkt, ist es wichtig, mit Kindern und Jugendlichen über Geld zu sprechen. Die Wirtschaftswissenschaftlerin Barbara Kettl-Römer umschreibt das größte Problem in der Entwicklung einer Finanzkompetenz wie folgt: „Über Geld spricht man in Deutschland nun mal nicht gerne, schon gar nicht mit Kindern" (Marker, 2016). Beachten Sie, dass Sie das Vorbild für Ihre Kinder sind – auch in finanziellen Angelegenheiten. Folgende Tipps sollen Ihnen und Ihrer Familie helfen, eine gute Finanzkompetenz zu entwickeln:

Sprechen Sie in der Familie über Geld
Es ist wichtig, Kindern und Jugendlichen zu erklären, wie viel man verdient, was nach Zahlung aller Fixkosten übrig bleibt und was Urlaube und Spielsachen kosten. Zudem sollte man erklären, warum in manchen Familien den Kindern und Jugendlichen mehr Taschengeld zur Verfügung steht und in manchen nicht.

Taschengeld
Kinder und Jugendliche sollten über ihr Taschengeld frei verfügen können. Auch Fehlkäufe gehören zum Lernprozess dazu. Ersetzen Sie hier nicht das Taschengeld, wenn das Kind über einen schlechten oder falschen Kauf enttäuscht ist. Erfüllen Sie auch nicht jeden zusätzlich Wunsch, wenn das Kind sein Taschengeld schon ausgegeben hat.

Zahlungsmittel
Erklären Sie Ihrem Kind und Jugendlichen, welche Arten von Zahlungsmittel es gibt und wie diese funktionieren. Dass zum Beispiel Bankkonten nicht kostenlos sind, Kreditkarten und Ratenzahlungen unübersichtlich sein können und welche sicheren und auch unseriösen Alternativen es online gibt (PayPal®, Revolut®, Transferwise®, Western Union®).

Versicherungen
Mit älteren Jugendlichen ist es ebenfalls wichtig, über die Arten, den Nutzen und die Nachteile von Versicherungen zu sprechen. Besonders, wenn es um die erste eigene Wohnung oder die erste größere Anschaffung wie ein Moped, ein teures Fahrrad oder sogar schon ein Auto geht. Binden Sie Ihr Kind stark mit ein und lassen Sie es mitentscheiden, wie (und in manchen Fällen ob) es seinen Besitz, seine Gesundheit oder zum Beispiel auch seine Reisen versichern möchte.

Ausgaben planen

Helfen Sie Ihrem Kind dabei, seine Ausgaben zu errechnen und zu planen. Möchte es zum Beispiel eine größere Anschaffung tätigen, überlegen Sie, wie lange es dafür sparen muss, ob ein Zuwarten bei einem Kauf Sinn macht (ob zum Beispiel das Produkt später günstiger ist) und was passiert, wenn sein ganzes Erspartes auf einmal weg ist. Was passiert, wenn man zum Beispiel einen Zusatz oder ein Extra für die große Anschaffung tätigen will oder dann kein Geld mehr für Kino oder Shopping hat. Besprechen Sie auch die Themen unerwartete Ausgaben und wiederkehrende Kosten. Was passiert, wenn zum Beispiel das Moped zu reparieren ist, wer bezahlt die Wartung eines Gerätes oder übernimmt die laufenden Kosten für ein Haustier wie Futter, Tierarztbesuche etc.

Schulden

Sprechen Sie mit Ihrem Kind oder Jugendlichen offen über Schulden. Was es bedeutet, Schulden aufzunehmen, und wie man diese zurückzahlen kann. Laut Barbara Bracher, Leiterin der Fachstelle für Schuldenfragen in Luzern, beginnt die Überschuldung meist im Alter zwischen 20 und 30 Jahren. Der Weg aus den Schulden dauert lang. Grund für die Überschuldung in jungen Jahren seien oft Konsumgüter wie elektronische Geräte und das Ausgehen am Wochenende. Auch Marcus Neuer, Leiter eines Sozialberatungszentrum in der Schweiz, warnt: „Neuere Konsummöglichkeiten wie der Online-Versandhandel, der auf Rechnung liefert, oder Online-Gaming, bringen auch neue finanzielle Risiken mit sich" (Osman, 2018).

Workshops und Co.

Tipps und Unterstützung bieten nicht nur diverse Workshops und Seminare, sondern auch leicht zugängliche Webseiten, wie die Facebook®-Seite Dr. Budget.

Die 10 goldenen Regeln

Die Caritas hat 2014 zehn Regeln für eine gute Finanzkompetenz veröffentlicht (Caritas, 2014):

Regel 1: Geben Sie Ihr Geld überlegt aus, planen Sie Ihre Ausgaben und vermeiden Sie finanzielle Engpässe. Darunter fällt auch das Vergleichen von Preisen und Qualität.

Regel 2: Behalten Sie Ihre Kreditkartenausgaben im Griff: Nutzen Sie lieber Prepaid-Kreditkarten, nutzen Sie so wenig Karten wie möglich und überwachen Sie regelmäßig die Ausgaben.

Regel 3: Sparen Sie für größere Ausgaben. Berechnen Sie Ausgaben für besondere Wünsche und Urlaube und legen Sie sich das Geld hierfür zur Seite. Beachten Sie auch Ausgaben, die nur einmal jährlich anfallen.

Regel 4: Sparen Sie für Ungeplantes: Achten Sie auch auf unerwartete Ausgaben, wie Reparaturen, längere Krankheiten oder eine Trennung vom Lebenspartner.

Regel 5: Bilden Sie sich weiter. Schon in jungen Jahren ist eine gute Aus-, aber auch Weiterbildung wichtig. Informieren Sie sich auch über Zuschüsse und Stipendien und beginnen Sie so früh wie möglich mit Kursen, Seminaren und anderen Weiterbildungsmöglichkeiten. Dies trägt zu einer finanziellen Absicherung in der Zukunft bei.

Regel 6: Rechnen Sie alles durch, bevor Sie umziehen. Gerade für Jugendliche ist die erste eigene Wohnung eine aufregende neue Erfahrung. Achten Sie trotzdem auf alle Kosten für die Miete, Versicherung, Einrichtung, Umzugskosten sowie ungeplante Ausgaben. Überlegen Sie genau, wie Sie die regelmäßigen Kosten aufbringen können.

Regel 7: Prüfen Sie alle Kosten bei einem Autokauf. Oft ist das erste Moped oder Auto ein wichtiger Schritt in Richtung Selbstständigkeit für Jugendliche. Berechnen Sie auch hier alle laufenden und unerwarteten Kosten mit ein und besprechen Sie das ausführlich in der Familie.

Regel 8: Prüfen Sie Ansprüche auf Unterstützung. Informieren Sie sich schon früh, ob es Möglichkeiten der Unterstützung von staatlichen Institutionen oder karitativen Vereinen gibt. Dies gilt nicht nur für Klassenfahrten, Weiterbildungen, Auslandssemester, sondern auch für Freizeitangebote.

Regel 9: Prüfen Sie Risiken bei Kredit oder Leasing. Wie bereits erwähnt, sind sehr viele verschuldete Personen schon in jungen Jahren in die Schuldenfalle getappt. Besprechen Sie daher in der Familie genau, ob ein Kredit oder ein Leasing wirklich notwendig sind. Meistens ist es der erste Schritt in Richtung Verschuldung. Viele Shops werben mit Ratenzahlungen für teure technische Geräte. Auch diese können das Budget mitunter sehr belasten.

Regel 10: Lassen Sie sich frühzeitig beraten. Auch dieser Punkt ist für Jugendliche besonders von Bedeutung. Sprechen Sie häufig in der Familie über die finanzielle Situation, beraten Sie Ihre Kinder vor großen Anschaffungen und haben Sie immer ein offenes Ohr für deren (finanziellen) Sorgen. Viele Beratungsstellen bieten zudem Unterstützung an. Je früher man sich Hilfe sucht, umso leichter ist der Weg aus einer schwierigen Situation. Für einen besseren Überblick können Sie zum Beispiel auch ein Haushaltsbuch führen.

Literatur

Ahrens, S. (2020). Corona-Krise: Umfrage zu den Nachteilen des Onlinekaufs in Deutschland 2020. https://de.statista.com/statistik/daten/studie/1124172/umfrage/corona-online-einkauf-nachteile/.

Bitkom. (2013). Trends im E-Commerce – Konsumverhalten beim Online-Shopping. https://www.bitkom.org/sites/default/files/file/import/BITKOM-E-Commerce-Studienbericht.pdf.

Broder, S. (2009). Kinder und Konsum: Alles ist nicht genug. https://www.beobachter.ch/familie/kinder/kinder-und-konsum-alles-ist-nicht-genug.

Bundesministerium für Digitalisierung und Wirtschaftsstandort. (2021). Allgemeines zum Vertragsabschluss durch Kinder und Jugendliche (Geschäftsfähigkeit). https://www.oesterreich.gv.at/themen/jugendliche/jugendrechte/8/Seite.1740317.html.

Caritas. (2014). Goldene Regeln. https://www.caritas.ch/de/hilfe-finden/finanzielle-bildung/goldene-regeln/.

Engels, B. (2020). IW-Report 22/2020 Generation Online Shopping. https://www.iwkoeln.de/fileadmin/user_upload/Studien/Report/PDF/2020/IW-Report_2020_Generation_Onlineshopping.pdf.

Firsching, J. (2020). Instagram Statistiken für 2020. https://www.futurebiz.de/artikel/instagram-statistiken-nutzerzahlen/.

Habermann, K. (2020). *Eltern-Guide Digitalkultur: Alternativen zu Smartphone, Spielkonsole & Co* (1. Aufl.). Springer. https://doi.org/10.1007/978-3-662-61370-2.

Heintze, R. (2020) Soziale Medien treiben Umsatz. *Faktenkontor*. https://www.faktenkontor.de/corporate-social-media-blog-reputationzweinull/soziale-medien-treiben-umsatz/.

Horizont Online. (2018). 4,4 Millionen Deutsche wurden bereits Opfer von Fake-Online-Shops. https://www.horizont.net/medien/nachrichten/ard-kriminalreport-44-millionen-deutsche-wurden-bereits-opfer-von-fake-online-shops-169246.

Horizont Online. (2020). Jugendliche kaufen wegen Corona mehr im Internet. https://www.horizont.net/marketing/nachrichten/studie-jugendliche-kaufen-wegen-corona-mehr-im-internet-184785.

Leger, E. (2014). Die Kunst des Schenkens – Wie Eltern auf Kinderwünsche richtig reagieren. https://www.familienhandbuch.de/babys-kinder/erziehungsfragen/allgemein/diekunstdesschenkenswieelternaufkinderwuensche.php.

Markert, S. (2016). Warum Grundschüler Taschengeld brauchen. https://www.familienhandbuch.de/babys-kinder/erziehungsfragen/allgemein/WarumGrundschuelerTaschengeldbrauchen.php.

Menzel, R. (13. August 2020). *So stark beeinflussen Social-Media-Influencer Jugendliche beim Onlineshopping*. WIN-Verlag. https://www.e-commerce-magazin.de/so-stark-beeinflussen-social-media-influencer-jugendliche-beim-online-shopping/.

Osman, I. (2018). FINANZEN: Schulden wurzeln oft schon in der Jugend. https://www.luzernerzeitung.ch/zentralschweiz/luzern/finanzen-schulden-wurzeln-oft-schon-in-der-jugend-ld.129321.

Poleshova, A. Anteil der Befragten, die der Meinung sind, seriöse von unseriösen Online-Händlern unterscheiden zu können, nach Altersgruppen in Deutschland im Jahr 2018. https://de.statista.com/statistik/daten/studie/661980/umfrage/umfrage-zur-entlarvung-von-fake-shops-nach-altersgruppe/.

Poleshova, A. (2020). Umfrage zu Retouren von online bestellter Waren in Europa 2020. https://de.statista.com/statistik/daten/studie/652514/umfrage/anteil-der-retouren-bei-online-kaeufen-in-ausgewaehlten-laendern-europas/.

Punkt4. (2020). Schweizer Online-Handel legt in Corona-Krise stark zu. https://punkt4.info/social-news/news/schweizer-online-handel-legt-in-corona-krise-stark-zu.html.

Römer, F. (2019). Verwöhnte Kinder? Wie Sie mit fordernden Jugendlichen umgehen sollten! https://www.elternwissen.com/pubertaet/erziehung/art/tipp/verwoehnte-kinder-wie-sie-mit-fordernden-jugendlichen-umgehen-sollten.html.

Stadt Zürich. (2021). Gruppendruck. file:///C:/Users/Kathrin/AppData/Local/Temp/checklisten_digital_gruppendruck.pdf.

Statistika Research Department. (2019). Retouren von Paketen und Artikeln in Deutschland 2018. statistika.com. https://de.statista.com/statistik/daten/studie/1082408/umfrage/retouren-von-paketen-und-artikeln-in-deutschland/.

Stiftung für Konsumentenschutz. (2021). Können Minderjährige Verträge abschliessen? https://www.konsumentenschutz.ch/online-ratgeber/koennen-minderjaehrige-vertraege-abschliessen/.

Susanne Ziegert. (15. February 2020). Onlinehändler: Was passiert mit Retouren? *Neue Zürcher Zeitung.* https://nzzas.nzz.ch/wirtschaft/onlinehaendler-was-passiert-mit-retouren-ld.1540731?reduced=true.

Verbraucherzentrale Niedersachsen. (2020). Kurz erklärt: Minderjährige und Verträge. https://www.verbraucherzentrale-niedersachsen.de/themen/kaufen-reklamieren/kurz-erklaert-minderjaehrige-vertraege.

Wüthrich, C. (2020). Wer ist Schuld an meinen Schulden? *Christa Wüthrich.* https://wuethrich.eu/de/2020/10/22/wer-ist-schuld-an-meinen-schulden/.

7

Datenschutz

„Daten sind der zentrale Rohstoff der digitalen Wirtschaft. Dementsprechend werden sie von zahlreichen Unternehmen begehrt." Daten sind heutzutage wie eine Währung, man bezahlt Internetdienste mit der Herausgabe seiner persönlichen Daten (Engels, 2018).

Den Begriff „Big Data" hört und liest man mittlerweile überall. Dass die eigenen Daten zu schützen sind und es in der EU eine Datenschutzgrundverordnung (DSGVO) gibt, ebenfalls. Aber was genau versteht man unter Daten und diesen Begriffen und wieso sind sie wichtig für mich und meine Kinder?

Laut einer Bitkom-Umfrage aus dem Jahr 2011 stellen rund 78 % der Jugendlichen und jungen Erwachsenen im Alter von 14 bis 29 Jahren Daten zu ihrer Person ins Internet (Bitkom, 2011). Diese Zahlen sind 10 Jahre alt, seitdem ist die Nutzung des Internets, Social-Media-Plattformen und Streamingdiensten um ein Vielfaches angestiegen. Jede Person, die im Internet surft, hinterlässt Spuren und Daten. Durch die DSGVO der EU werden die Rechte von Personen auf ihre Daten zwar geregelt und verschärft, das Problem hinter den Daten wird gerade von Jugendlichen jedoch vielfach nicht erkannt. Andreas Proschofsky von der Zeitung *Standard* schreibt dazu: „Das Internet hat sich über die Jahre zu einem komplett außer Kontrolle geratenen Überwachungssystem entwickelt, bei dem niemand, und zwar wirklich niemand einen Überblick hat, wessen Daten jetzt wohin gelangen. In dieser Hinsicht – zu Recht – oft kritisierte Firmen wie Facebook® oder Google® stellen dabei nur die sprichwörtliche Spitze des Eisbergs dar. Hinter

K. Habermann, *Eltern-Guide Social Media,* https://doi.org/10.1007/978-3-662-63532-2_7

185

den Kulissen agiert ein Netz aus der breiten Masse kaum bekannter Datenhändler, die die Aktivitäten der User ausspionieren" (Proschofsky, 2021).

7.1   Was versteht man unter Daten und Big Data?

Was sind Daten?

Unter Daten versteht man in der Fachsprache messbare oder beobachtbare (Mess-)Werte und Informationen, meistens in Form von Zahlen, Zeitangaben, Statistiken oder ausformuliertem Wissen in Textform.

Je nach Fachbereich versteht man etwas anderes unter dem Begriff Daten:

Im allgemeinen Sprachgebrauch versteht man unter Daten alles Mögliche, wie zum Beispiel die Temperatur, den Inhalt von Zeitungsartikeln, die Geschwindigkeit eines Autos, Rechnungen und Zahlungen.

In der Wirtschaftsinformatik werden Daten als Zeichen oder Zahlen angezeigt, die Informationen darstellen, um diese weiterzuverarbeiten, zum Beispiel zu Marketingzwecken, Verkaufsstatistiken, etc.

Die Informatik versteht unter dem Begriff Daten lesbare und bearbeitbare digitale Informationen.

In der Forschung werden Daten je nach Fachbereich different verstanden, oft sind es Antworten auf Fragebögen, Ergebnissen von Experimenten oder Laborergebnisse.

> Für Unternehmen besonders relevant sind die personenbezogenen Daten.

Für Unternehmen besonders relevant sind die personenbezogenen Daten. Diese geben einen detaillierten Einblick in das Leben und die Gewohnheiten von Personen. Diese Daten verwenden Unternehmen für personalisierte Werbung und Angebote. Noch viel wichtiger: Anhand dieser kann man eine Person identifizieren. Personenbezogenen Daten kann man wie folgt kategorisieren:

* Allgemeine Personendaten: Darunter fallen zum Beispiel Namen, Geburtsdatum, Alter, Adresse, Mailadresse und die Telefonnummer.
* Kennnummer: Unter Kennnummer versteht man Sozialversicherung- und Steuernummern sowie Versicherungsdaten.

* Bankdaten: Dazu zählen Kontonummern, Kreditinformationen, Abrechnungen und Kontostände.
* Onlinedaten: Social-Media-Profile, GPS-Standorte, IP-Adressen und Cookies zählen dazu. Cookies sind Informationen über besuchte Webseiten, die sitzungsübergreifend gespeichert werden. Sie dienen dazu, Login-Informationen und Warenkörbe bei Onlineshops zu speichern sowie Informationen über besuchte Webseiten mit einem Unternehmen zu teilen.
* Physische Merkmale: Hierzu zählen ethnische Herkunft, Geschlecht, Statur, Kleidergröße, Augen- und Haarfarbe einer Person.
* Besitz: Zum Besitz einer Person zählen hauptsächlich Immobilien und Fahrzeuge.
* Kundendaten: Als klassisches Beispiel können Kundenkarten und Onlineshop-Kundenprofile genannt werden. Darunter fallen Bestellungen und Käufe, Adressdaten, Zahldaten, bevorzugte Filiale, Häufigkeit der Einkäufe und Art der Ware sowie Vorlieben und Interessen.
* Besondere Daten: Hierzu gehören die politische und religiöse Einstellung, sexuelle Orientierung, der Gesundheitszustand und Moralvorstellungen.

Big Data

Was versteht man unter Big Data?

Der Begriff Big Data besteht aus zwei Aspekten: Einerseits ist Big Data eine sehr große und komplexe Datenmenge, mit der eine einzelne Soft- oder Hardware nicht mehr zurecht kommt. Diese Daten können grundsätzliche jeglicher Art sein, zum Beispiel Forschungsdaten, Statistiken, Nutzungsdaten etc. Besondere Aufmerksamkeit erlangt Big Data allerdings im Kontext von personenbezogenen Daten. Durch die fortschreitende Digitalisierung in allen Lebensbereichen werden Unmengen an Daten gesammelt und weiterverarbeitet. Erst durch die Zusammenführung der Daten aus den unterschiedlichsten Quellen (Internetnutzung, Social Media, Standortdaten, Clouds, Gesundheitsdaten, Streaming sowie Nutzerdaten von technischen und digitalisierten Geräten wie zum Beispiel neuen Autos und Smart-Home-Produkten) und dem Versuch, daraus Muster und Gewohnheiten zu finden, spricht man andererseits von Big Data. Umgangssprachlich wird das Wort oft für Digitalisierung, eine neue „Ära der digitalen Kommunikation" und der Verarbeitung dieser Daten verwendet (Digital Guide Ionos, 2020; Radtke, 2019).

Wofür wird Big Data genutzt?

Big Data wird in den unterschiedlichsten Bereichen genutzt. Im Bereich der personenbezogenen Daten liegt für Unternehmen das größte Potenzial, allerdings ist deren Verwendung laut den Datenschützern ein Eingriff in die Privatsphäre und wird dementsprechend kontrovers diskutiert.

Nutzungsbereiche von Big Data sind:

Medizinische Forschung
Hierfür werden Daten aus Krankenhäusern, Versicherungen, Studien, Registern, Publikationen und medizinischen Befunden herangezogen. Ziel ist es, durch die Auswertung von großen Datenmengen neue oder auch individualisierte Therapieansätze für bestimmte Personen oder Krankheiten zu finden. Die medizinische Forschung wird als einer der zukunftsträchtigsten Bereiche für Big Data gehandelt. Große Unternehmen wie Google® versuchen sich seit einigen Jahren in Richtung Health Data zu entwickeln. So wird derzeit anhand von Big Data viel geforscht, um Muster in den Daten zu finden, um Krankheiten schon früh zu erkennen oder Risikofaktoren ausfindig zu machen. Weitere Aspekte sind die Verbesserung der Diagnostik von Krankheiten und der personalisierte Therapieansatz (Unterberger, 2017).

Industrie
Durch die Erkenntnisse von Big Data können Unternehmen die Effizienz ihrer Produktion steigern.

Wirtschaft
Big Data erlaubt es Unternehmen, Kunden besser einschätzen zu können, um ihnen so personalisierte Angebote zu machen.

Energie
Anhand der Nutzerdaten werden nicht nur Angebote erarbeitet, sondern auch der Energieverbrauch zugeschnitten. Die Vorhersagen werden durch die Digitalisierung, den damit gestiegenen Verbrauch, das veränderte Nutzerverhalten bei Industrie und Privatkunden und den verschiedenen Energiequellen immer schwieriger. Big Data ermöglicht nicht nur die Stabilität der Stromnetze, sondern auch die individuelle Anpassung der Kosten und des Verbrauchs (Metzger, 2018).

Marketing

Wie bereits erwähnt zählt die Nutzung von – vor allem personenbezogenen – Daten zu Marketingzwecken zu den umstrittensten Bereichen. Ziel von Unternehmen ist eine Verbesserung der Kundenbindung. Durch das möglichst breite Wissen über seine Kunden kann ein Unternehmen Werbung, Preise und Angebote individuell erstellen und so den Kunden zum Kauf animieren.

Verbrechensbekämpfung

Big Data wird teilweise auch in der Bekämpfung und der Prävention von Verbrechen verwendet. Im Bereich des Staatsschutzes wird Big Data zur Terrorismusbekämpfung eingesetzt, aber auch Vergehen wie Einbrüche oder Diebstähle werden in bestimmten Ländern mit Big Data aufgeklärt oder versucht zu verhindern.

Anhand der Liste sieht man, dass Big Data an sich nichts Negatives sein muss. Der verantwortungsvolle Umgang mit den Daten, Transparenz sowie die Klärung von ethischen Fragen wird derzeit viel diskutiert und wird unsere Gesellschaft noch länger beschäftigen (Digital Guide Ionos, 2020).

7.2 Was passiert mit den Daten meines Kindes im Netz

Die Regel auf allen (Social-Media-)Plattformen heißt „If your're not paying for the product, then you are the product". In anderen Worten, die Unternehmen, die die Werbung schalten, sind die Kunden von diesen Plattformen. Die Nutzer, also jeder, der dort ein privates Profil hat, sind nur das Produkt. Diese Unternehmen verdienen ihr Geld mit unserer Aufmerksamkeit. Dieses Wissen sollte bei allen Nutzern von Social-Media-Plattformen immer präsent sein.

Vor einigen Jahren hat Amazon für mediale Aufmerksamkeit gesorgt, indem es (mutmaßlich) unterschiedliche Preise für ein Produkt angezeigt hat. Der Preis richtete sich nach dem Gerät, mit dem man nach einem Produkt auf Amazon suchte. So wurden Nutzern von Apple®-Produkten, wie den iPhone®, dem iPad® oder einem Macbook® teurere Preise angezeigt als zum Beispiel Nutzern von Microsoft®- oder Android®-Geräten. So schwanken die Preise auch je nach Tageszeit und Wochentag und auch, ob man mit einem Smartphone sucht oder einem PC (Chip, 2017).

> If your're not paying for the product, then you are the product.

Das ist nur kleines und eher harmloses Beispiel für die Verwendung von Daten. Der Schutz der Privatsphäre und Daten von Kindern und Jugendlichen ist laut saferinternet (2021) aus drei Gründen relevant:

„Das Internet vergisst nie!"

Vielen Kindern und Jugendlichen ist nicht bewusst, welche Folgen das Bekanntgeben von Daten, Videos und Fotos in Zukunft haben kann. Im Laufe der Zeit ändern sich Vorlieben, Verhalten und Freunde. Sogenannte „Impuls-Uploads", also das unüberlegte Hochladen von Texten, Bildern oder Videos, kann auch nach dem vermeintlichen Löschen im Internet auftauchen und zum persönlichen oder beruflichen Nachteil einer Person verwendet werden.

Persönlichkeitsanalysen
Durch die (anonymen) Auswertungen von Nutzerverhalten im Internet können Verbindungen und Vorurteile hergestellt werden, die einer Person schaden könnten. Folgt man zum Beispiel einem Unternehmen oder likt man einen bestimmten Beitrag, kann man zum Beispiel als rassistisch oder gewaltbereit eingestuft werden, auch wenn dies nicht der Fall ist. Aufgrund von Verhaltensanalysen auf Basis des Nutzerverhaltens wird so auf den Charakter einer Person geschlossen.

Marketing und Werbung
Unternehmen haben ein großes Interesse an möglichst vielen Daten über eine Person. Diese werden genutzt, um einer bestimmten Zielgruppe gezielt angepasste Werbung zu zeigen. Das erhöht die Chance, dass die Produkte tatsächlich gekauft werden. So macht es für einen Kosmetikhersteller zum Beispiel wenig Sinn, Geld auszugeben, um einen männlichen Nutzer Werbung für ein neues Make-up zu zeigen. Je mehr ein Unternehmen über eine Person weiß, desto gezielter kann es seine Produkte anbieten. Jugendliche wundern sich oft, warum sie Werbung für ein bestimmtes Produkt bekommen, über das sie sich erst unlängst mit Freunden unterhalten haben. Das liegt an der gezielten und effizienten Werbung von Unternehmen anhand eines Nutzerprofils.

Datenschutz und Jugendliche

Die Liste der Datenschutzpannen von Jugendlichen ist lang, und immer wieder geraten diese in die Schlagzeilen. Zum Beispiel der Fall von der Hamburgerin, die zu ihrer Party unabsichtlich über 1000 Menschen auf Facebook® eingeladen hat. Oder eine junge Britin, der über ihre Social-Media-Profile nachgewiesen wurde, dass sie in den USA zu arbeiten beabsichtigte, statt wie angegeben für einen Urlaub einreisen wolle. Sie wurde noch am Flughafen zurückgewiesen. Solche und weitere ähnliche Fälle findet man immer wieder in den Medien. Das Problem betrifft natürlich nicht nur Jugendliche, auch Politiker und Unternehmen schaffen es immer wieder durch Datenpannen in die Medien.

Je länger eine Person auf einer Social-Media-Plattform unterwegs ist, desto mehr „Freunde" oder „Follower" sammeln sich über die Jahre an. Im Jahr 2010 waren es durchschnittlich noch 160 Kontakte, 2013 schon 290. Das ist fast eine Verdoppelung in nur 3 Jahren. Die Zahl der Freunde und Follower wird oftmals als Referenz für den sozialen Status gesehen, daher werden auch oft Kontakte geknüpft mit Personen, die man im realen Leben nicht kennt. Über der Hälfte der Jugendlichen im Alter von 12 bis 24 Jahren sind mit fremden Personen über Social-Media-Plattformen vernetzt. Je nach Privatsphäreneinstellung potenziert sich der Kreis der Personen, die einen Post sehen können, sehr schnell. Tatsächlich hat man aber das Gefühl, die Informationen, Bilder und Videos nur mit Freunden zu teilen. 80 % der Jugendlichen im Alter von 12 bis 13 Jahren fühlen sich „sehr sicher" in sozialen Netzwerken, die Zahl sinkt jedoch mit zunehmendem Alter stark. Nur 39 % der 18- bis 19-Jährigen teilen diese Einschätzung. Daraus lässt sich sagen: Je jünger die Jugendlichen sind, desto sicherer fühlen sie sich und desto höher schätzen sie ihre Datenschutzkompetenz ein (Bengesser, 2021).

Aus den Daten der Schweizer James-Studie 2020 geht hervor, dass Jugendliche den Datenschutz weniger ernst nehmen als noch vor einigen Jahren. Schützten 2014 noch 81 % der Jugendlichen im Alter von 12 bis 19 Jahren ihre Privatsphäre auf Social-Media-Plattformen, waren es 2020 nur noch 66 %. Laut den Studienautoren liegt das daran, dass ein Profil durch strengere Datenschutzeinstellungen weniger sichtbar wird und dadurch weniger Likes, Kommentare und Follower erhält (Bernath et al., 2020). Eine weitere Studie (Abb. 7.1) aus dem Jahr 2018 zeigt zwar, dass die Mehrheit (67 %) der befragten Jugendlichen im Alter von 14 bis 21 Jahren die Verarbeitung ihrer Daten kritisch sehen, aber sie nicht bereit sind, auf die Social-Media-Plattformen deshalb zu verzichten. Zudem zeigte sich, dass

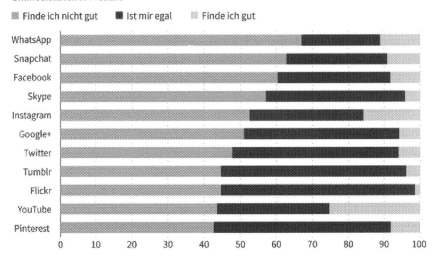

Abb. 7.1 Bewertung der Verwendung persönlicher Daten (Engels, 2018)

mehr als die Hälfte der Jugendlichen nicht für datenschutzfreundliche Dienste zahlen würden (Engels, 2018).

Oft ist es für Jugendliche schwer nachzuvollziehen, warum das Thema relevant ist. Es geht nicht nur darum, ob „jemand anderer weiß, welches Getränk ich gerne trinke" oder dass man „nichts zu verbergen" hat. Wie oben bereits erwähnt, zielen viele Social-Media-Plattformen darauf ab, sich selbst, seine Vorlieben und seinen sozialen Status zu präsentieren. Dafür werden Daten wie Fotos, Beziehungsstatus, Wohnort, Vorlieben und Hobbys benötigt. Zudem ist es für Kinder und Jugendliche oft schwer einzuschätzen, wer genau Zugriff auf die Daten hat. Dass Unternehmen, die Plattform, staatliche Institutionen Zugriff auf die Daten haben, und dass auch (Online-)Freunde diese (unabsichtlich) weitergeben können, ist den meisten nicht bewusst.

7.3 Datenschutzrechte

Die Europäische Union hat im Jahr 2018 eine neue Datenschutzgrundverordnung, die DSGVO, in Kraft gesetzt. Dadurch soll der Schutz der personenbezogenen Daten gewährleistet werden, aber auch der freie Datenverkehr innerhalb der EU sowie in Island, Liechtenstein und Norwegen ermöglicht werden. Die DSGVO umfasst mit drei essenziellen Rechten auch den Umgang mit personenbezogenen Daten.

> Die DSGVO dient dem Schutz der personenbezogenen Daten.

Personenbezogene Daten

Diese sind grundsätzlich Eigentum einer Person: „In Deutschland gilt dieses Recht auf informationelle Selbstbestimmung sogar als eines der allgemeinen Persönlichkeitsrechte, die durch Artikel 1 GG geschützt sind. Dies bedeutet in der Praxis, dass das Sammeln, Speichern, Verarbeiten und Weitergeben von Daten in jedem Fall nur mit der ausdrücklichen und aktiven Zustimmung des Betroffenen zulässig ist." Das bedeutet auch, dass eine stillschweigende Anerkennung des Datenschutzes einer Plattform nicht als Zustimmung gewertet werden darf.

Auskunftsrecht nach Artikel 15
Dieses besagt, dass ein Unternehmen oder auch eine Behörde jegliche gespeicherte Information über eine Person auf Nachfrage herausgeben muss. Die Herausgabe kann folgende Fragen beinhalten:

* Welche Daten werden über mich gespeichert?
* Wo werden diese Daten gespeichert?
* Auf welche Weise wurden die Daten gesammelt?
* Zu welchem Zweck werden die Daten gespeichert?
* An wen wurden die Daten weitergegeben?

Recht auf Berichtigung oder Löschung der personenbezogenen Daten
Die DSGVO beinhaltet ebenfalls im Absatz 15 das Recht jeder Person auf Löschung ihrer Daten von jeder Plattform.

Die DSGVO beinhaltet auch folgende Grundsätze, die jedes Unternehmen und jede Person einhalten muss (Digital Guide Ionos, 2018; Europäische Union, 2016). In dieser Aufzählung werden sie verkürzt dargestellt:

* Transparenz bei der Verarbeitung der Daten.
* Zweckbindung: Daten dürfen nur für den festgelegten Zweck verwendet werden.

* Datenminimierung: Der Zweck muss angemessen sein und auf ein notwendiges Maß beschränkt werden.
* Richtigkeit: Es müssen alle Maßnahmen getroffen werden, um (unrichtige) Daten unverzüglich zu löschen/berichtigen.
* Speicherbegrenzung: Die Daten dürfen nur soweit gespeichert werden, dass eine eindeutige Identifizierung einer Person nur möglich ist, wenn es unbedingt notwendig ist.
* Vertraulichkeit: Es ist eine angemessene Sicherheit notwendig zum Schutz vor unrechtmäßiger Verarbeitung.

Die DSGVO hat auch große Kritik ausgelöst, so wird unter anderem die Bürokratie für viele Unternehmen erheblich erschwert. Auch viele Rechtsinstitute und -organisationen kritisieren die DSGVO scharf für ihre teilweise unklaren Formulierungen, die „Wirkungslosigkeit" und das Missachten der „Herausforderungen in Zeiten von sozialen Netzwerken, Big Data, Suchmaschinen, Cloud Computing (…)" (Roßnagel, 2016). Die Folge der Umsetzung der DSGVO 2018 waren unter anderem Unsicherheiten über die Rechtslage, die (teilweise) Sperre von bestimmten Webseiten für europäische Nutzer und teilweise hohe Bußgelder gegenüber großen Unternehmen wie Google®, aber auch kleinen Betrieben oder NGOs. So wurden von der Immobilienverwaltung der Stadt Wien alle Namensschilder von Türen entfernt aus Angst, gegen die DSGVO zu verstoßen. Onlinemagazine wie die Chicago Tribune® oder die Los Angeles Times® sperrten ihre Webseiten für europäische Nutzer (wikipedia, 2021). In den USA ist der Datenschutz nur sehr schwammig und auch nur für einige Branchen (Wirtschaft, Gesundheitswesen und Finanzsektor) geregelt. Es gibt kein allgemeines und umfassendes Datenschutzgesetz. In den meisten Fällen vertrauen die USA auf die Selbstverpflichtungen der Unternehmen. Die Europäische Union sieht daher die USA als „unsicheres Drittland" an und verbietet daher anhand der DSGVO die Datenübermittlung von personenbezogenen Daten in die USA (datenschutz.org, 2021). Die meisten großen Unternehmen wie Google® oder Facebook® haben daher auch einen Sitz in der EU.

7.4 Datenmissbrauch und Cyberkriminalität

> Es gibt zwei Arten von Cyberkriminalität: die Aktivitäten, die auf den Computer selbst abzielen, und die Aktivitäten, die einen Computer nutzen, um ein Verbrechen zu begehen (kaspersky, 2019).

Cyberkriminalität

„Im Allgemeinen werden unter Cybercrime oder auch Internetkriminalität Taten verstanden, die mittels der Nutzung des Internets begangen werden" (Horten & Gräber, 2020). Es gibt zwei Arten von Cyberkriminalität: die Aktivitäten, die auf den Computer selbst abzielen, und die Aktivitäten, die einen Computer nutzen, um ein Verbrechen zu begehen (kaspersky, 2019) Die Definition von Cyberkriminalität ist nicht einheitlich formuliert, die meisten Institutionen verwenden solche oder so ähnliche Definitionen. Oft wird der Begriff Cyberkriminalität mit Datenmissbrauch gleichgesetzt, dabei ist der Datenmissbrauch nur ein Teilbereich der Cyberkriminalität. Laut der polizeilichen Kriminalstatistik zählen auch folgende Delikte dazu: „betrügerisches Erlangen von Kraftfahrzeugen, weitere Arten des Kreditbetrugs, Betrug mittels rechtswidrig erlangter Daten von Zahlungskarten, Betrug mittels rechtswidrig erlangter sonstiger unbarer Zahlungsmittel, Leistungskreditbetrug, Abrechnungsbetrug im Gesundheitswesen und Überweisungsbetrug, das Ausspähen und Abfangen von Daten und die Datenhehlerei, die Fälschung beweiserheblicher Daten und die Täuschung im Rechtsverkehr bei Datenverarbeitung, die Datenveränderung bzw. die Computersabotage und die missbräuchliche Nutzung von Telekommunikationsdiensten".

An dieser Liste lässt sich erkennen, wie umfassend Cyberkriminalität ist. Vom Jahr 2018 auf 2019 wurde eine Zunahme der strafrechtlichen Delikte im Bereich der Cyberkriminalität von 15,4 % erfasst, die Aufklärungsquote liegt allerdings bei nur knapp 32 % (Horten & Gräber, 2020).

Hauptziel von Cyberkriminalität ist es, auf diese Art an Geld zu kommen, die Täter sind entweder Einzeltäter oder gut organisierte Gruppierungen, die weltweit agieren.

Cyberkriminalität kann vielen auf viele Arten passieren; die geläufigsten sind (kaspersky, 2019; Horten & Gräber, 2020):

E-Mail- oder Internetbetrug

Dazu zählen unter anderem Malware und Phishing-Attacken sowie gefälschte Onlineshops und vermeintliche Gewinnspiele, um an Ihre Daten heranzukommen.

Identitätsbetrug

Hierbei handelt es sich um eine häufige Form der Cyberkriminalität. Deshalb wird im weiteren Verlauf des Kapitels noch genauer eingegangen.

Diebstahl von Kreditkartendaten oder anderen Finanzdaten

Es werden Kreditkarten- oder Bankdaten verwendet, um sich finanziell zu bereichern.

Diebstahl von Unternehmensdaten

Damit können Unternehmen entweder erpresst werden, oder diese Daten können an Dritte (Konkurrenzfirmen) weiterverkauft werden.

Cybererpressung

Darunter versteht man eine Erpressung, bei der mit der Löschung einer Festplatte oder der Zerstörung eines Gerätes (PC, Laptop etc.) gedroht wird.

Angriffe durch Ransomware

In diesem Fall wird eine Schadsoftware auf den PC geladen (zum Beispiel als unauffälliger Mailanhang), der anschließend den PC verschlüsselt. Zur Freigabe des PCs oder der Dateien muss ein Lösegeld bezahlt werden.

Cryptojacking

Hier werden Ressourcen, wie die Leistung eines fremden PCs, verwendet, um Kryptowährungen zu generieren.

Cyberspionage

In diesem Fall verschaffen sich Hacker Zugriff auf Regierungs- oder Unternehmensdaten.

Künftige Erscheinungsformen

Durch die sich rasant ändernde Technologie wird unser Alltag immer angreifbarer. So werden mittlerweile Autos und Smart-Home-Geräte wie Alarmanlagen, Kühlschränke, Staubsauger Eingangstüren etc. mit dem

Internet verbunden und sind damit potenziell angreifbar geworden. Auch die vernetze Gesundheitsfürsorge ist ein möglicher Angriffspunkt für Hacker und Datenmissbrauch.

Was ist Datenmissbrauch?

Eine der häufigsten Formen der Cyberkriminalität ist der Datenmissbrauch. Insbesondere Jugendliche, die sich online relativ sorglos bewegen, sind hiervon betroffen. Vielen ist nicht bewusst, wie schnell sich ihre Daten im Internet verbreiten können und wie diese missbräuchlich verwendet werden können. Datenmissbrauch ist die illegale Nutzung von Daten einer anderen Person. Die Daten werden meistens gestohlen und anschließend verkauft oder durch den Dieb selbst missbräuchlich verwendet. In den letzten Jahren wurden auch immer mehr Unternehmen, wie Yahoo® oder die deutsche Telekom, Opfer von Datendiebstahl. Die finanziellen Schäden sind oft enorm. Hat jemand fremde Daten, kann er diese nutzen, um sich die Identität des Opfers zuzulegen und so zum Beispiel über dessen Kreditkarte einzukaufen oder Rufschädigung zu betreiben. Identitätsdiebstahl ist die häufigste Form von Datenmissbrauch. Im Darknet gibt es eigene Verkaufsseiten, die diese personenbezogenen Daten anbieten.

Studien zufolge wurde schon jeder dritte bis fünfte Deutsche Opfer eines Datenmissbrauches oder Identitätsdiebstahls, der durchschnittliche finanzielle Schaden betrug 2016 1366 € pro Opfer (uniqa, 2021).

> Besonders Jugendliche sind von Datenmissbrauch betroffen.

Wie erkennt man einen Identitätsdiebstahl?

Meistens merkt man nicht sofort, dass seine Daten missbräuchlich verwendet werden. Erst wenn Rechnungen oder Mahnungen zugesandt werden, Anzeigen oder Haftbefehle vorliegen oder der Zugang zu einer Plattform oder App gesperrt wurde, erkennt man den Datenmissbrauch.

Auf Internetseiten wie https://breachalarm.com/ oder https://haveibeenpwned.com/ können Sie auch selbst kontrollieren, ob ihre Mailadresse gehackt worden ist.

Formen von Identitätsdiebstahl

Kreditkartenmissbrauch
Hierbei werden über die Kreditkarte oder das Konto des Opfers Waren und Dienstleistungen gekauft. Das Spektrum reicht von Onlinestreamingdiensten über Onlineshopping und Reisebuchungen bis hin zu Friseurbesuchen.

Softwareschlüssel
In einigen Fällen werden Softwarelizenzen über die Daten des Opfers erworben und anschließend an Dritte weiterverkauft.

Mobbing, Stalking und Rufschädigung
Log-in-Daten können auch dazu missbraucht werden, andere Personen in Foren, Blogs, auf Datingseiten oder auf Social-Media-Kanälen zu mobben oder stalken. Auch eine private oder berufliche Rufschädigung einer dritten Person oder des Opfers selbst ist möglich. In seltenen Fällen wird das Opfer damit auch erpresst.

Vertragsabschlüsse
Die Daten können dazu verwendet werden, Verträge für Handys und Mobilfunk oder monatliche Abos abzuschließen.

7.5   Datenschutzmaßnahmen

Datenschutz ist ebenfalls ein wichtiger Aspekt der Medienkompetenz und sollte sowohl von den Eltern als auch von Pädagogen im Zuge der Medienkompetenzentwicklung eines Kindes und Jugendlichen vermittelt werden. In weiterer Folge finden Sie einige Tipps und Hinweise, wie Sie und Ihre Familie mit dem Thema Datenschutz umgehen können.

Akzeptanz und Sensibilität

Eltern und Pädagogen müssen verstehen und akzeptieren, dass Kinder und Jugendliche in einer neuen, digitalen Welt aufgewachsen sind und somit einer Generation angehören, die ein Leben ohne digitale Medien nicht mehr kennen. Die Grenzen zwischen privaten Informationen und öffentlichen wird in dieser Generation unschärfer gezogen. Wichtig ist daher, zuerst eine Sensibilität für Datenschutz und Privatsphäre zu schaffen. Achten Sie jedoch darauf, dass Sie nicht Phrasen wie „Früher hat man..." oder „Früher war das so…" verwenden. Ein „Früher" ist schwer greifbar und für die Jugendlichen heutzutage auch nicht mehr relevant. Versuchen Sie, eher den Wert der Daten hervorzuheben.

Daten sind wertvoll

Viele Apps, Spiele und Social-Media-Plattformen sind auf den ersten Blick kostenlos. Bezahlen muss man allerdings trotzdem, denn die Apps sind nicht gratis in der Herstellung und Wartung. Zudem wollen die Unternehmen ja auch noch Gewinn machen. Bezahlt wird in diesem Fall mittels persönlicher Daten, die meist an Drittanbieter weitergegeben werden. Daher gilt: Je weniger personenbezogene Daten veröffentlicht werden, desto besser! Überlegen Sie sich auch, welche Daten wirklich notwendig sind anzugeben und welche man für sich behalten kann.

Nicknames nutzen

Versuchen Sie so oft wie es geht, auf Ihren echten Namen zu verzichten, und verwenden Sie auf Social-Media-Plattformen Nicknames, Zweitnamen oder Abkürzungen.

Mehrere Mailadressen nutzen

Richten Sie sich eine Mailadresse für sich privat ein, um mit Freunden, Bekannten oder mit Institutionen wie der Schule, Vereinen oder im Berufsleben zu kommunizieren. Richten Sie sich eine weitere Mailadresse ein, mit der sie sich auf Social-Media-Plattformen, auf Blogs oder in Foren anmelden. Diese zweite Adresse sollte keinen Rückschluss auf Ihren Namen zulassen. Ein Beispiel wäre eine Buchstaben-Zahlen-Kombination, wie we2hao2mmbx3@gmail.com.

Passwörter und Zwei-Faktor-Authentifizierung

Schützen Sie Ihre Passwörter mit einem geeigneten Passwortmanager wie Bitwarden®, LastPass® oder Dashlane Premium®. Anhand dieser kann man nicht nur Passwörter speichern, sondern auch sichere Passwörter generieren lassen. Verwenden Sie auf keinen Fall ein Passwort für alle Plattformen und Registrierungen. Sichere Passwörter sollten aus 8 Zeichen bestehen, die aus Zahlen, Groß- und Kleinbuchstaben sowie Sonderzeichen kombiniert werden.

Die Zwei-Faktor-Authentifizierung ist eine zusätzliche Sicherheitsmaßnahme, die einen unberechtigten Zugang verhindern soll. Zusätzlich zum Passwort wird ein Code per SMS oder eine weitere App (zum Beispiel Google® Authenticator) geschickt, den man beim Log-in-Vorgang auf einer Webseite angeben muss.

Mittlerweile bieten viele Webseiten und Social-Media-Plattformen diese Sicherheitsmaßnahme an.

Spam, Phishing und Dateianhänge

Seien Sie vorsichtig, wenn Sie per Mail aufgefordert werden, Daten herauszugeben oder bestimmte mitgesendete Anhänge zu öffnen. Mittlerweile gibt es schon fast „unsichtbare" Spionagewerkzeuge wie Pixel. Das sind kleine Grafiken, die in Mails inkludiert sind und die beim Öffnen der Mails Daten über den Empfänger sammelt, wie zum Beispiel den Standort, die Uhrzeit, wann Sie die Mail öffnen, von welchem Gerät aus und teilweise sogar in Verbindung mit Ihren Browsercookies, um diese Daten für Newsletter zu verwerten. Daher gilt Allgemein: Wenn Sie den Absender nicht kennen, löschen Sie die Mail umgehend. Kein seriöses Unternehmen würde Sie darum bitten, Ihre Log-in-Daten, Kontonummern oder Adressen herauszugeben.

Einstellungen hinsichtlich der Privatsphäre

Kontrollieren Sie gemeinsam alle Accounts und Social-Media-Profile auf deren Einstellungen bezüglich der Privatsphäre. Die Grundeinstellungen sind oft nicht besonders datenschutzfreundlich. Besprechen Sie in der Familie, wer ein Profil einsehen kann, wie die Daten weitergegeben werden sollen und wie man seine Privatsphäre besser schützt. Löschen Sie Informationen, Videos und Fotos, die Sie nicht mehr teilen möchten. Schränken Sie die Verarbeitung und Einsichtnahme in Ihre Daten weitgehend ein.

Antivirenprogramme und Browser

Installieren Sie ein Antivirenprogramm auf Ihrem PC und achten Sie auf regelmäßige Updates. Kontrollieren Sie zudem die Sicherheitseinstellungen Ihres Internetbrowsers. Diese finden Sie bei den meisten Browsern unter Einstellungen – Sicherheit und Datenschutz. Löschen Sie regelmäßig zudem Cookies, um eine gezielte Weiterverfolgung Ihres Nutzerverhaltens zu erschweren. Die meisten Browser bieten an, dass Cookies vor dem Schließen automatisch gelöscht werden.

App Berechtigungen

Kontrollieren Sie auch die Berechtigungen von allen Apps und Spielen auf dem Smartphone und dem Tablet. Viele Apps wollen Zugriff auf Standortdaten, Kamera oder Mikrofon, ohne dass dies für die Funktion der App notwendig wäre. Prüfen Sie die Rechte auch gleich bei Installation neuer Apps.

Was weiß das Internet über mich?

Googeln Sie Ihren Namen und setzen Sie dabei Vor- und Nachnamen in Anführungszeichen. So sehen Sie, was im Internet alles über Sie zu finden ist. Im Zweifelsfall nutzen Sie die umgekehrte Bildersuche von Google®. Anhand dieser Funktion sehen Sie, wo Ihr Foto hochgeladen ist und wofür es eventuell verwendet oder missbraucht wurde.

Datensicherung

Sichern Sie Ihre Daten wie Fotos, Filme, Videos und Dokumente regelmäßig auf externen Festplatten oder in Cloudspeichern.

WLAN und öffentliche Netze

Sichern Sie zu Hause Ihr WLAN mit einer verschlüsselten Verbindung. Wenn Sie unterwegs öffentliche Netzwerke wie Gratis-WLan nutzen, versenden Sie keine wichtigen Daten oder Informationen. Diese können leicht abgefangen und ausgewertet werden. Schalten Sie zudem WLAN, GPS und Bluetooth® aus, wenn diese Dienste gerade nicht gebraucht werden.

Gewinnspiele, Verlosungen und Preisausschreiben

Nehmen Sie an keinen (Online-)Gewinnspielen, Verlosungen, Preisausschreiben oder gezielten Umfragen teil und seien Sie misstrauisch, sollten Sie als Sieger eines Gewinnspiels, an dem Sie eventuell gar nicht teilgenommen haben, beglückwünscht werden und um die Herausgabe von Daten zur Übermittlung des Gewinns gebeten werden.

Kundenkarten

Legen Sie keine Kunden- oder Rabattkarten in einem lokalen Geschäft oder Kundenkarten an. Ihre Daten sind deutlich mehr wert als die Rabatte, die Sie im Gegenzug erhalten würden.

Kontrollieren Sie Konto- und Kreditkartenauszüge

Kontrollieren Sie regelmäßig Ihre Transaktionen und melden Sie Unregelmäßigkeiten sofort an Ihre Bank. Oftmals werden nur kleine, unauffällige Beträge abgebucht, die sich über das Jahr hinweg jedoch summieren können. Zusätzlich können Sie eine Strafanzeige bei der Polizei erstatten, wenn jemand unrechtmäßig Geld von Ihrem Konto abbucht.

Prepaid-Karten

Nutzen Sie bei (unbekannten) Onlineshops so genannte Prepaid-Kreditkarten. Bezahldienstleister wie Mastercard®, Card Complete® oder Revolut® bieten diese an. Selbst wenn Ihre Daten abgefangen werden, kann ein Täter keine weiteren Käufe über diese Kreditkarte tätigen.

> "There are only two industries that call their customers „users": illegal drugs and software" (Edward Tufte; zit. in Orlowski, 2020)

Literatur

Bengesser, C. (2021). *Jugendliche und Datenschutz.* https://www.lmz-bw.de/medien-und-bildung/medienwissen/datenschutz/jugendliche-und-datenschutz/

Bernath, J., Suter, L., Waller G., Külling, C., Willemse I., & Süss D. (2020). *James Studie 2020.* https://www.zhaw.ch/storage/psychologie/upload/forschung/medienpsychologie/james/2020/ZHAW_Bericht_JAMES_2020_de.pdf

Bitkom. (2011). *Datenschutz im Internet.* https://www.bitkom.org/Bitkom/Publikationen/Studie-Datenschutz-im-Internet.html

Chip. Fieser Preistrick bei Amazon: Zahlen Apple-Nutzer wirklich mehr? *Chip, 2017.* https://www.chip.de/news/Fieser-Preistrick-bei-Amazon-Zahlen-Apple-Nutzer-wirklich-mehr_107203775.html

datenschhutz.org. (2021). *Datenschutz in den USA: Wo steht er im Vergleich zu Europa?* https://www.datenschutz.org/usa/

Digital Guide Ionos. (2018). *Alles Wichtige rund um personenbezogene Daten.* https://www.ionos.de/digitalguide/websites/online-recht/personenbezogene-daten/

Digital Guide Ionos. (2020). Big data. https://www.ionos.de/digitalguide/online-marketing/web-analyse/big-datadefinition-und-beispiele/.

Engels, B. (2018). Datenschutzpräferenzen von Jugendlichen in Deutschland. *IW-Trends*(2). *Vierteljahresschrift Zur Empirischen Wirtschaftsforschung, 45*(2).

Europäische Union. (2016). Eur-lex – 32016r0679 – en – eur-lex. https://eur-lex.europa.eu/legal-content/DE/TXT/?uri=CELEX%3A32016R0679. https://www.iwkoeln.de/studien/iw-trends/beitrag/barbara-engels-datenschutzpraeferenzen-von-jugendlichen-in-deutschland.html

https://www.iwkoeln.de/fileadmin/user_upload/Studien/IW-Trends/PDF/2018/IW-Trends_2018-02-02_Datenschutzpr%C3%A4ferenzen_Engels.pdf

Horten, B., & Gräber, M. Cyberkriminalität. *Forensische Psychiatrie, Psychologie, Kriminologie, 2020*, 233–241.

kaspersky. (2019). *Tipps, wie Sie sich vor Cyberkriminalität schützen können.* https://www.kaspersky.de/resource-center/threats/what-is-cybercrime

Metzger, D. (2018). *Big Data verändert die Energiewirtschaft.* https://digitaleweltmagazin.de/2018/10/30/big-data-veraendert-die-energiewirtschaft/

Orlowski, J. (Director). (2020). *the social dilemma.*

Proschofsky, A. (2021, February 20). Apples Privatsphären-Fokus ist unaufrichtig – und doch richtig. *DER STANDARD.* https://www.derstandard.at/story/2000124153063/apples-privatsphaeren-fokus-ist-unaufrichtig-und-doch-richtig

Radtke, M. (2019). *Was ist Big Data?* https://www.bigdata-insider.de/was-ist-big-data-a-562440/

Roßnagel, A. (2016). *Studie: EU-Datenschutz-Grundverordnung verfehlt alle Ziele – Kasseler Juristen entwirren Rechtslage.* https://web.archive.org/web/20171215221322/http://www.uni-kassel.de/uni/universitaet/pressekommunikation/neues-vom-campus/meldung/article/studie-eu-datenschutz-grundverordnung-verfehlt-alle-ziele-kasseler-juristen-entwirren-rechtslag.html

saferinternet. (2021). *Datenschutz und Schutz der Privatsphäre.* https://www.saferinternet.at/faq/jugendarbeit/datenschutz-und-schutz-der-privatsphaere/

Uniqa. (2021). *Was ist Datenmissbrauch?* https://www.uniqa.at/versicherung/freizeit/datenmissbrauch.html

Unterberger, T. (2017). *Big Data: Wie Datensätze die Medizin verändern.* https://www.netdoktor.at/magazin/big-data-in-der-medizin-6943657

Wikipedia. (2021). *Datenschutz-Grundverordnung.* https://de.wikipedia.org/w/index.php?title=Datenschutz-Grundverordnung&oldid=208046982

8

Screentime

Was versteht man unter Screentime?

Unter Screentime werden grundsätzlich alle Zeiten gezählt, die ein Mensch vor einem Bildschirm verbringt, unabhängig davon, ob es sich um einen Bildschirm von einem Smartphone, Tablet, PC, Laptop, Tablet, Fernseher oder einer Konsole handelt.

Durchschnittliche Bildschirmzeiten

2020 war ein besonders herausforderndes Jahr für Familien. Durch die Lockdowns und die oftmalige Doppelbelastung von Homeschooling und Homeoffice haben sich die Screentimes von Kindern und Jugendlichen deutlich erhöht. Ein Grund für die gestiegene Nutzung von digitalen Geräten ist die Verwendung zeitweise als Babysitter, Ablenkungsmöglichkeit und als eine der wenigen Freizeitbeschäftigungen. Ein weiterer Grund ist das Distance Learning über Onlinelernplattformen. Daher sind die Nutzungsstatistiken aus diesem Jahr auch nur begrenzt bewertbar. Aus der JIM-Studie geht hervor, dass im Sommer 2020 nur 12 % der befragten Jugendlichen im Alter von 12 bis 19 Jahren regelmäßig in die Schule gingen. 69 % der Schüler waren nur zeitweise in der Schule und 16 % ausschließlich zu Hause.

Unbestreitbar ist allerdings der jahrelange Trend zu immer mehr Bildschirmnutzung in der Freizeit. Lag die geschätzte Screentime der Jugendlichen 2010 noch bei 138 Minuten pro Tag, sind es – nach Schwankungen und Ausreißern 2017 (221 Minuten) – im Jahr 2019 205 Minuten und im Jahr 2020 sogar 258 Minuten pro Tag. Weiters gaben 81 % der Jugendlichen

K. Habermann, *Eltern-Guide Social Media,* https://doi.org/10.1007/978-3-662-63532-2_8

im Alter von 12 bis 13 Jahren an, täglich online zu sein, in der Altersklasse 14 bis 15 Jahre schon 90 % und bei den Jugendlichen von 16 bis 17 und 18 bis 19 Jahren sind es 93 % der Befragten, die eine tägliche Nutzung angeben. Die Verwendung der Geräte hat sich in den letzten Jahren stark verändert. 2010 nutzen Jugendliche die Zeit noch knapp zu 50 % für Kommunikation, zu 17 % für Spiele, zu 14 % für Informationssuche und zu 23 % für Unterhaltung. 2020 zeigt sich hier eine deutliche Veränderung: Nur noch 27 % der Screentime in der Freizeit wird für Kommunikation verwendet, dafür 28 % für Spiele und 34 % für Unterhaltung. Gesunken ist die Zeit für die Informationssuche, sie lag 2020 nur noch bei 11 %.

Folgende Plattformen wurden dabei am häufigsten genannt (Abb. 8.1): YouTube®, Instagram® und WhatsApp® (Feierabend, Rathgeb et al., 2020).

In der DAK-Umfrage zum Thema Medienkonsum unter Jugendlichen im Alter von 10 bis 18 Jahren zeigte sich folgendes Bild: Im Frühjahr 2020 nutzen die Jugendliche vermehrt Social-Media-Plattformen verglichen mit Herbst 2019. Die durchschnittliche Nutzungsdauer an Wochentagen stieg auf knapp 3,5 Stunden – das ist um eine Stunde mehr als noch ein halbes Jahr zuvor. Am Wochenende wurde die Nutzungszeit mit 4 Stunden angegeben, das ist ebenfalls eine Stunde mehr als noch im Herbst 2019. Auch bei Online-Gaming zeigte sich ein ähnliches Bild. Auch in diesem Bereich stieg die Nutzungsdauer um 1 Stunde im Vergleich zum Herbst

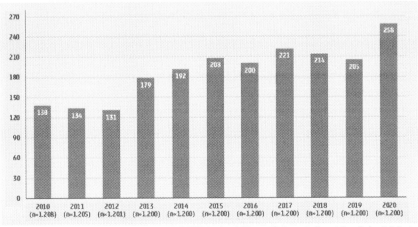

Abb. 8.1 Entwicklung der täglichen Onlinenutzung 2010 – 2020 (Feierabend, Rathgeb et al. 2020)

2019. Die Motivation hinter der Nutzung hatte sich mit Aufkommen der Pandemie ebenfalls verändert. So gaben 89 % der Jugendlichen an, dadurch ihre sozialen Kontakte aufrechtzuerhalten. 86 % der Befragten nutzten digitaler Geräte, um Langeweile entgegenzutreten. Besonders bedenklich ist, dass 38 % der Jugendlichen im Alter von 10 bis 19 Jahren mit der Nutzung digitaler Geräte ihre Sorgen vergessen möchten und 36 % dadurch versuchen, der Realität zu entfliehen. Besonders im Gaming-Bereich zeigt sich, dass die Mehrheit der Jungen zwischen 13 und 18 Jahren aus emotionalen Gründen wie Stress oder Sorgen spielen und nicht mehr hauptsächlich aus Langeweile. Knapp 37 % der Zeit wurde mit dem Suchen nach Informationen verbracht. Für die repräsentative Umfrage wurden jedoch nicht nur die Jugendlichen zu ihrer Mediennutzung befragt, sondern auch deren Eltern. Hier zeigte sich ein ähnliches Bild: Die Nutzungsdauer von Social-Media-Plattformen stieg auch bei den Eltern im Jahr 2020 deutlich an. Je jünger die Eltern waren, desto höher war die Nutzungsdauer der Geräte. Die Hauptmotivationen waren hier Bekämpfung der Langeweile und der Versuch, durch die Geräte der Realität zu entfliehen. Männer, Elternteile mit einem Hauptschulabschluss und alleinstehende Elternteile fielen durch eine erhöhte Nutzung besonders auf (forsa, 2020).

8.1 Empfehlungen

Es gibt viele verschiedene Institute, Vereine oder staatliche Organisationen, die Empfehlungen für die Nutzungsdauer von digitalen Medien abgeben. In diesem Rahmen sollen einige Varianten genannt werden. Für welche Regelung Sie sich zu Hause entscheiden, bleibt Ihnen überlassen. Das Treffen einer verbindlichen Vereinbarung ist jedenfalls zu empfehlen.

Empfehlungen der Europäischen Union

Die europäische Union unterstützt eine Vielzahl an Initiativen für Kinder und Jugendliche. Hier werden die Empfehlungen von zwei dieser Initiativen, Klicksafe.de und Saferinteret.at, vorgestellt.

Saferinternet
Die EU-Initiative Saferinternet publizierte 2021 folgende Empfehlungen (saferinternet, 2021):

* Vor Schuleintritt sollte die Nutzungsdauer 20–30 Minuten am Tag betragen.
* In der Grundschule sollten es nicht mehr als 50 Minuten sein. Eltern sollten jedoch ihre Kinder engmaschig beobachten und selbst einschätzen, wie viel Bildschirmzeit ein Kind verträgt. Zudem sollen Kinder zu bildschirmfreien Zeiten motiviert werden.
* Bei älteren Kindern werden Familienregeln starren Nutzungszeiten vorgezogen. Diese sollten folgende Punkte beinhalten: Nutzungsdauer, Kosten, Apps, Inhalte, Datenschutz, Verhalten im Internet, Verhalten bei Problemen, Quellenkritik und Privatsphäre.

Klicksafe

Die zweite EU-geförderte Initiative Klicksafe publiziert auf ihrer Webseite folgende Empfehlungen zur Nutzungsdauer digitaler Medien und Geräte (klicksafe, 2021):

* Bis 3 Jahre: Eine Nutzungsdauer von 5 Minuten erscheint in diesem Alter ausreichend.
* 4–6 Jahre: In diesem Alter wird eine Nutzung von ca. 20 Minuten empfohlen, allerdings nicht täglich.
* 7–10 Jahre: Täglich 30 bis 45 Minuten sollten Kinder in diesem Alter mit digitalen Medien verbringen dürfen. Eine weitere Möglichkeit wären „Zeitkonten", bei denen sich Kinder ihre Nutzung innerhalb einer Woche selbst einteilen können.
* 10–13 Jahre: Klicksafe empfiehlt eine Nutzungsdauer (in der Freizeit) von maximal einer Stunde am Tag. Vereinbarungen innerhalb der Familie sind jedenfalls wichtig.
* 14–17 Jahre: Auch in diesem Alter sollte es noch klare Vereinbarungen geben. Eine klare Nutzungszeit ist jedoch, laut Klicksafe, schwierig zu nennen. Es sollte jedenfalls genügend Zeit für Schule, Ausbildung und andere Hobbys vorhanden sein.

3–6–9–12-Regelung

Die 3–6–9–12 Regelung wurde vom französischen Psychologen und Psychiater Serge Tisseron 2008 entwickelt. Bis heute wird seine Empfehlung für viele Studien und Ratgeber herangezogen. Tisseron ist gegen exakte Empfehlungen, jedoch sollten sich Eltern mit den Programmen und Aktivitäten ihrer Kinder auseinandersetzen, und es sollten gemeinsam Ziele und Regelungen in der Familie erstellt werden (Tisseron, 2021).

Bis 3 Jahre

Kinder in diesem Alter sollten so gut wie keinen Kontakt mit digitalen Medien haben. Wenn Eltern eine Nutzung erlauben, dann nur in Begleitung eines Erwachsenen, niemals ohne Aufsicht. Bildschirme sollten keinesfalls im Hintergrund laufen, wenn ein Kind im Raum ist. Tisseron begründet dies mit der extrem wichtigen Phase in der Gehirnentwicklung und der Entwicklung der Persönlichkeit des Kindes. Die vier wichtigsten Fähigkeiten (Sprache, motorische Fähigkeiten, Aufmerksamkeit und Konzentration sowie das Erkennen von Gesichtsausdrücken) können nicht durch die Medien erlernt werden.

3–6 Jahre

In diesem Alter soll die Bildschirmzeit begrenzt stattfinden. Im Alter von 3 Jahren sollte diese bei ca. einer halben Stunde am Tag liegen, mit 6 Jahren ist eine Stunde empfohlen. Weiters sollten keine Bildschirme in Schlafzimmern vorhanden sein, gleich ob Fernseher, Konsole, Tablet oder Smartphone. Tisseron rät dazu, Kindern unter 6 Jahren keine Konsole zu schenken, da dies eine Regulierung deutlich erschwert. Im Alter von 3 bis 6 Jahren lernen Kinder erst, sich selbst zu regulieren. Bildschirme erschweren diesen Prozess.

6–9 Jahre

Ab diesem Alter sollten Kinder mit Bildschirmen in Kontakt kommen und erste Erfahrungen mit der Entwicklung einer Medienkompetenz machen. In diesem Alter lernen Kinder soziale Regeln, dies sollte sich auch in der Medienzeit widerspiegeln. Tisseron rät dazu, Kinder in ihrer Kreativität mit digitalen Geräten anzuregen, sie zum Beispiel Videos erstellen zu lassen. Familienregeln sollten spätestens in diesem Alter erstellt werden.

9–12 Jahre

Eltern sollten Kinder in diesem Alter ermutigen, selbst ihre Bildschirmzeiten zu regulieren. Tisseron empfiehlt dazu eine Art „Bildschirmtagebuch". Zudem sollten Eltern genau darauf achten, was Kinder und Jugendliche am Bildschirm machen. Themen wie Datenschutz und Cybermobbing sollten innerhalb der Familie besprochen werden. Er rät Eltern zusätzlich dazu, die Smartphones ihrer Kinder (falls bereits vorhanden) mit kindersicheren Einstellungen zu Screentime, Datenschutz und App Store-Nutzung zu versehen.

Ab 12 Jahren

Tisseron rät dazu, für die Kinder da zu sein, auch wenn diese immer selbstständiger werden. Sie benötigen trotzdem noch Rat und Führung. Ab diesem Zeitpunkt sollten Eltern besonderen Wert auf den Datenschutz auf

Social-Media-Plattformen legen. Im Schlafzimmer sollten keine digitalen Geräte verwendet werden. Auch die Gamingzeiten sollten von den Eltern reguliert werden. Jugendliche sollen ermutigt werden, technische Geräte gezielt zu verwenden, statt sie gegen Langeweile einzusetzen.

> Tisserons Empfehlungen werden für viele Studien und Ratgeber herangezogen (Tisseron, 2021).

DAK

In der DAK-Umfrage, durchgeführt vom forsa-Institut 2020, wurden folgende Empfehlungen publiziert (forsa, 2020):

* Bis zum Schulbeginn sollten Kinder ohne die Hilfe von digitalen Medien Lernerfahrungen machen.
* Vor der 5. Klasse (10 Jahre) sollten Kinder kein eigenes Smartphone besitzen.
* 7–10 Jahre: In diesem Alter sollte die Nutzungszeit digitaler Medien auf maximal 45 Minuten pro Tag beschränkt werden.
* 11–13 Jahre: Hier wird eine Nutzungsdauer von 1 Stunde pro Tag empfohlen, es sollten auch für das Chatten Regeln getroffen werden.
* Ab 14 Jahre: Eine Nutzungsdauer von 1,5 Stunden am Tag sollte nicht überschritten werden.
* Ein PC (oder Fernseher, Konsole) sollte frühestens im Alter von 12 Jahren im Kinderzimmer vorhanden sein.
* Unter 8 Jahren sollten Kinder keine Möglichkeit haben, im Internet zu surfen oder online zu sein. Auch Chatten mit Messanger fällt darunter.

Schweizer „No-Zoff"-Regelung

Die aktuellen Schweizer Regelungen der Jugend- und Familienberatung in der Schweiz stammen aus dem Jahr 2015. Hier werden folgende Nutzungszeiten empfohlen (no-Zoff.ch, 2015):

* Kinder bis 3 Jahre: Es sollen keinerlei Bildschirmzeiten stattfinden.
* 3 -6 Jahre: Es wird eine maximale Nutzungsdauer von 30 Minuten am Tag in Begleitung Erwachsener empfohlen.

- 6–9 Jahre: Diese sollten sich maximal 5 Stunden pro Woche mit digitalen Medien beschäftigen.
- 9–12 Jahre: Hier werden bis zu 7 Stunden pro Woche als ausreichend angesehen.
- 12–14 Jahre: In diesem Alter empfiehlt No-Zoff ungefähr 1,5 Stunden pro Tag oder umgerechnet 10,5 Stunden pro Woche. Jugendliche sollten ihr Zeitkontingent auch selbstständig pro Woche verwalten können.
- 14–16 Jahre: Jugendliche sollten nicht mehr als 2 Stunden pro Tag oder 14 Stunden pro Woche mit digitalen Medien verbringen.
- 16–18 Jahre: Ab diesem Alter sollte vermehrt auf Selbstkontrolle gesetzt werden. Als Richtwert dienen 2,5 Stunden am Tag oder 17,5 Stunden pro Woche. Ab 20 Stunden pro Woche wird die Nutzung als problematisch angesehen.
- Ab 18 Jahren gilt eine Nutzung von über 20 Stunden als problematisch und ab einer Nutzungsdauer von 30 Stunden pro Woche als Suchtgefahr.

American Academy of Child & Adolescent Psychiatry

Die „American Academy of Child & Adolescent Psychiatry" hat 2020 folgende Empfehlung veröffentlicht. Diese sind sehr schwammig formuliert und dienen nur in geringem Maße als Leitfaden (American Academy of Child & Adolescent Psychiatry, 2020):

- Unter 18 Monate: In diesem Alter sollte die Bildschirmzeit nur für (Video-)Telefonate mit engen Vertrauenspersonen verwendet werden.
- 18–24 Monate: Hier wird nur das gemeinsame Videoschauen mit den Eltern empfohlen.
- 2–5 Jahre: Es wird geraten, die Bildschirmnutzung von nicht-pädagogischen Medien auf 1 Stunde pro Wochentag und 3 Stunden pro Wochenendtag festzusetzen.
- Ab 6 Jahren: Ab diesem Alter sollen „healthy habits", also Gesundheitsgewonheiten, und eine Reduzierung der Screentime im Vordergrund stehen.
- 30–60 Minuten vor dem Einschlafen sollte keine Nutzung mehr stattfinden.
- Bildschirme sollten nicht als Babysitter oder Ruhestifter verwendet werden.

8.2   Evaluierung der Screentime

Digital Wellbeing Apps

Aktuelle Versionen von Smartphone- oder Tablet-Betriebssystem bieten mittlerweile von Haus aus Digital Wellbeing Apps an.

Unter Digital Wellbeing versteht man das „digitale Wohlbefinden" oder auch die „digitale Achtsamkeit", also einen verantwortungsbewussten Umgang mit digitalen Medien. Die Apps sollen hierbei helfen und dem Nutzer Einblicke in ihre digitalen Gewohnheiten verschaffen. So wird nicht nur die tägliche und wöchentliche Screentime aufgezeichnet, sondern es werden auch detaillierte Informationen über die Nutzung erstellt. Dazu gehört unter anderem die Information, wie oft man das Gerät eingeschaltet hat, wie lange man welche App genutzt hat oder wie viele Berechtigungen man in einem bestimmten Zeitraum erhalten hat. Die Apps bieten auch einen Entspannungsmodus an. Bei Aktivierung wird man abends an das Ausschalten des Smartphones erinnert, oder das Display wird nur noch in Graustufen angezeigt. Zudem kann man alle Benachrichtigungen zeitweise auf stumm schalten. Es ist weiters möglich, bestimmte Nutzungszeiten pro App festzulegen. Nach Ablauf dieser Zeit wird die App ausgeschalten, und ein erneutes Öffnen ist nur möglich, wenn man die Einstellungen des Betriebssystems ändert. Als Limitierung der Nutzungszeiten für Kinder oder Jugendliche ist sie daher ungeeignet.

Grundsätzlich sollen diese Apps als Unterstützung dienen, um seine Bildschirmzeiten am Smartphone oder Tablet besser einschätzen zu können. Bei Android® heißt die App „Digital Wellbeing" von Google®, bei Apple® iOs® „Screentime".

Checklisten zur Evaluierung

Für das Buch *„Eltern-Guide Digitalkultur"* wurden von der Autorin vier Methoden zur (regelmäßigen) Evaluierung der Nutzungsdauer digitaler Geräte erstellt. Diese werden in diesem Rahmen vorgestellt.

Im Unterschied zu Apps liegt der Vorteil darin, alle Geräte mit einzuschließen. Apps funktionieren nur auf dem jeweiligen Gerät und sind derzeit auch nur für Smartphones und Tablets verfügbar.

Für jede der vier Methoden ist es wichtig, ehrlich mit sich selbst und in Bezug auf die Dokumentation zu sein. Wählen Sie am besten eine „normale" Schulwoche, also eine Woche ohne Ferien oder Krankheitstage. Lockdowns können jedoch ebenso evaluiert werden (trotz der Hoffnung, dass diese bei Veröffentlichung dieses Buches ein Spuk der Vergangenheit sind). Achten

Sie darauf, dass Sie während der Evaluierung die Nutzung nicht mehr oder stärker einschränken, als Sie es sonst tun. Anderenfalls ist ein Vergleich oder die Re-Evaluierung kaum möglich. Homeschooling-Zeiten oder Nutzungszeiten für die Schule können Sie entweder extra notieren oder weglassen. Das Ziel ist eine Evaluierung und eventuelle Reduktion in der Freizeit.

Die Strichliste

Bei dieser Technik hängen Sie sich zu Hause einfach ein Blatt Papier an den Kühlschrank oder legen es irgendwohin, wo Sie es leicht erreichen. Nun führen Sie eine simple Strichliste jedes Mal, wenn Ihr Kind eines der Geräte nutzt.

Hierzu zählen neben Smartphone und Tablet auch PC, Laptop, Fernseher und Spielekonsolen aller Art.

Eine Möglichkeit, wie diese Liste aussehen kann, sehen Sie hier:
Strichliste für … geführt von … bis …

Gerät	Kind 1	Kind 2
Smartphone		
Tablet		
Fernseher		
PC/Laptop		
Konsole		

Checkliste „Zeit messen"

Diese Methode ist eine Erweiterung zu der oben angeführten Strichliste. Stoppen Sie zusätzlich die Zeit, wie lange Ihr Kind sich mit den Geräten beschäftigt.

Am Ende der Woche können Sie nun die Zeit ausrechnen, wie viel Zeit, einerseits für die einzelnen Geräte und andererseits in der Summe für die ganze Woche, mit den Medien zugebracht wurde.

Bei dieser Liste ist es möglich, mehrere Geräte mit der jeweiligen Zeit zu erfassen, das heißt die tägliche oder wöchentliche Fernseh-, Smartphone-, Konsolen-, Tablet- bzw. PC-Nutzung detailliert zu dokumentieren. Natürlich ist die Methode wesentlich zeitaufwendiger als eine einfache Liste, allerdings verschafft sie auch einen deutlich besseren Überblick und ist daher aus Sicht der Autorin zu empfehlen.

In diesem Fall empfiehlt es sich, pro Kind eine eigene Liste anzulegen. Eine mögliche Vorlage wäre in diesem Fall:

Tag	Gerät	Beginn der Nutzung	Ende der Nutzung

Liste für …, geführt von … bis …

Checkliste „Namen nennen"

Diese Methode richtet sich nur an Sie, Ihren Partner oder andere an der Erziehung Ihres Kindes beteiligten Personen wie Großeltern, Kindermädchen, Babysitter etc.

Versuchen Sie – jeder für sich – alle Smartphone-Apps und -spiele, Fernsehsendungen, Videoinhalte von YouTube® und Konsolenspiele aufzuschreiben, die Ihr Kind nutzt, sieht und spielt. Wie viele fallen Ihnen hier ein? Haben Sie einen genauen Überblick, was Ihr Kind mit den Geräten macht?

Schreiben Sie nun alle Namen auf einen Zettel. Vergleichen Sie den Zettel mit den Aussagen Ihres Kindes, YouTube®-Verläufen, Spielen am Smartphone und an der Konsole und tatsächlich gesehenen Sendungen.

Wie Sie YouTube®-Verläufe finden: Öffnen Sie die Website www.youtube. com → gehen Sie links unter Start auf Verlauf. Hier finden Sie Wiedergabe Verläufe, Suchanfragen, geschriebene Kommentare. In der App finden Sie diese Einstellung unter Bibliothek → Verlauf.

Hinweisfragen zum Thema „Wird mein Kind bereits von den Geräten beeinträchtigt?"

Diese Hinweisfragen sollen Ihnen eine Hilfestellung sein und einen Denkprozess anregen. Sie können diesen Fragebogen auch nochmals nach einer Reduktion der Mediennutzungszeit durchgehen. Anhand dessen können Veränderungen im Verhalten Ihres Kindes gut sichtbar dokumentiert„ werden.

1.	Fragt Ihr Kind täglich nach der Nutzung eines Gerätes?	ja / nein
2.	Wird Ihr Kind unruhig wenn es das Gerät nicht nutzen darf?	ja / nein
3.	Fängt Ihr Kind an zu weinen oder quengeln wenn Sie das Gerät wieder wegnehmen?	ja/nein
4.	Hält es die vereinbarte Spiel- und Nutzungszeit ein?	ja / nein
5.	Spielt Ihr Kind lieber mit einem der Geräte als mit Geschwistern, Freunden oder am Spielplatz?	ja / nein
6.	Werden die Geräte als Belohnung oder zur Aufheiterung eingesetzt?	ja/ nein
7.	Hat sich Ihr Kind in letzter Zeit schulisch verschlechtert?	ja / nein
8.	Hat Ihr Kind ausreichend Interesse an anderen Freizeitaktivitäten?	ja / nein
9.	Berichten Kindergartenpädagogen oder Lehrer von Aufmerksamkeitsschwächen, oder unruhigem Verhalten während Gruppenaktivitäten, sowie störendem Verhalten während gezielten Einzelaufgaben?	ja / nein
10.	Besitzt Ihr Kind ein eigenes Smartphone, Tablet, PC, etc. oder ist dies ein brennender Wunsch?	ja / nein
11.	Wissen Sie immer genau was Ihr Kind am Gerät macht?	ja / nein
12.	Spricht Ihr Kind ständig über fiktive Charaktere von Spielen, Fernsehsendungen oder Youtube-Videos?	ja / nein
13.	Ist Ihr Kind oft ungeduldig oder findet kaum alternative Beschäftigungen für die kleine zwischendurch?	ja / nein
14.	Verwenden Sie selbst viel das Smartphone im Alltag vor Ihren Kindern?	ja / nein
15.	Klagt Ihr Kind öfters über Kopf- oder Nackenschmerzen?	ja / nein
16.	Kann Ihr Kind eine längere Zeit ohne digitalen Medien selbst beschäftigen?	ja / nein
17.	Spricht Ihr Kind altersentsprechend?	ja / nein
18.	Hat Ihr Kind eine altersentsprechende?	ja / nein

Platz für Notizen:

8.3   Reduktion von Screentime

> Die zwei bedeutendsten Maßnahmen sind die gemeinsame Erstellung klarer Familienregeln sowie die Förderung der Entwicklung von Medienkompetenz.

Bereits im ersten Buch der Autorin „*Eltern-Guide Digitalkultur*", das 2020 im Springer Verlag erschienen ist, wurde eine Vielzahl an wissenschaftlich belegten Möglichkeiten zur Reduktion der Bildschirmzeit von Kindern und Jugendlichen beschrieben. In diesem Rahmen soll daher hervorgehoben werden, wie wichtig die Stärkung der Kompetenzen der Jugendlichen selbst zu einem verantwortungsvollen Umgang mit Medien ist. Zudem werden einige Möglichkeiten für Eltern und Jugendliche gemeinsam aufgezeigt. Die zwei bedeutendsten Maßnahmen sind die gemeinsame Erstellung klarer Familienregeln sowie die Förderung der Entwicklung von Medienkompetenz. Wie Sie in weiterer Folge lesen werden, ist ein Verbot – insbesondere bei Jugendlichen – keine zielführende Maßnahme und wird auch von Experten nicht empfohlen.

Familienregeln zur Mediennutzung

Aus der forsa-Umfrage 2020 geht hervor, dass um die 80 % der befragten Kinder und Jugendlichen angaben, dass ihre Eltern wüssten, was sie mit ihren Smartphones, Tablets, Laptops etc. machen. Etwa die Hälfte der Kinder und Jugendlichen gab an, von den Eltern diesbezüglich auch kontrolliert zu werden. 67 % der Befragten hatten zudem zeitliche Regelungen, und 51 % von ihnen wurden bei der Nutzungsdauer durch ihre Eltern kontrolliert. Bei der Befragung der Eltern wurde festgestellt, dass insbesondere Eltern zwischen 40 und 49 Jahren die Nutzungsdauer der Kinder reguliert haben. Eltern unter 40 Jahren sind Regelungen zur inhaltlichen, zeitlichen und örtlichen Nutzung, aber auch zur Art der Nutzung wichtiger (forsa, 2020).

Ein Mediennutzungsvertrag oder eine Vereinbarung innerhalb der Familie wird von allen Plattformen und Institutionen empfohlen. Sie schaffen klare, einheitliche Regeln für alle Familienmitglieder und verhindern so Streitereien. Wichtig ist, dass alle Beteiligten eine Vereinbarung ausarbeiten. Anderenfalls wird es für Eltern schwer werden, diese bei ihren Kindern und Jugendlichen durchzusetzen. Zudem sollte es sowohl für Eltern als auch für

Kinder und Jugendliche Rechte und Pflichten geben. Ein einseitig nachteiliger Vertrag für Kinder und Jugendliche ist wenig wertschätzend und förderlich. Sie sind das wichtigste Vorbild für Ihre Kinder, daher sollten Regelungen auch für Sie gelten. Schaffen Sie es, diese einzuhalten, können sich Ihre Kinder daran ein Beispiel nehmen. Vereinbarungen sollten zudem schriftlich festgehalten werden und gut einsehbar in der Wohnung liegen oder aufgehängt werden. Eine solche Vereinbarung sollte zudem von allen Seiten konsequent eingehalten werden, ansonsten ist sie zahnlos und wird immer wieder Diskussionspunkt innerhalb der Familie sein. Begründen Sie Ihre Forderungen und besprechen Sie diese mit Ihren Kindern oder Jugendlichen. Besonders Kinder ab 12 Jahren entwickeln ein deutlich besseres Verständnis, wenn ihnen klar dargelegt wird, warum ein gewisses Verhalten wichtig ist.

Folgende Punkte sollte jeder Mediennutzungsvertrag enthalten:

* Nutzungsdauer bzw. eventuell geregelte Nutzungszeiten am Tag.
* Datenschutz: Welche Daten dürfen veröffentlicht werden und wo? Wie erkennt man Fallen im Internet?
* Kosten: Wie viel darf man im Monat für die Geräte, Spiele, Apps oder In-App-Käufe ausgeben?
* Games: Welche dürfen heruntergeladen werden? Welcher Modus darf gespielt werden (zum Beispiel bei Minecraft®)?
* Verhalten im Internet: Wie verhält man sich im Internet? Wo ist die Grenze zwischen Spaß und Mobbing? Was passiert, wenn man pornografische, gewalttätige oder verstörende Inhalte findet? Was macht man, wenn man beleidigt wird?
* Welche Pflichten haben die Eltern: Wann dürfen diese ihre Geräte nutzen? Welche Aufgaben haben Eltern bei der Förderung der Medienkompetenz?
* Social-Media-Plattformen: Wo darf ein Account erstellt werden? Wer darf diesen einsehen (öffentlich versus privates Profil)? Was darf dort gepostet werden?
* Geräte: Welche Geräte dürfen genutzt werden? In welchem Ausmaß?

Natürlich ist jede Familienvereinbarung anders und sollte auf die Gewohnheiten und Bedürfnisse der Familie abgestimmt sein. Musterverträge finden Sie schnell mit einer einfachen Google®-Suche im Internet, besonders empfehlenswert sind die Vertragsbaukästen von mediennutzungsvertrag.de. Beachten Sie, dass Mediennutzungsverträge eine Hilfestellung bieten, jedoch kein „Allheilmittel" darstellen.

Stärkung der Medienkompetenz

„Eine geeignete Medienkompetenz zu besitzen, bedeutet verantwortungsvoll und bewusst mit digitalen Geräten und sozialen Netzwerken umzugehen
(Ziegelwagner, 2018).

Was ist Medienkompetenz überhaupt? Definieren lässt sich diese am besten
anhand eines Beispiels des österreichischen Bildungsministeriums: „Eine
geeignete Medienkompetenz zu besitzen, bedeutet verantwortungsvoll und
bewusst mit digitalen Geräten und sozialen Netzwerken umzugehen. Es geht
darum Medien und Werbung kritisch bewerten zu können und die Vorteile, aber auch die Risiken von Medien, Internet und technischen Geräten
zu kennen" (Ziegelwagner, 2018). Im Wirtschaftslexikon wird Medienkompetenz als „Fähigkeit, sowohl die verschiedenen Medienkanäle als auch
deren Inhalte kompetent und vor allem kritisch zu nutzen sowie mit und in
diesen Kanälen zu agieren" beschrieben (Kreutzer, 2021). Medienkompetenz
teilt sich in die Teilbereiche Medienkritik, Medienkunde, Mediennutzung
und Mediengestaltung. Sie ist eine der vier Schlüsselkompetenzen neben
Lesen, Schreiben und Rechnen geworden. Dieser Stellenwert zeigt deutlich,
dass die Vermittlung von Medienkompetenz sowohl in der Schule als auch
zu Hause eine wichtige Rolle einnehmen sollte.

Medienkompetenz sollte ab dem Moment beginnen, ab dem sich ein
Kind mit digitalen Geräten auseinandersetzt. Das kann schon im Kindergarten sein. Ein besonderes Augenmerk sollte ab dem Grundschulalter auf
das Thema gelegt werden, den ab diesem Zeitpunkt lernen Kinder auch die
drei weiteren Schlüsselkompetenzen. Der Umgang mit digitalen Medien
nimmt ab diesem Alter auch kontinuierlich zu.

Allgemeine Empfehlungen gehen dahin, dass die Mediennutzung bis zum
Alter von mindestens 12 Jahren begleitet werden sollte. Der Grund: Bis zu
diesem Zeitpunkt haben Kinder nicht die Reife, die Tragweite ihrer Handlungen zu verstehen und eine ausreichende Medienkompetenz zu erwerben, und
sie benötigen daher eine umfassende Begleitung durch Erwachsene. Ab diesem
Alter kommt es stark auf den individuellen Entwicklungsstand des Kindes an.

Ansprechen
Der wichtigste Punkt bei der Wissensvermittlung, egal welcher Art, ist
immer das Gespräch darüber. Ohne diesen haben besonders Kinder kaum
keine Möglichkeit, etwas Neues in Erfahrung zu bringen oder zum Beispiel Probleme, Schwierigkeiten oder auch Erfolge zu teilen. Sprechen

Sie als Eltern(-teil) die Nutzung digitaler Geräte an, erklären Sie alters-
entsprechend, warum Sie der einen oder anderen Meinung sind. Eine
Erklärung schafft immer ein Gespräch auf Augenhöhe statt einer Belehrung.
Lassen Sie Ihre Kinder zu Wort kommen, hören Sie sich ihre Standpunkte
und Meinungen an und überlegen sie gemeinsam Familienregeln. Ana-
lysieren Sie gemeinsam mit Ihren Kindern Werbung, Berichte und Social-
Media-Plattformen auf ihre Vorteile, aber auch Gefahren hin. So erhalten
Ihre Kinder einen Eindruck, worauf sie im Umgang mit digitalen Medien
und Plattformen achten müssen.

Vorbildfunktion
Nehmen Sie die Vorbildfunktion ernst. Sie sind die nächste Bezugsperson
Ihres Kindes. Seien Sie daher selbst achtsam, welche Informationen Sie
über sich selbst im Internet preisgeben, wie oft Sie Ihr Smartphone oder
Ihr Tablet in die Hand nehmen oder wie schnell Sie auf Nachrichten und
Mitteilungen der Geräte reagieren. Zeigen Sie Ihrem Kind auch, wie man
digitale Medien kreativ einsetzen kann, zum Beispiel zur Gestaltung einer
Präsentation, eines Videos oder einer Foto-/Bildgeschichte.

Begleitung von Kindern und Jugendlichen
Zeigen Sie Interesse an den aktuellen Lieblingsmedien Ihres Kindes. Schauen
Sie genau hin, was es mit digitalen Medien macht und wie es auf Social-
Media-Plattformen interagiert. Spielen Sie die Interessen Ihres Kindes nicht
herunter, denn Sie verlieren so nur das Vertrauen und die Gesprächsbasis zu
ihm. Zeigen Sie Ihrem Kind, wie man im Internet recherchiert und Inhalte
analysiert. Begleiten Sie jüngere Kinder bis 6 Jahre auch beim Fernsehen und
Videoschauen. Inhalte können in diesem Alter nur teilweise erfasst werden.
Kinder benötigen daher eine engmaschige Unterstützung der Eltern.

Digital Detox und Digital Wellbeing
Diese zwei Begriffe sind gerade überall zu lesen. Darunter versteht man
das zeitweise „Fasten" von digitalen Medien bzw. einen verantwortungsvollen Umgang, bei dem man sich auch wohlfühlt. Hier geht es nicht um
ein generelles Verbot, sondern um smartphone- und tabletfreie Zeiten.
Diese können zum Beispiel beim gemeinsamen Frühstück oder Abendessen
sein, bei Familienausflügen oder mal zwischendurch, wenn der Alltagsstress zunimmt. Solche freien Zeiten sollten jedoch vorab mit Kindern und
Jugendlichen kommuniziert werden und nicht von einem Moment auf den
nächsten „verordnet" werden. Ein weiteres Beispiel wäre das Schlafzimmer:
Dieses kann zum Beispiel als „digital-free zone" betrachtet werden. Weit

weniger einschränkend ist die Maßnahme, das Smartphone grundsätzlich auf lautlos oder allenfalls auf „Vibrieren" zu stellen.

Kinderschutzmaßnahmen

Verwenden Sie Kinderschutzmaßnahmen für Smartphones, Tablets oder PCs nicht ohne Ihr Kind darüber aufzuklären, warum Sie dies tun. Kinder und Jugendliche sollten über einschränkende Maßnahmen, die sie betreffen, aufgeklärt werden. Anderenfalls fühlen sie sich schnell hintergangen. Dies kann das Vertrauen und die gemeinsame Gesprächsbasis beeinträchtigen. Überlegen Sie sich selbst, wie Sie sich fühlen würden in dieser Situation. Erklären Sie Ihrem Kind auch die gesetzlichen Vorschriften und Rahmenbedingungen, wie zum Beispiel das Jugendschutzgesetz. Auch das einfache Teilen eines Fotos oder Videos über Social-Media-Plattformen oder Messengerdienste kann strafbar sein.

Langeweile und Alternativen

Eltern fällt es oft schwer, ihren Kindern oder Jugendliche die Nutzung von digitalen Geräten zeitweise zu verbieten. Oft hört man dann Sprüche wie „Mir ist aber langweilig!" oder „Was soll ich denn sonst machen?". Meistens werden Eltern nach einiger Zeit des „Quengelns" nachgiebig und erlauben die Nutzung digitaler Geräte. Experten wie Kinderärzte oder Psychologen raten aber dringend davon ab, darauf einzugehen.

Dr. Hüther, ein bekannter deutscher Neurologe, beschäftigt sich seit Jahren mit den Auswirkungen digitaler Medien auf die kindliche Entwicklung und die Jugend. Er ist der Meinung, dass gerade der Umgang mit kurzfristiger Langeweile besonders wichtig für die Entwicklung des Kindes ist (Hüther & Quarch, 2018). Seiner Erklärung nach ist Langeweile wichtig, denn gerade dann wird das Gehirn besonders aktiv und kreativ. Zudem gönnt man dem Gehirn auch mal Pausen, in denen Eindrücke, Gefühle und Erlebnisse verarbeitet werden können.

> Kurzfristige Langeweile ist besonders wichtig für die Entwicklung des Kindes.

Dr. Shanker, amerikanischer Psychologe und Professor an der York University, beschreibt einen weiteren Aspekt der Langeweile: Durch Überstimulation der Medien wird Langeweile generiert. Wenn durch eine Aktivität, wie Fernsehen oder Gaming, die das Gehirn normalerweise überfordert, Langeweile ausgelöst wird, steigt der Cortisolspiegel im Blut nachweislich an. Dadurch werden im Körper Stresshormone freigesetzt. Langeweile ist laut Shanker das unangenehme Gefühl, wenn zu viel Cortisol ausgeschüttet wird. Sobald der Ursprung der Überforderung, also zum Beispiel das Tablet, die Konsole oder das Smartphone ausgeschaltet wird, kommt es zu einem plötzlichen Wechsel von Über- zu Untererregung. Das führt im Körper dann zu weiterem Stress. Shanker resümiert: Eltern haben oft das Gefühl, dass Kinder ruhiger und entspannter werden durch die Geräte, jedoch ist genau das Gegenteil der Fall. Denn der Stress steigt nur weiter an (Shanker, 2019).

Viele Experten empfehlen daher, auf den berühmten Satz „Mir ist langweilig!" gar nicht einzugehen. Das Reagieren auf diese Forderung nach Bespaßung wird in Zukunft sonst immer wieder von den Kindern eingefordert werden. Studien zeigen mittlerweile auf, dass das Gehirn nach einer „Langeweilephase" deutlich leistungsfähiger ist als davor (Habermann, 2020). Sie können Ihrem Kind ein bis zwei Alternativen zur Mediennutzung anbieten. Die meisten Plattformen wie Klicksafe oder Saferinternet empfehlen, es damit jedoch nicht zu übertreiben. Wie Jesper Juul es einmal treffend formulierte: „Sie sind nicht der 24-Stunden-Entertainer Ihres Kindes!".

Weitere Informationen, warum Langeweile wichtig und notwendig ist für Kinder und Jugendliche und welche Alternativen Sie anbieten können, finden Sie im Buch *„Eltern-Guide Digitalkultur"* der Autorin.

Verbote

Verbote sind keine zielführenden Maßnahmen. Einerseits können Kinder und Jugendliche dadurch nichts lernen, andererseits wird das Gerät oder die Plattform nur noch attraktiver. Stellen Sie sich eher die Frage, was in Ihrer Familie bisher schiefgelaufen ist in der Medienerziehung, und sprechen Sie gemeinsam darüber. Anschließend sollten Sie eine Vereinbarung aufsetzen und auf die Vermittlung von Medienkompetenz besonders Wert legen und sich dafür Zeit nehmen. Überlegen Sie auch für sich, welche Maßnahmen für Sie und Ihre Familie passend sind und welche Sie auch bei größerem Alltagsstress konsequent durchsetzen können. Ausnahmen stellen Kinder unter 10 Jahren dar: Hier sind teilweise Verbote in Form von Zeitlimitierung durchaus notwendig. Je jünger Ihr Kind ist, desto weniger Zeit sollte es am Bildschirm verbringen dürfen. Sollten Sie bei Jugendlichen doch einmal ein Verbot aussprechen müssen, seien Sie sich im Klaren, dass Ihr Kind zumindest gereizt reagieren wird. Dies hängt unter anderem mit den neuro-chemischen Prozessen im Gehirn zusammen, die bereits beschrieben worden sind. Ein „kalter Entzug" durch ein länger anhaltendes Verbot wie bei anderen Süchten ist allein deshalb wenig zielführend, da es sich bei digitalen Medien um Alltagsgegenstände handelt, mit denen man so oder so in Kontakt kommt und die für die Schule oder Ausbildung verwendet werden müssen. Seien Sie zudem kritisch. Stellen Sie sich selbst die Frage, ob die Nutzung einen festen Zeitplan hat und ob es ein Ziel gibt (zum Beispiel ein Level in einem Spiel zu erreichen oder eine WhatsApp®-Nachricht zu verschicken). Seien Sie auch durchaus selbstkritisch und hinterfragen Sie Ihr eigenes Verhalten.

> Verbote sind keine zielführenden Maßnahmen.

Gründe um einen Social Media Account zu löschen

Jaron Lanier, Internetpionier und einer der bekanntesten Kritiker von Social-Media-Netzwerken, schrieb 2018 das Buch *„Ten arguments for deleting your social media accounts right now".* Folgende Argumente bringt er vor:

Man verliert seinen freien Willen
So beschreibt Lanier, was zuvor als Werbung galt, sind heute Verhaltens-anpassungen. Social-Media-Plattformen schicken unaufhörliche Reize aus, die genau auf eine Person abgestimmt sind, um so das Verhalten dieser Person zu beeinflussen. Lanier vergleicht Nutzer mit Laborratten oder konditionierten Hunden, denn man werde von den Konzernen „ferngesteuert".

Das Beenden von Social Media ist der gezielteste Weg, um dem Wahnsinn unserer Zeit zu widerstehen, oder: Social Media sind ein Bummer
Unter Bummer versteht man eine Maschine, die berechnet, wie sich Menschen verhalten werden. Durch diese Berechnungen wird es möglich, den nächsten Schritt, den nächsten Klick etc. zu beeinflussen. Dies auf die Gesamtbevölkerung gemessen birgt ein großes Risiko einer kollektiven Beeinflussung.

Social Media machen einen zum „Arschloch"

Laut Lanier gibt es zwei Arten von Nutzern: die vorsichtigen und aufgesetzt netten oder die „Arschlöcher". Letztere generieren deutlich mehr Aufmerksamkeit, daher bestimmen sie die Atmosphäre auf den Plattformen.

Social Media untergraben die Wahrheit

Die Informationen, die Nutzer sehen können, sind das Ergebnis aus Werbung und Manipulationen der Technologiekonzerne. Das zeigt, welch eingeschränkte oder auch „personalisierte" Sichtweise ein Nutzer auf tatsächliche Gegebenheiten sowie seine Umwelt hat.

Social Media machen das, was du sagst, bedeutungslos

Man kann als Nutzer nicht absehen, wie die eigenen Postings anderen Nutzern angezeigt und so wahrgenommen werden. Was man postet, gewinnt erst über die Art und Weise, wie Algorithmen diesen Post in einen Kontext setzen, an Bedeutung.

Social Media zerstören deine Fähigkeit zur Empathie

Aufgrund dieser Kontextualisierung kann man als Nutzer nicht abschätzen, wie und was andere Nutzer zu sehen bekommen. Die eigene Sichtweise auf Dinge wird dadurch und durch personalisierte Suchmaschinen verzerrt. Durch diese unterschiedlichen Sichtweisen ist es weniger möglich, einander zu verstehen, da jeder eine andere Realität erhält.

Social Media machen unglücklich

Laut Lanier bindet die Versagensangst die Nutzer an das Social-Media-Netzwerk. Darunter versteht er die Angst, weniger Likes, Kommentare und Rückmeldungen zu bekommen als andere Nutzer.

Social Media fördern prekäre Arbeitsverhältnisse

Die Onlinedienste sind nur scheinbar kostenlos. Die Personen, die für die Gig-Economy arbeiten, erreichen laut Lanier nur selten finanzielle Sicherheit. Die Gig-Economy ist eine Onlineplattform, die als Vermittler zwischen Kunden und Arbeitnehmern fungiert. Zudem sind die persönlichen Daten überaus wertvoll, und man verschenkt sie quasi an die Unternehmen.

Social Media machen Politik unmöglich

Dieses Argument bezieht sich auf die belegten Wahlmanipulationen von Social Media Accounts. Hinzu kommen die Verbreitung von Fake News, Verschwörungserzählungen, Deepfakes etc.

Social Media hassen deine Seele

Ein hochrangiger Mitarbeiter von Google® meint, dass es seines Tages möglich sein wird, das persönliche Bewusstsein in eine Cloud zu laden. So folgert Lanier, dass Unternehmen befürworten, dass man sogar sein Bewusstsein ihnen überlasst (Lanier, 2018).

Literatur

American Academy of Child & Adolescent Psychiatry. (2020). *Screen Time and Children*. https://www.aacap.org/AACAP/Families_and_Youth/Facts_for_Families/FFF-Guide/Children-And-Watching-TV-054.aspx

Feierabend, S., Rathgeb, T., Kheredmand, H., & Glöckler, S. (2020). *JIM 2020: Jugend, Information, MedienBasisuntersuchung zum Medienumgang 12- bis 19-Jähriger in Deutschland.*

forsa. (2020). *Game- und Social-Media-Konsum im Kindes- und Jugendalter – Wiederholungsbefragung vor dem Hintergrund der Corona-Krise (Längsschnittuntersuchung).* https://www.schau-hin.info/fileadmin/content/Downloads/Sonstiges/DAK-Befragung_Mediensucht2020_forsa-ergebnisse.pdf

Grafen, K. (2018). Volkskrankheit Mediensucht. *Deutsche Heilpraktiker Zeitschrift*, 36–41.

Habermann, K. (2020). *Eltern-Guide Digitalkultur: Alternativen zu Smartphone, Spielkonsole & Co.* (1st ed. 2020). Springer. https://doi.org/10.1007/978-3-662-61370-2

Hattie, J. (2009). *Visible learning: A synthesis of over 800 meta-analyses relating to achievement* (Reprinted.). Routledge.

Hüther, G., & Quarch, C. (2018). *Rettet das Spiel! Weil Leben mehr als Funktionieren ist.* Carl Hanser Verlag.

Klicksafe. (2021). *Nutzungszeiten und Regeln.* https://www.klicksafe.de/eltern/kinder-von-10-bis-16-jahren/

Lanier, J. (2018). *Ten arguments for deleting your social media accounts right now* (First edition). Henry Holt and Company.

no-Zoff. (2015). *Empfehlung für Eltern von Jugendlichen.* https://www.no-zoff.ch/#

Prof. Dr. Ralf T. Kreutzer (2020). Definition: Medienkompetenz. *Gabler Wirtschafts-lexikon*. https://wirtschaftslexikon.gabler.de/definition/medienkompetenz-122191

saferinternet. (2021). *Wie lange soll ich mein Kind an Handy, Smartphone & Co. lassen?* https://www.saferinternet.at/faq/eltern/wie-lange-soll-ich-mein-kind-an-handy-smartphone-co-lassen/

Shanker, S. (2019). *Das überreizte Kind: Wie Eltern ihr Kind besser verstehen und zu innerer Balance führen* (1. Auflage). *Goldmann*. Goldmann.

Tisseron, S. (2021). *Les balises 3–6–9–12*. https://www.3-6-9-12.org/

Ziegelwagner, S. (2018). *Medienkompetenzen*. https://www.bmbwf.gv.at/Themen/schule/schulpraxis/uek/medien.html

9

Informationen für Eltern

9.1 Warum sind digitale Medien heute wichtig, um sozial „mithalten" zu können?

> Laut der Schweizer JAMES-Studie besitzen 98 % der befragten Jugendlichen im Alter von 12 bis 19 Jahren ein Social-Media-Profil (Bernath et al., 2020).

Digitale Medien und das Internet sind ein Teil unserer Gesellschaft und täglicher Begleiter geworden. Das gilt natürlich auch für die Jugend, mit über 90 % der befragten 12- bis 19-Jährigen gaben fast alle an, das Internet in ihrer Freizeit zu nutzen. Es ist schlichtweg selbstverständlich geworden. Laut der großangelegten JIM-Studie aus dem Jahr 2020 haben 99 % der Jugendlichen im Alter von 12 bis 19 Jahren ein Smartphone, ebenso viele einen WLAN-Anschluss sowie 98 % einen Laptop oder PC (Feierabend et al., 2020). Laut der Schweizer JAMES-Studie besitzen 98 % der befragten Jugendlichen im Alter von 12 bis 19 Jahren ein Social-Media-Profil (Bernath et al., 2020). Das ist so gut wie jeder deutsche Jugendliche. Teilweise sind diese Daten noch von Befragungen von 2019 und Anfang 2020. Seitdem hat eine weltweite Pandemie die Mediennutzung in jeder Altersklasse stark verändert. Zeitweise war eine Kommunikation mit der Familie oder Freunden, der Unterricht oder die Arbeit, das Einkaufen von nicht lebensnotwendigen Dingen und gesellschaftliche Teilhabe nur noch online möglich. Auch die Schule hat sich seit der Pandemie ins Internet verlagert, so gingen 2020 nur 12 % der Schüler regelmäßig in den Unterricht, knapp

K. Habermann, *Eltern-Guide Social Media*, https://doi.org/10.1007/978-3-662-63532-2_9

70 % lernten online und zeitweise in der Schule und 16 % komplett online (Feierabend et al., 2020). So wurde es auch zur schulischen Verpflichtung, das Internet zu nutzen. Da stellt sich eigentlich gar nicht weiter die Frage, warum digitale Medien und Social-Media-Plattformen einen derart großen Stellenwert in unserer Gesellschaft und insbesondere bei Jugendlichen haben.

Messengerdienste
Onlinemessenger sind die Kommunikationsplattformen für Jugendliche schlechthin. Für den Kontakt werden am häufigsten WhatsApp®, der Facebook Messenger®, Telegram®, Signal® oder Threema® verwendet. Die Kommunikation über Onlinedienste ist ganz selbstverständlich geworden und die Hauptbeschäftigung der Jugendlichen am Smartphone. Gerade die Gruppen schaffen ein Gefühl der Zugehörigkeit. Was früher das stundenlange Telefonieren war, ist seit dem Aufkommen von Smartphones das Chatten. Daran ist grundsätzlich nichts Negatives, solange man weiß, wie man sich online verhält und welche Risiken und Gefahren es gibt.

> Die Kommunikation über Onlinedienste ist ganz selbstverständlich geworden und die Hauptbeschäftigung der Jugendlichen am Smartphone.

Social-Media-Plattformen
Social-Media-Plattformen machen es Jugendlichen leicht, Kontakte zu knüpfen, in Verbindung zu bleiben, Interessen mit anderen zu teilen, sich auszutauschen und ihre Vorbilder zu verfolgen. Sie erlernen so soziale Fähigkeiten, die Nutzung von Social-Media-Plattformen erleichtert die Entwicklung einer eigenen Identität, und es ist einfach, Informationen einzuholen. Viele Jugendliche kommunizieren auch über die Social-Media-Plattformen wie Instagram®, Facebook® oder TikTok®. Das ist jedoch meistens eine indirekte Art der Kommunikation über Likes, Shares oder Kommentieren von Bildern und Videos. Zudem ermöglichen es Profile auf Social-Media-Plattformen, sich selbst zu präsentieren und darzustellen: eine der wichtigsten Aufgaben bei der Entwicklung der eigenen Identität. Vor Social Media war dies genauso – nur eben offline. Diese Plattformen befriedigen daher den Drang nach Selbstdarstellung von Jugendlichen. Das muss nicht automatisch negativ sein. Interessant ist in diesem Kontext, dass sich Jugendliche und junge Erwachsene deutlich häufiger von Social-Media-Plattformen trennen als ältere Erwachsene. So haben bereits 69 % von ihnen

ein soziales Netzwerk wieder verlassen, also ihr Profil gelöscht, hingegen taten dies nur 28 % der Befragten ab 60 Jahren. Dabei zählen vor allem Snapchat® und Twitter® zu dem am häufigsten verlassenen Plattformen (de Georges, 2021). Dies deutet darauf hin, dass Jugendliche und junge Erwachsene – im Gegensatz zur allgemeinen Meinung – durchaus kritisch mit Social-Media-Plattformen umgehen.

Wenn man als Erwachsene seine Bedenken über Social Media gegenüber seinen Kindern und Jugendlichen äußert, wird man oft nur hören „Na und, da hat es eben ein Supercomputer auf mein Gehirn abgesehen, damit ich mir noch ein Video ansehe. Wo ist das die existenzielle Bedrohung?" Tristan Harris, ehemaliger Google®-Mitarbeiter- sieht nicht die Technologie selbst als Bedrohung an, vielmehr ist Fakt, dass die Technologie das Schlechteste in einer Gesellschaft hervorholt. Wenn diese Technologie zu Chaos führt, fehlendem Vertrauen, Einsamkeit, Spaltung, mehr Populismus und zur Unfähigkeit, sich auf echte Probleme zu konzentrieren, dann betrifft das unsere Gesellschaft. Es geht nicht nur ums Wischen und Scrollen auf den Smartphones. Harris prophezeit, dass Technologien zukünftig mehr Raum in unserem Leben einnehmen werden und somit unsere Aufmerksamkeit fordern werden (Orlowski, 2020). Martin Paulus, Direktor des Leaurate Institute for Brian Research, dass die ABCD-Studie durchführt, meint hierzu: „Solange die Eltern wissen, was das Kind macht, und solange es keine signifikanten Probleme in der Schule, zu Hause oder mit Freunden gibt, würde ich mir keine Sorgen machen" (Hitier, 2020).

> Technologien werden zukünftig mehr Raum in unserem Leben einnehmen und somit unsere Aufmerksamkeit fordern (Orlowski, 2020).

9.2 Gesprächsführung mit Jugendlichen

> Die wichtigsten Dinge, die Erwachsene mitbringen müssen, sind Verständnis und Geduld.

Die Kommunikation mit Jugendlichen stellt oft eine Herausforderung für Eltern und Pädagogen dar. Oft werden Jugendliche als respektlos, verschlossen und ablehnend empfunden. Die wichtigsten Dinge, die Erwachsene mitbringen müssen, sind Verständnis und Geduld. Wie Sie im 1. Kapitel schon lesen konnten, befindet sich das Gehirn in einer unglaublichen Umbruchphase und ist zeitweise gar nicht wirklich aufnahmefähig für die Belange und Wünsche von Erwachsenen. Dabei müssen junge Menschen mehr als früher Selbstverantwortung übernehmen und jeden Tag mehrfach wichtige Entscheidungen treffen. Der Alltag von Jugendlichen hat sich im Vergleich zu einigen Jahrzehnten zuvor stark verändert. Galt früher Gehorsam als Maß aller Dinge, sollen Jugendliche heutzutage kompetente, selbstbewusste, aber nicht zu rebellische Menschen sein, die sich großteils selbst um ihre (schulischen) Erfolge kümmern. So beschreibt Jesper Juul in seinem Buch „Pubertät", dass 85 % der Jugendlichen jedoch gar nicht in der Lage sind, über Konsequenzen ihres Handelns und ihrer Entscheidungen nachzudenken (Juul, 2010). Das heißt nicht, dass man sie automatisch bevormunden muss und ihre grundsätzliche Entscheidungsfähigkeit infrage stellen sollte. Viel eher sind die richtige Herangehensweise und der Zeitpunkt entscheidend, ob ein Gespräch mit Jugendlichen erfolgreich verläuft. Juul führt weiter aus, dass der Kopf der Eltern voll mit Sorgen und Ängsten ist. Hier stellt sich natürlich schnell die Frage, wofür Jugendliche dann eigentlich selbstverantwortlich sein können? Wo muss man der Selbstverwirklichung des Kindes Grenzen ziehen? Geht es hier um das Wohl des Kindes, wenn Eltern nicht wollen, dass ihr Kind sich kleidet wie ein Punk oder Animé-Figuren? Oder betrifft ein solches Verhalten schon das Familienimage, und man macht sich unbewusst mehr Sorgen um dieses? Jesper Juul hat darauf keine klare Antwort für Eltern. Seiner Meinung nach hängt es stark von der individuellen Entwicklung ab, inwieweit Kinder und Jugendliche selbstverantwortlich handeln können und sollten.

> Der Alltag von Jugendlichen hat sich im Vergleich zu einigen Jahrzehnten zuvor stark verändert.

Dabei darf man einen wichtigen Aspekt nicht vergessen: 99 % der Jugendlichen nehmen die Meinungen der Eltern sehr ernst, freilich würde das nur ein Bruchteil von ihnen auch zugeben. Sie sind das Vorbild Ihres Kindes. Wenn Sie sich offen und häufig Sorgen um Ihr Kind machen, wird sich das im Verhalten Ihres Kindes widerspiegeln, denn Sie zeigen fehlendes Vertrauen in seine Fähigkeiten. Eine gute Beziehung zu Ihrem Kind ist laut Juul daher das Fundament. Diese kann auch nach einigen erfolglosen Versuchen aufgebaut werden. Das Einzige, was Jugendliche wirklich brauchen, ist das

Wissen, „auf der Welt gibt es ein, zwei Menschen, die wirklich glauben, dass ich ok bin!". Laut dem dänischen Familientherapeuten haben Jugendliche keinen aktiven Bedarf mehr, von den Eltern unterstützt zu werden, solange das Leben harmonisch ist und es eine Balance zwischen Forderungen und Erwartungen der Umwelt und den Fähigkeiten des Jugendlichen gibt (Juul, 2010). Laut Naar-King und Suarez können Eltern bei ihren Kindern nur eine Verhaltensänderung erzielen, wenn sich das gewünschte Verhalten in Übereinstimmung mit den Werten und Zielen des Jugendlichen befindet (Naar-King & Suarez, 2012). In diesem Fall spricht man von der intrinsischen Motivation, also die Motivation, die von einer Person selbst ausgeht. Wenn dies nicht der Fall ist, werden auch Strafen, Anschuldigungen und Drohungen wenig Sinn machen. Eine Möglichkeit sei es daher, dem Jugendlichen aufzuzeigen, dass sein Verhalten nicht zu seinen Werten passt. Also zum Beispiel, wenn ihm Ehrlichkeit und Offenheit vonseiten der Eltern ihm gegenüber wichtig ist und er selbst dann über eine Tätigkeit lügt. Durch das Ansprechen dieser Diskrepanz wird ein Denk- und Reflexionsprozess ausgelöst. Hierbei sollen sich Eltern auf die Werte und Vorstellungen der Jugendlichen beziehen, nicht auf ihre eigenen. Diese interessieren Ihr Kind wahrscheinlich wenig(er). Naar-King und Suarez geben zu bedenken, dass die Werte auch nur temporär wichtig sein können (zum Beispiel der Wunsch, am Freitag feiern zu gehen), extern motiviert durch Peers oder die erste Liebe, oder auch unrealistisch sein können, wie der Berufswunsch Rapper (Naar-King & Suarez, 2012). Sie müssen nicht unbedingt mit den Aktivitäten, Ansichten und Hobbys Ihres Kindes etwas anfangen können, versuchen Sie trotzdem, sich dafür Zeit zu nehmen und Ihrem Kind zu zeigen, dass es Ihnen diese Zeit wert ist. So zeigen Sie Respekt und Interesse für seine Bedürfnisse und erhalten so eine gute Beziehung auch während dieser schwierigen Phase. Jan-Uwe Rogge rät dazu, realistisch zu sein: „Natürlich erzählen Jugendliche ihren Eltern nicht alles. Genauso wenig, wie es Sie damals gemacht haben" (Rogge, 2019). Eltern denken sich oft, sie wollen auf keinen Fall so werden, wie ihre eigenen Eltern mal waren. Dabei ist es wichtig, sich zu überlegen, was die eigenen Eltern früher richtig gemacht haben im Umgang mit ihnen damals (Rogge, 2020).

> 99 % der Jugendlichen nehmen die Meinungen der Eltern sehr ernst. Seien Sie daher ein Vorbild.

Tipps zur gelungenen Gesprächsführung mit Jugendlichen

Authentisch sein

Für Jesper Juul ist die persönliche Sprache der Schlüssel zu einer guten Kommunikation. Sie bringt Gefühle und Gedanken zum Ausdruck; daher ist sie niemals kritisch oder belehrend (Juul, 2010). Genau das, was Jugendliche brauchen: Keine Bevormundung oder Belehrung, die sowieso nichts bringt. Sondern Liebe und Verständnis und manchmal eben auch die Einsicht, dass auch Eltern überfordert sind mit manchen Situationen. Im Gegensatz zur früheren Meinung, man müsse stark sein und die Familie lenken und leiten, sprechen viele Experten und Ratgeber mittlerweile davon, sich vor dem Jugendlichen auch einmal ratlos und hilflos zu zeigen. Sie müssen keine Überflieger und perfekten Menschen sein. Das würde Ihrem Kind auch ein falsches Bild vermitteln. Seien Sie authentisch und versuchen Sie, einen Mittelweg zwischen „starker Schulter zum Anlehnen" und einem ganz normalen Menschen zu finden, der auch einmal nicht weiter weiß. Gabriela Leuthard, Psychologin und Leiterin der Stelle Elternbildung in Zürich, rät dazu, sich auch als Eltern Zeit zu lassen und diese neue Rolle als Eltern eines Jugendlichen anzunehmen. Es sei auch hier noch kein Meister vom Himmel gefallen (Leuthard, 2021). Auch Rogge meint klar: „Kinder wollen authentische Eltern." Als Beispiel nimmt Rogge den klassischen Satz von Kindern und Jugendlichen „Du bist gemein!". Man solle hier nicht antworten mit Floskeln wie „Was ich alles für dich mache …", sondern ehrlich zugeben „Ja heute bin ich gemein!". Er führt weiter aus, nicht alles als „machbar erscheinen zu lassen". Das benötige auch Einsicht (Rogge, 2019).

> Jugendliche brauchen keine Bevormundung, sondern Liebe und Verständnis (Juul, 2010).

Dialog suchen

Suchen Sie den Dialog mit Ihrem Jugendlichen. Natürlich kann man nicht immer nur rücksichtsvoll und sanft sein, es ist auch wichtig, Klartext zu reden (Leuthard, 2021). Juul rät hier zum Dialog. Der Dialog unterscheidet sich von einem „normalen" Gespräch oder einer Belehrung bzw. Ansage durch die Eltern hinsichtlich folgender Punkte: Erstens setzt ein Dialog auf Offenheit, das heißt nicht nur ehrlich zu sein und seine Gefühle, Erfahrungen und Ansichten preiszugeben. Sondern auch offen für neue

Erkenntnisse, die sich im Laufe des Gesprächs ergeben. Ein Beharren auf einem Standpunkt bringt beide Seiten nicht weiter. Selbstverständlich ist daher auch von beiden Seiten Offenheit geboten. Zweitens ist das Interesse sowohl am Dialog selbst als auch an den Inhalten wichtig. Dazu zählen eben auch die Ansichten und Interessen Ihres Kindes. Wenn Sie kein Interesse an dessen Meinung und Ideen zeigen, wieso sollte es umgekehrt so sein. Drittens setzt ein Dialog Engagement voraus. Er muss innerhalb der Familie gewollt sein, um eine Balance zwischen allen Interessen und Vorstellungen zu finden. Unter Engagement versteht Juul aber auch, dass Jugendliche ihren aktiven Beitrag zur Gemeinschaft leisten. Das ist wichtig für die Selbstachtung, die Entwicklung der Persönlichkeit, das Entwickeln von sozialer Verantwortung und dem Selbstwertgefühl. Auch wenn der Jugendliche nicht immer Lust hat, sollten bestimmte Aufgaben von ihm übernommen werden. Lust ist aus Sicht von Juul nicht notwendig, um seine Aufgaben zu erfüllen, es ist eher von Eltern gewünscht oder gewollt, jedoch für die Ausführung und Einhaltung von Regeln irrelevant (Juul, 2010).

Streiten

Jan-Uwe Rogge meint, dass Streit in dieser Entwicklungsphase wichtig ist. Früher hätte man sich nicht getraut, mit seinen Eltern zu streiten. Heutzutage ist die Auseinandersetzung miteinander wichtig. Denn das sei nun mal Teil einer Beziehung. Solange das Kind weiß, dass es trotzdem geliebt wird, ist ein Streit kein Gegensatz zu einer vertrauensvollen Beziehung (Rogge, 2020).

Kinder wollen klare Eltern (Rogge, 2019).

Grenzen und Regeln

Grenzen und Regeln aufstellen ist meistens das Bedürfnis von Eltern, weniger von Kindern oder Jugendlichen, meint Juul. Jan-Uwe Rogge, ein bekannter deutscher Erziehungsberater, sieht das etwas anders: „Kinder wollen klare Eltern." Aber es gäbe auch kein Kind, das zwei Meter vor einer Grenze stehen bleibt und sagt: „Oh, eine Grenze!" Das sei aus Sicht von Rogge hochbedenklich (Rogge, 2019). Kinder und Jugendliche brauchen Strukturen und klare Grenzen, um sich innerhalb dieser sicher zu fühlen und sich entfalten zu können. Sie bieten daher einen gewissen Schutz. Laut der Psychologin Leuthard ist es jedoch wichtig zu beachten, dass diese altersgerecht sind. Wenn Sie eine Aktivität oder einen Wunsch ablehnen, müssen Sie natürlich mit Wut und Enttäuschung rechnen. „Bestehen Sie dennoch auf Dinge, die Ihnen wichtig sind, und reagieren Sie auf Grenzüberschreitungen" (Leuthard, 2021). So ist es ganz natürlich, dass Menschen zu negativen Gefühlen tendieren, wenn sie erkennen, dass ihre persönlichen Freiheiten beschränkt oder kontrolliert werden (Naar-King & Suarez, 2012). Jesper Juul ist ebenfalls der Meinung, dass jede Familie Regeln braucht. Diese sollen seiner Erfahrung nach jedoch keinesfalls mit erhobenem Zeigefinger oder durch Überwachung und Strafe manifestiert werden. Regeln sollen dazu dienen, Strukturen zum Wohl der ganzen Familie, aber auch jedes einzelnen Mitglieds zu schaffen. Ausschlaggebend für die erfolgreiche Einhaltung von Regeln ist einerseits der Umgangston innerhalb der Familie und besonders der Eltern und andererseits die Verhaltensweisen, die Eltern vorleben. So ist Juul der Meinung, dass, wenn der Ton zu scharf ist, sich mit der Zeit eher Widerstand des Kindes oder Jugendlichen regen wird. Sind Eltern jedoch zu nachgiebig, wird das von eher ausgenutzt werden. Sind Eltern zu nachgiebig können sich Kinder zudem gleichgültig und vernachlässigt fühlen. Es sei daher ein Drahtseilakt für die Eltern, eine Balance zu finden. Durch Dialoge muss diese Balance immer wieder nachjustiert werden. Dies ist auch ein Lernprozess für Eltern, ist sich Juul sicher (Juul, 2010). Achten Sie selbst auf die Einhaltung von Regeln, denn Sie sind das Vorbild. Schaffen Sie es nicht, die Familienregeln einzuhalten, wieso sollte es Ihr Kind schaffen?

Regelverstoß
Laut Leuthard ist es wichtig, auf Regelverstöße zu reagieren. Anderenfalls würden sich die Kinder allein gelassen und vernachlässigt fühlen (Leuthard, 2021). Heutzutage vermeidet man das Wort Strafe, sondern verwendet das Wort „Konsequenzen". Laut Juul soll dadurch Glaubwürdigkeit gesichert werden. Doch wie soll man auf Regelverstöße reagieren? Der Familientherapeut geht davon aus, dass Kinder und Jugendliche aus Strafen, (sozialer) Isolation, Belehrung und Kritik keinen Lerneffekt für die Zukunft haben. Sie lernen so nichts über sich selbst, ihre Stärken und Schwächen. Doch wie reagiert man richtig auf Regelverstöße? Es sei, laut Juul, viel konstruktiver, seine Hilflosigkeit zu offenbaren und zu versuchen, gemeinsame Lösungen für die Zukunft zu finden (Juul, 2010). Die Psychologin Leuthard rät, dass sich Kinder und Jugendliche selbst in manchen Situationen auch eine Wiedergutmachung überlegen sollen. Zudem sollten Sie es würdigen, wenn Ihr Kind selbst eine Regelübertretung zugibt (Leuthard, 2021). Aus Erfahrung zeigt sich: Wenn man Abmachungen gemeinsam erarbeitet, werden diese eher eingehalten als aufgezwungene

Regeln. Versuchen Sie daher so gut wie möglich, Regeln aufzustellen, die einerseits einen großen Spielraum, aber auch eine Orientierung für Jugendliche bieten.

> Es ist viel konstruktiver, seine Hilflosigkeit zu offenbaren und zu versuchen, gemeinsame Lösungen für die Zukunft zu finden (Juul, 2010).

Augenhöhe

Sprechen Sie mit Ihrem Jugendlichen auf Augenhöhe. Sie sind keine kleinen Kinder mehr, die behütet werden müssen. Bringen Sie daher Ihrem Kind den Respekt entgegen, den Sie sich erwarten. Durch das Gespräch auf Augenhöhe stärken Sie auch die Eigenverantwortung Ihres Kindes. Sie zeigen so, dass Sie Vertrauen zu ihm haben, und stärken so die Machtposition des Kindes, folgert Juul. Das sei wichtig, denn Jugendliche wollen sich ernstgenommen fühlen. Wer Eigenverantwortung übernehmen soll für sein Handeln, der muss auch eine gewisse Macht darüber haben. Das Prinzip von Rechten und Pflichten. Laut Juul entsteht so auch kein Machtkampf innerhalb der Familie, denn Eltern sollen mit zunehmendem Alter des Kindes vermehrt die Rolle des Partners und Begleiters einnehmen. So sei es wenig sinnvoll, die Machtposition auszuspielen, die Eltern natürlicherweise innehaben durch die Kontrolle des Taschengeldes, der Wohnsituation etc. Auch sollten Eltern nicht vor Konflikten zurückschrecken aus Angst, die Beziehung zu ihrem Kind zu schwächen (Juul, 2010).

Loslassen

Auch wenn Sie das Gefühl haben, Sie sind so lange für Ihr Kind verantwortlich, bis es erwachsen ist, kommen im Leben des Kindes immer wieder Momente, bei denen man loslassen muss. Sei es der Eintritt in den Kindergarten, die ersten Einkäufe allein, die ersten Treffen mit Freunden, bei denen man nicht dabei ist, etc. Besonders in der Pubertät fällt es Eltern schwer loszulassen. Gabriela Leuthard von der Plattform feel-ok.ch beschreibt es wie folgt: „Es geht nun darum, die Jugendlichen mit einer gesunden Distanz zu begleiten, sie loszulassen für eigene Erfahrungen und ihnen Vertrauen entgegenzubringen. Mütter und Väter von Jugendlichen spielen sozusagen vermehrt ‚aus der zweiten Reihe' und fungieren als Sicherheitsnetz" (Leuthard, 2021).

Vertrauen schaffen

„Das Vertrauen, das die Kinder so sehr von ihren Eltern benötigen, ist die Zuversicht, dass die Kinder ihr Bestes geben, um zu dem Menschen zu werden, der sie gerne sein möchten." Dieses Zitat stammt aus dem Buch *Pubertät* von Jesper Juul. So schreibt er weiter, dass die Kinder „nach dem Vertrauen der Eltern dürsten" und deren Ängste und Sorgen „hassen" würden. Eltern sollten ihre natürlichen Sorgen und Bedenken mit anderen Erwachsenen teilen statt mit ihren eigenen Kindern. Das heißt auch, sich etwas zurückzuziehen, weniger Fragen zu stellen und stattdessen mehr über sich selbst zu erzählen. Darunter versteht Juul, die eigenen Gedanken und (Welt-)Ansichten mit seinen Kindern zu teilen (Juul, 2010). Auch Rogge meint, Fragen zu stellen „bringt jedes Kind nur zum Verstummen". Sie erzählen nur dann, wenn man ihnen Raum und Zeit gibt. Der richtige Zeitpunkt und Geduld seien daher entscheidend (Rogge, 2019). In diesem Kontext sind nicht Fragen zu Interessen und Hobbys gemeint, sondern Klassiker wie „Wie war es heute in der Schule?" Diese Aussagen decken sich mit dem ersten Punkt in dieser Auflistung: Seien Sie authentisch, aber geben Sie Ihrem Kind nicht das Gefühl, an Ihnen zu zweifeln. Erklären Sie Ihrem Kind eher, dass Sie an sich selbst zweifeln und in manchen Situationen ratlos sind. Juul meint, dass es ein Zeichen von Vertrauen ist, wenn ein Jugendlicher am Familienleben teilhaben möchte (Juul, 2010). Manchmal sind es eben auch die Kleinigkeiten, die wahrgenommen werden müssen.

> „Mütter und Väter von Jugendlichen spielen sozusagen vermehrt ‚aus der zweiten Reihe' und fungieren als Sicherheitsnetz" (Leuthard, 2021).

Mitbestimmung ermöglichen

Laut dem Erziehungsexperten Jan-Uwe Rogge ist es ein entscheidender Faktor, dass Kinder und Jugendliche mitbestimmen können. So kann man ihnen zum Beispiel innerhalb eines Rahmens Entscheidungsgewalt zugestehen. Als Paradebeispiel nennt Rogge den zeitlichen Rahmen. Sie als Eltern geben eine Tätigkeit oder Aufgabe vor, wann diese erledigt wird, entscheidet Ihr Kind. An diese Abmachung halten sich dann beide Seiten, und Konflikte entstehen erst gar nicht. Das Gefühl dahinter ist „verstanden werden" und „angenommen werden" (Rogge, 2019).

Privatsphäre zu lassen

Achten Sie mit zunehmendem Alter auf die Privatsphäre Ihres Kindes. Laut der Psychologin Leuthard gehört das Anklopfen vor dem Eintritt in ein Zimmer genauso dazu wie die Posts auf Social-Media-Plattformen oder private Chats. Schreiten Sie erst in die Privatsphäre ein, wenn ein dringender Verdacht besteht, dass das Wohl Ihres Kindes in Gefahr ist. Für beide Seiten ist eine gewisse Distanz wichtig, Eltern können etwas gelassener werden, und Jugendliche lernen, sich abzulösen und ihre eigenen Wege zu finden. Vergessen Sie nicht, dass Sie eine Vertrauensperson sind und dieses Vertrauen auf Gegenseitigkeit beruhen muss (Leuthard, 2021).

> „Eltern sind bei Jugendlichen nicht mehr für die Erziehung zuständig, tragen aber die Verantwortung für ihre Beziehung" (Juul, 2010).

In der Abb. 9.1 werden verschiedene Aspekte von digitalen Stressfaktoren von Jugendlichen dargestellt.

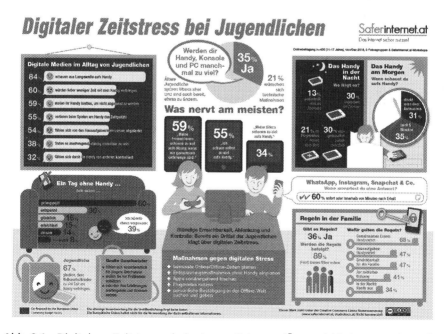

Abb. 9.1 Digitaler Zeitstress bei Jugendlichen. (Österreichisches Institut für angewandte Telekommunikation, 2020)

9.3   Allgemeine Tipps für Eltern

Empfehlungen der Canadian Pediatric Society

Folgende Empfehlungen entstanden in Zusammenhang der kanadischen Pädiatrie-Gesellschaft und der Digital Health Task Force im Jahr 2019 (Canadian Paediatric Society; Digital Health Task Force, 2019). Sie ist in vier Prinzipien aufgeteilt: gesundes Management, sinnvolle Bildschirmnutzung, Vorbildwirkung und ausgewogene Überwachung des Verhaltens und der Screen Time.

Gesundes Management

* Erstellen und Überprüfen Sie regelmäßig einen Familienmedienplan, einschließlich Nutzungszeiten und Inhaltsbeschränkung.
* Sprechen Sie mit Ihren Kindern über die Inhalte und seien sie präsent.
* Ermutigen Sie Ihre Kinder zur Verwendung verschiedener Medien bei Schulaufgaben, zum Erstellen einer Präsentation, Schneiden eines Videobeitrages, Recherche etc.
* Informieren Sie sich selbst zu den Themen Datenschutz und Kindersicherungen.
* Sprechen Sie aktiv mit Ihrem Kind über akzeptable und inakzeptable Verhaltensweisen online.

Sinnvolle Bildschirmnutzung

* Priorisieren Sie Offlinerituale in der Familie wie persönliche Gespräche, Bewegung und Schlaf.
* Bevorzugen Sie aktiv anregende und soziale Bildschirmaktivitäten (z. B. eine anregende Sendung zusammen mit der Familie) vor passiven zusehen von Videos/Sendungen/etc.
* Helfen Sie Kindern und Jugendlichen, entwicklungsgerechte Inhalte auszuwählen und problematische Inhalte oder Verhaltensweisen zu erkennen.
* Seien Sie ein Teil des Medienlebens ihrer Kinder. Nehmen Sie zum Beispiel am Videospiel teil und fragen Sie online nach ihren Erfahrungen und Begegnungen.
* Bevorzugen Sie Schulen und Kindergärten, die einen eigenen Plan für digitale Kompetenz und Bildschirmnutzung entwickelt haben.

Vorbildwirkung

* Ermutige Deine die Eltern, ihre eigenen Gewohnheiten bezüglich der Mediennutzung zu überprüfen und Zeiten für Hobbys, Spiele im Freien und Aktivitäten einzuplanen.
* Erinnere Deine Eltern und Geschwister an die Gefahren von SMS oder Kopfhörern beim Fahren, Gehen, Joggen oder Radfahren.
* Ermutigen Sie/Ermutige die Familie zu einer „bildschirmfreien" Zeiten, insbesondere für Familienessen.
* Fragen Sie nach, ob alle Bildschirme ausgeschaltet sind, wenn diese gerade nicht verwendet werden, einschließlich dem Fernseher, der eventuell im Hintergrund läuft.
* Erinnere deine Eltern und Geschwister daran, Bildschirme mindestens eine Stunde vor dem Schlafengehen zu meiden, und raten Sie als Eltern von der Verwendung von Freizeitbildschirmen in Schlafzimmern ab.

Ausgewogene Überwachung/Anzeichen für eine problematische Nutzung

* Beschwerden über Langeweile, wenn kein Zugang zu digitalen Medien besteht.
* Oppositionelles Verhalten als Reaktion auf zeitliche Beschränkungen bezüglich der Mediennutzung.
* Eine extensive Bildschirmnutzung, die den Schlaf, die schulische Leistung oder die persönlichen Interaktionen beeinträchtigt.
* Bildschirmzeit, die das Offlinespielen, körperliche Aktivität oder das persönliche Kennenlernen beeinträchtigt.
* Negative Emotionen der Kinder oder Jugendlichen nach Onlineinteraktionen wie Gaming, nach dem Schreiben von Nachrichten oder die Nutzung Social-Media-Plattformen.

Weitergehende Informationen auf Onlineplattformen

Falls Sie sich weitergehend informieren möchten, finden Sie Unterstützungsangebote unter anderem auf folgenden Plattformen:

* Saferinternet.at
* safersurfing.org
* Schau-hin.info
* Internetmatters.org

* Klicksafe.de
* Sicher-im-netz.de
* Jugendundmedien.ch
* Computersuchthilfe.info
* www.in-come.at

Auf diesen Plattformen finden Sie umfassendes Informationsmaterial, regionale rechtliche Hinweise sowie persönliche Unterstützungsmöglichkeiten wie Seminare, Workshops und persönliche Beratungsstellen in Ihrem Land. Die meisten Plattformen enthalten (kindgerechte) Informationen, Leitfäden und Broschüren zu Themen wie Cybermobbing, Datenschutz, Social-Media-Plattformen und Medienkompetenz.

Bei Fragestellungen zur körperlichen und physischen Gesundheit sind grundsätzlich die Hausärzte die erste Anlaufstelle. Zudem gibt es in den meisten größeren Städten Suchtberatungsstellen, deren Angebot in der Regel kostenlos ist.

Unter folgender Adresse finden Sie beispielsweise genaue Altersangaben und Empfehlungen zur Nutzung digitaler Medien: https://www. saferinternet.at/faq/eltern/was-solldarf-mein-kind-ab-welchem-alter-im-internet-tun/.

Broschüren und Folien zum Download

Broschüren und Informationsmaterial zum Downloaden finden Sie auf fast allen oben genannten Plattformen. Speziell für diese Plattformen bietet Eltern Broschüren und Folder zu folgenden Themen an: „Mama darf ich dein Handy?", „Medien in der Familie", „Passwörter", „Technischer Kinderschutz", „Frauen im Netz" und diverse Präsentationsfolien. Zudem finden Sie einige der häufigsten Fragen rund um das Thema digitale Medien beantwortet. Die Adresse lautet: https://www.saferinternet.at/zielgruppen/eltern/.

Auch Google® hat einen umfassenden Medienleitfaden für Familien publiziert. Dieser enthält Informationen zu verschiedenen Themen sowie Anregungen zur Umsetzung. Den Leitfaden finden Sie unter https:// static.googleusercontent.com/media/wellbeing.google/de//static/pdf/ digitalwellbeingfamilyguide-de.pdf.

Screenings, Assessments und Vorlagen

Auf der Seite 88 der Mediensucht-Studie 2020 der DAK-Forschung finden Sie die Gaming Disorder Scale for Adolescents, also die Testung, ob eine Spielsucht besteht für Jugendliche: https://www.saferinternet.at/fileadmin/ redakteure/Footer/Studien/report-2296314.pdf.

Die Suchtprävention Zürich bietet auf der Seite https://suchtpraevention-zh.ch/selbsttests-freundetests/selbsttests/ folgende Selbst- und Freundes-testungen an:

* Alkohol Selbsttest und Freundestest
* Tabak Selbsttest
* Cannabis Selbsttest
* Online Konsum Selbsttest
* Glücksspiel Selbsttest
* Medikamenten Selbsttest
* Kaufsucht Selbsttest

Auch die Schweizer Webseite feel-ok.ch bietet einen Test zur Internetsucht an. Dieser ist online oder als pdf unter https://www.feel-ok.ch/de_CH/ jugendliche/themen/medienkompetenz/ressourcen/onlinesucht/info/online-sucht-test.cfm abrufbar.

Die deutsche Webseite des Vereines Pro Psychotherapie bieten den Compulsive Internet Use Scale (CIUS) online an. Dieser misst unterschied-liche Schweregrade einer Internetsucht. https://www.therapie.de/psyche/ info/test/sucht-tests/internetsucht-test/#_

Medienvertrag online erstellen

Auf der der Seite healthychildren.org können Sie sich einen individuellen Medienvertrag mit Hinweisen und Auswahlmöglichkeiten erstellen. Allerdings ist dieser nur auf englisch oder spanisch verfügbar. https://www. healthychildren.org/English/media/Pages/default.aspx#wizard.

Wenn Sie eine deutsche Variante bevorzugen, können Sie auch die Seite https://www.mediennutzungsvertrag.de/ verwenden.

Podcast

Der Medienpodcast „Medien360G" der MDR spricht über alle Themen rund um (digitale) Medien und lädt sich hierfür Experten wie den Neurobiologen Dr. Hüther, Mediencoaches und Pädagogen ein. Hier werden Themen wie Digital Detox, Medien und Kinder, Schule in Zeiten von Corona oder Medien im Darknet behandelt.

Literatur

Bernath, J., Suter, L., Waller, G., Külling, C., Willemse, I., & Süss, D. (2020). *Ergebnisbericht zur JAMES-Studie 2020*. Medienpädagogischer Forschungsverbund Südwest.

Canadian , Paediatric, Society, & Force, D. H. T. (2019). Digital media: Promoting healthy screen use in school-aged children and adolescents. *Paediatrics & Child Health, 24*(6), 402–417. https://doi.org/10.1093/pch/pxz095.

Feierabend, S., Rathgeb, T., Kheredmand, H., & Glöckler, S. (2020). *JIM 2020 Jugend, Information, Medien – Basisuntersuchung zum Medienumgang 12- bis 19-Jähriger in Deutschland*. Medienpädagogischer Forschungsverbund Südwest.

de Georges, C. (2021). 7 Erkenntnisse zu Social Media. https://www.surveymonkey.de/curiosity/7-social-media-findings-what-are-the-kids-and-the-grandparents-up-to-these-days/.

Hitier, R. (2020). *Smarte Kids? Kinder und digitale Medien*. arte.

Juul, J. (2010). *Pubertät*. Penguin.

Leuthard, G. (2021). Die Beziehung zum Teenager neu gestalten. https://www.feel-ok.ch/de_CH/eltern/themen/erziehung_beziehung/ressourcen/erziehung_beziehung/orientierung/frueher_alles_anders.cfm.

Naar-King, S., & Suarez, M. (Eds.). (2012). *Motivierende Gesprächsführung mit Jugendlichen und jungenErwachsenen* (1. Aufl.). Beltz.

Orlowski, J. (Director). (2020). the social dilemma.

Österreichisches Institut für angewandte Telekommunikation. (2020). Jugend-Internet-Monitor 2020 Österreich.

RoggeJ.-U. (2019). Vortrag: Wie Sie reden, damit Ihr Kind zuhört, und wie Sie zuhören. https://www.youtube.com/watch?v=wY56wZPpjTE.

Rogge, J.-U. (2020). Pubertät – die Krise in der Krise. https://www.youtube.com/watch?v=IcknHr7SeLs.

10

Kopiervorlagen

In diesem Anhang finden Sie alle Kopiervorlagen dieses Buches.

* die Stricherliste
* die Checkliste Namen nennen
* den Fragebogen zur Mediennutzung
* die Konzentrationscheckliste

Elektronisches Zusatzmaterial Die elektronische Version dieses Kapitels enthält Zusatzmaterial, das berechtigten Benutzern zur Verfügung steht. https://doi.org/10.1007/978-3-662-63532-2_10

10.1 Die Strichliste

Aus Habermann (2020): Eltern-Guide Digitalkultur, Springer-Verlag.

Stricherl-Liste für ....   geführt   von   ....   bis
....

Dauer der Aufzeichnung: 1 Woche / 2 Wochen

Gerät / Name		
Smartphone		
Tablet		
Fernseher		
PC/Laptop		
Konsole		

Platz für Notizen z.B. Verhaltensauffälligkeiten, Berichte von Lehrern/ Kindergartenpädagogen:

10.2 Checkliste „Namen nennen"

Aus Habermann (2020): Eltern-Guide Digitalkultur, Springer-Verlag.

Liste für ....   geführt   von   ....   bis
....

Dauer der Aufzeichnung: 1 Woche / 2 Wochen

Tag	Gerät	Beginn der Nutzung	Ende der Nutzung

10.3 Fragen zum Thema „Wird mein Kind bereits von den Geräten beeinträchtigt?"

Aus Habermann (2020): Eltern-Guide Digitalkultur, Springer-Verlag.

1.	Fragt Ihr Kind täglich nach der Nutzung eines Gerätes?	ja/nein
2.	Wird Ihr Kind unruhig wenn es das Gerät nicht nutzen darf?	ja/nein
3.	Fängt Ihr Kind an zu weinen oder quengeln wenn Sie das Gerät wieder wegnehmen bzw. hält es die vereinbarte Spiel- und Nutzungszeit ein?	ja/nein ja/nein
4.	Spielt Ihr Kind lieber mit einem der Geräte als mit Geschwistern, Freunden oder am Spielplatz?	ja/nein
5.	Werden die Geräte als Belohnung oder zur Aufheiterung eingesetzt?	ja/nein
6.	Hat sich Ihr Kind in letzter schulisch verschlechtert?	ja/nein
7.	Hat Ihr Kind ausreichend Interesse an anderen Freizeit-Aktivitäten?	ja/nein
8.	Berichten Lehrer oder Kindergarten-Pädagogen von Aufmerksamkeitsschwächen, Konzentrationsstörungen oder unruhigen Verhalten während Gruppenaktivitäten sowie störendem Verhalten während gezielten Einzel-Aufgaben?	ja/nein
9.	Besitzt Ihr Kind ein eigenes Smartphone, Tablet, PC, etc. oder ist dies ein brennender Wunsch?	ja/nein
10.	Wissen Sie immer genau was Ihr Kind am Gerät macht?	ja/nein
11.	Spricht Ihr Kind ständig über fiktive Charaktere von Spielen, Fernseh-Sendungen oder Youtube-Videos?	ja/nein
12.	Ist Ihr Kind oft ungeduldig oder findet kaum alternative Beschäftigungen für die kleine Langeweile zwischendurch?	ja/nein
13.	Verwenden Sie selbst viel das Smartphone im Alltag vor Ihren Kindern?	ja/nein
14.	Klagt Ihr Kind öfters über Kopf- oder Nackenschmerzen?	ja/nein
15.	Kann Ihr Kind eine längere Zeit selbst beschäftigen ohne digitalen Medien?	ja/nein
16.	Spricht Ihr Kind altersentsprechend?	ja/nein
17.	Hat Ihr Kind eine altersentsprechende Frustrationstoleranz?	ja/nein

Platz für Notizen:

10.4 Die Konzentrations-Checkliste

Aus Habermann (2020): Eltern-Guide Digitalkultur, Springer-Verlag.

Vorbereitende Maßnahmen zu Hause

* Nach der Schule und vor den Hausaufgaben sollte das Kind mindestens eine halbe Stunde lang Bewegung machen, am besten an der frischen Luft. Fernsehen, Computerspiele, Tablet spielen, YouTube-Videos schauen oder am Smartphone spielen sollten nicht erlaubt sein.
* Alle Fenster im Raum für fünf bis zehn Minuten öffnen und gut durchlüften lassen. Auch im Winter ist ein Stoßlüften wichtig. Bei einer längeren Zeit mit geschlossenen Fenstern erhöht sich der Kohlendioxidgehalt in der Luft, dies kann zu einer rascheren Ermüdung führen.
* Stellen Sie mit einer Eieruhr oder einem Wecker 15–30 Minuten ein. Man berechnet die Konzentrationsdauer anhand der Formel: Alter × 2. Das heißt: Ein sechsjähriges Kind hat eine maximale Hoch-Konzentrationsphase von circa zwölf Minuten. In dieser Zeit sollten die schwierigsten Aufgaben erledigt werden.
* Energie tanken: Wasser trinken (mindestens ein Glas), eine Kleinigkeit essen (keine Süßigkeiten, am besten Obst oder Gemüsesticks, Naturjoghurt) und auf die Toilette gehen. Dies dient dazu, Energie zu tanken und gleichzeitig Ablenkungen während der Arbeit zu verringern.
* Finger aufwecken, indem man an den Fingern zieht, rubbelt, sie bewegt. Zudem sollte man die Arme strecken, den Rumpf drehen und die Schultern kreisen lassen, fünfmal den Popo auf dem Stuhl zusammendrücken. Diese Übungen dienen einerseits dem Aufwärmen vor Schreibarbeiten, andererseits bieten sie dem Körper auch ein Feedback und stärken so die Körperwahrnehmung.
* Den Schreibtisch bzw. Arbeitsplatz aufräumen und vor allem Störfaktoren wegräumen. Am besten sollte auf dem Schreibtisch nur ein Glas Wasser, zwei bis drei Stifte und die Aufgabe liegen. Der Raum sollte aufgeräumt sein und möglichst wenig optische Reize bieten. Das heißt Regale am besten verschließen; falls keine Türen vorhanden sind, können auch Vorhänge angebracht werden, oder sie können mit Tüchern verhängt werden. Je mehr zu sehen ist, desto höher ist die Wahrscheinlichkeit, mit den Augen hängen zu bleiben und gedanklich abzugleiten. Der Raum sollte auch nicht zu farbenfroh gestaltet sein, wenige und deckende Farben beruhigen das Auge.

* Man sollte sich anfangs einen Überblick verschaffen, indem man Aufgabenlisten zum Abhaken vorbereitet bzw. große Aufgabenkapitel in kleinere Teilbereiche herunterbricht und sich im Vorhinein eine geeignete Reihenfolge überlegt. Schwere Aufgaben sollten immer zuerst erledigt werden.

* Reduzieren Sie auditive Reize: Schalten Sie Radio und Fernseher aus, schließen Sie alle Fenster bei lautem Straßenlärm und legen Sie Smartphone, Tablet und Co. in einen anderen Raum. Studien haben nachgewiesen, dass allein schon die Anwesenheit des Smartphones im Raum konzentrationsbeeinträchtigend wirkt.

* Druckgefühle, Ängste vor Versagen sollten in der Familie offen angesprochen werden. Unterdrückte Gefühle hindern den Menschen am klaren Denken. Nach Möglichkeit sollten schwierige oder negativ behaftete Aufgaben zusammen mit Eltern oder Großeltern erledigt werden. Sie können Ihr Kind bei den Aufgaben verbal begleiten, achten Sie jedoch darauf, dass Sie Lösungen nicht vorsagen, sondern im Notfall einen Hinweis auf den möglichen Lösungsweg geben. Ansonsten verhindern Sie, dass Ihr Kind effektiv aus der Ausgabensituation lernt. Sie können zum Beispiel die Aufgabenstellung in verschiedenen Worten wiedergeben oder auch auf eine ähnliche Aufgabe verweisen.

* Setzen Sie ein Stimmungsbarometer vor der Hausaufgabe ein: Wie geht es mir gerade? Was würde ich brauchen, um mich besser konzentrieren zu können? Beispiele können sein: eine Kleinigkeit essen, eine kurze Konzentrationsübung, kurz allein sein im Raum oder auch Lernbegleitung durch einen Erwachsenen. Stimmungsbarometer kann man leicht selber basteln oder auch online bestellen; sie dienen als Hilfestellungen, um Gefühle und Bedürfnisse besser wahrnehmen und ausdrücken zu können.

* Geschwister sollten den Raum wechseln, wenn diese spielen dürfen.

* Haustiere im Zimmer fördern durch das freigesetzte Oxytozin die Konzentration, daher sollten Hund oder Katze im Zimmer liegen bleiben dürfen. Aufgeweckte und verspielte Tiere sollten eher in einen anderen Raum gebracht werden, da sie sonst Unruhe verursachen können.

Bei den Aufgaben

* Sehr wichtig ist das richtige Sitzen, dass heißt beide Beine am Boden abstellen, wenn möglich den Schreibtisch leicht schräg stellen, Tischhöhe und Sitzhöhe einstellen und mit dem ganzen Po auf dem Stuhl sitzen.

Diese Haltung ist besonders wichtig während der Konzentrationsphase und eine Grundvoraussetzung für eine optimale Konzentration.
Wenn Füße die in der Luft baumeln, finden sie keine Erdung und
schmälern erheblich die Chancen auf eine optimale Aufgabenbearbeitung.

* Durchatmen: Mindestens fünfmal durch die Nase einatmen und durch
  den Mund ausatmen, dabei am besten die Augen schließen.

* Kauen stimuliert das Gehirn: Deshalb sollten Kaugummi, Trockenobst zu kauen erlaubt sein. Wichtig hierbei ist die Wahl der Knabberei:
  keine Chips oder Süßes! Eine Alternative sind Stressbälle oder Kau-Bleistifte. Viele Kinder arbeiten oral mit, dass heißt sie öffnen den Mund
  oder spielen mit der Zunge, während sie sich konzentrieren. Das ist
  ein normales Verhalten und dient zur Stärkung der Konzentration. Sie
  können dies durch Kaugummikauen unterstützen.

* Schwere oder unbeliebte Aufgaben zuerst erledigen, siehe „vorbereitende
  Maßnahmen".

* Pausen machen (maximal zwei bis drei Minuten) zum Wasserholen,
  aufs Klo gehen, kurz hüpfen, Kopf drehen, Nacken entspannen, kleine
  Massagen durch die Eltern. Diese Pausen sollten nicht dazu dienen, sich
  mit etwas anderem als körperlichen Bedürfnissen zu beschäftigen. Dies
  kann sonst wieder zu einer vermehrten Ablenkung führen.

* Gegen Ende der Konzentrationsphase sollten leichte Aufgaben erledigt
  werden.

* Bei akustischer Ablenkbarkeit kann man zusätzlich Kopfhörer aufsetzen und Konzentrationsmusik hören. Entsprechende Listen gibt es
  zum Beispiel auf Spotify oder iTunes. Bitte keine Ohrstöpsel für Kinder
  verwenden, am besten große Kopfhörermodelle mit Noise-Cancelling-
  Funktion. Ohrstöpsel können die Gehörgänge nachhaltig schädigen.

* Einen Sandsack oder anderes Gewicht auf den Schoß und die Füße legen
  (Gewicht ca. ein bis zwei Kilo). Hierfür kleines kompaktes Modell, zum
  Beispiel Gelenkmanschetten wählen. Das Gewicht hilft dem Körper, sich
  weiter zu erden, ähnlich wie die Füße am Boden. Durch den Druck wird
  das Körperschema gestärkt, und das Gehirn kann sich besser auf die Aufgaben konzentrieren.

* Eltern können immer wieder mittelfesten Druck auf den Kopf und die
  Schultern ausüben, ähnlich wie beim Triggern. Auch kleine Massagen in
  der Pause regen den Kreislauf an, und die Durchblutung wird gestärkt.

* Eine Möglichkeit wäre auch, einen Sitzball oder ein Luftkissen zu verwenden. Dies hat eine ähnliche Wirkung wie die Gewichtsmanschetten,
  stärkt das Körperschema. Bei Kindern, die dadurch zu Unruhe neigen,
  sind Gewichtsmanschetten die bessere Wahl.

* Nach Möglichkeit machen Sie Aufgaben mit Kindern gemeinsam und weisen Sie immer wieder darauf hin, was als Nächstes kommt. Zum Beispiel: „Wir machen jetzt diese fünf Matheaufgaben, danach machen wir eine kurze Pause und anschließend noch diese fünf Sätze für die Deutschaufgabe". Je schwammiger und ungreifbarer die Aufgabenfülle ist, umso eher schwindet die Konzentration. Wenn kein Ziel vor Augen zu sehen ist und nicht absehbar wird, wie viel noch zu erledigen ist, fällt es besonders Kindern schwer, ihre Aufmerksamkeit zu halten. Daher ist eine vorbereitete Aufgaben-To-do-Liste zum Abhaken sinnvoll.

Nach der Konzentrationsphase

* Wichtig ist jetzt, dem Gehirn Zeit zur Integration des Gelernten zu geben. Das kann zum Beispiel eine Runde Bewegung sein. Mindestens 20 Minuten und am besten im Freien werden empfohlen.
* Ebenfalls wichtig auch hier wieder: Trinken! Es sollte mindestens ein Glas Wasser nach der Arbeit getrunken werden.
* Eine Kleinigkeit essen, jetzt sind auch Schokolade oder etwas Süßes erlaubt. Achten Sie auf die Menge der Naschereien. Am besten wären wieder Obst und Gemüse.
* Nach der Konzentrationszeit auf jeden Fall ungestörte Spielzeit einräumen, jedoch nicht mit digitalen Medien. Das Gehirn benötigt nun eine Pause und die Möglichkeit, das Gelernte zu verarbeiten. Digitale Medien als Belohnung bewirken das Gegenteil: Das Gehirn kommt nicht zur Ruhe, und das Gelernte kann nicht entsprechend gespeichert werden. Spielen allein oder zu zweit, in der Familie mit Gesellschaftsspielen, Bewegungsspielen oder Fantasiespielen sind gut geeignet.
* Entspannungs-CD hören ist eine sehr gute Möglichkeit, dem Gehirn die Pause zu gönnen, die es braucht.
* Bücher lesen und sich gemütlich ins Bett oder aufs Sofa legen, ist ebenfalls eine geeignete Wahl, um nach einer schwierigen Aufgabe zu entspannen.
* Bei anhaltender Unruhe oder zur allgemeinen Entspannung kann man auch sogenannte Gewichtsdecken verwenden. Gewichtsdecken sind abgesteppte Decken mit Reis oder Bohnen, die durch den gleichmäßigen, großflächigen Druck beruhigend auf das Nervensystem wirken. Solche Decken können selbst gemacht werden oder im Internet bestellt werden.
* Loben ist eine wichtige Motivation, egal ob eine Aufgabe schwierig war oder nicht. Zu beachten ist, dass Sie eine konkrete Situation oder Aufgaben finden und diese gezielt loben. Allgemeine Belobigungen wie

„gut gemacht" können von Kindern nicht so reflektiert werden wie gezieltes und spezifisches Lob. Das könnte zum Beispiel sein: „Ich bin sehr stolz auf dich, dass du dich in den letzten Minuten noch mal so gut konzentriert hast.", oder auch „Diese schwierige Matheaufgabe hast du jetzt richtig gut gelöst. Ich bin stolz auf dich."

In der Schule und im Hort

* Innerhalb des Schuljahres sollte der Sitzplatz eines Kindes nicht häufig gewechselt werden. Das bringt Unruhe in die Klasse, und besonders für konzentrationsschwache Kinder ist das eine Herausforderung. Mit jedem neuen Platz wird eine neue Sichtweise auf den Raum gegeben, und man kann so wesentlich schneller abgelenkt werden. Zudem benötigt es Zeit, sich auf die neue Situation einzustellen. Diese Zeit wird auf Kosten der Konzentrationsfähigkeit im Unterricht aufgebracht.
* Für konzentrationsschwache Kinder ist ein Platz möglichst weit vorn besonders wichtig, am besten in der ersten Reihe, um möglichst viele Störfaktoren auszublenden. Dies gilt insbesondere für Kinder, die sich durch optische und akustische Reize sehr leicht ablenken lassen. Je weniger das Kind rundherum sieht, umso eher wird es sich konzentrieren können.
* Regelmäßiges Lüften im Klassenzimmer ist genauso wichtig wie daheim. Am besten nach jeder Stunde kurz stoßlüften.
* Erlauben Sie das Kauen von Kaugummi oder Trockenobst bei schwierigen Aufgaben. Ist dies in der Schule grundsätzlich nicht erlaubt, gibt es Alternativen wie Kau-Bleistifte oder Stressbälle, die ebenfalls einen guten Effekt erzielen.
* Tische und Sessel unbedingt korrekt einstellen. Die Füße müssen beide gut am Boden aufliegen. Oft sind alle Tische im Klassenzimmer gleich hoch, und es wird wenig auf die Größenunterschiede der Kinder eingegangen. Ist das Berühren der Füße am Boden nicht möglich, kann man sich mit einem kleinen Schemel unter den Füßen behelfen. Ist der Tisch zu niedrig, und das Kind sitzt schief und gebückt, kann man den Tisch auch mit Holzsockeln erhöhen.
* Gewichtsmanschetten kann man auch im Unterricht einsetzen, um unruhigen Kinder mehr Feedback zu geben. Diese Manschetten können nach jeder Stunde innerhalb der Klasse getauscht werden.
* Der Schreibtisch sollte komplett aufgeräumt sein vor Konzentrationsphasen. Es sollten nicht zu viele Unterrichtsmaterialien, am besten nur das Notwendigste, auf dem Tisch liegen.

- Als Nachbarn sollte man jemanden hinsetzen, der bei kleinen Fragen helfen kann, jedoch nicht zum Plaudern verleitet. Mädchen eignen sich bekanntermaßen gut neben konzentrationsschwachen Jungen.
- Vor jeder Konzentrationsphase sollte man für die ganze Klasse eine kleine Bewegungseinheit einbauen. Möglichkeiten hierfür sind Fingerübungen, Strecken und Drehen der Wirbelsäule, Hüpfen und kleine Massagen an sich selbst oder dem Sitznachbarn.
- Regelmäßige kurze Konzentrationsübungen im Klassenzimmer etablieren, zum Beispiel kleine motorische Übungen oder auch Achtsamkeits- übungen.

Literatur

Habermann, K. (2020). *Eltern-Guide Digitalkultur: Alternativen zu Smartphone, Spielkonsole & Co.* (1. Aufl.). Springer. https://doi.org/10.1007/978-3-662-61370-2.